Asociación
Médica
Cristiana
Recursos

Sostén EN NUESTRA INFERTILIDAD

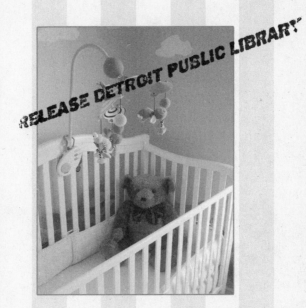

Asociación
Médica
Cristiana
Recursos

Sostén
EN NUESTRA
INFERTILIDAD

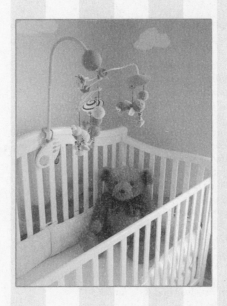

ESPERANZA Y AYUDA PARA LAS PAREJAS
QUE ENFRETAN LA INFERTILIDAD

SANDRA L. GLAHN, TH.M. Y
DR. WILLIAM R. CUTRER

Vida
DEDICADOS A LA EXCELENCIA

La misión de Editorial Vida es proporcionar los recursos necesarios a fin de alcanzar a las personas para Jesucristo y ayudarlas a crecer en su fe.

Publicado en inglés bajo el título:
The Infertility Companion
por *The Zondervan Corporation*
©2004 por Sandra L. Glahn y William R. Cutrer

Traducción: *Wendy Bello*
Edición: *Elizabeth Fraguela M.*
Diseño interior: *artserv*
Diseño y foto de la cubierta: *Curt Diepenhorst*
Adaptación de la cubierta: *Gustavo Camacho*

ISBN 0-8297-4363-4

Categoría: Vida cristiana

Impreso en Estados Unidos de América
Printed in the United States of America

05 06 07 08 09 10 ❖ 6 5 4 3 2 1

FEB   2008

Para los pacientes que atesoran la vida humana en su forma más temprana y vulnerable, más allá de la satisfacción de sus propios anhelos piadosos, y para aquellos que los acompañan: la Esperanza de Habacuc, la Oración de Ana, las agencias que ayudan con la adopción de embriones y los médicos valientes que valoran la dignidad de la vida como imagen de Dios.

CONTENIDO

Reconocimientos

Se ha dicho que quien escribe un libro da parte de sí mismo. *Sostén en nuestra infertilidad* es ciertamente ese tipo de trabajo. Es el fruto de cerca de cuarenta años combinados de exploración de las crisis médicas, emocionales, espirituales, relacionales y éticas de la infertilidad.

Reconocemos con agradecimiento a los tantos hombres y mujeres que hemos conocido en consultas médicas y hospitales, en reuniones de grupos de apoyo, en iglesias y en nuestras conferencias, que nos han confiado los relatos de sus aflicciones y victorias. Estamos agradecidos especialmente a aquellos que nos dieron permiso (a menudo con mucho entusiasmo) para repetir sus historias de manera que podamos ayudar a otros con lo que ellos han experimentado.

Estamos profundamente endeudados al Dr. Gene Rudd, de la Asociación Médica Cristiana, sin cuyos consejos, estímulo, defensa y comentarios este libro hubiera sido imposible.

Estamos también agradecidos al Dr. Steven Nakajima, de Louisville, Kentucky, por su contribución en información médica; a Keith Yates por proveer los dibujos médicos; y a nuestros lectores y editores Jane Cutrer, Rose Courtney, Kathe Wunnenberg, Julie Watson, Cindy Lambert, Jane Haradine, Dr. Thomas Beam, Brian Phipps, Elizabeth Oates y al Dr. Sam E. Alexander, que nos ha proporcionado un valioso comentario.

Finalmente, estamos agradecidos a nuestros cónyuges, Gary Glahn y Jane Cutrer, por el amor sacrificado, el firme apoyo y el compañerismo indispensable en este ministerio.

Capítulo 1

DÓNDE HEMOS ESTADO

TUS COMPAÑEROS EN «EL FOSO»

El viaje de Sandi: nudos y enredos

Mi nombre es Sandra, hija de Ana, hija de Velma, hija de Ela y así hasta Eva. Pero los genes pasados a través de mis antepasados se detendrán conmigo.

Cuando yo era una niña, nunca soñé que sería incapaz de tener hijos. En el hogar de mi niñez en el Valle de Willamette en Oregon, a mediados de abril los árboles de ciruela han retoñado flores de color púrpura y el mundo entero parece florecer con nueva vida. Potros, terneros y corderos aparecen en los campos. Para el Día de las Madres, todos han procreado una nueva vida o están celebrando la esperanza, y yo di por sentado que alguna vez formaría parte de ese proceso.

Yo era la número cuatro de cinco hermanos. Cuando alcancé la adolescencia y comencé a cuidar niños —lo cual me encantaba— progresivamente me fui dando cuenta que muchas personas tenían más niños que lo que ellos anticipaban. Me imaginé que, en todo caso, yo caería en ese grupo.

Adelantémonos ahora hasta los veintisiete años. Mi adoración hacia la primavera se convirtió en miedo al sentirme fuera de sintonía con el resto del mundo. Mientras todo a mi alrededor celebraba una nueva vida, yo experimentaba la primavera más bien como una herida, casi como una acusación. Con mis mejillas teñidas de lágrimas, contemplaba a los pájaros hacer sus nidos y poner sus huevos en nuestros árboles y pensaba que los niños me describirían como «la mami de nadie». El Día de las Madres —ese temible Día M— vino a completar el insulto.

Gary, mi esposo, y yo, llevábamos siete años de casados y él estaba comenzando su último año de estudios «una maestría» en el seminario en

Dallas, Texas. Además de nuestros trabajos —él en una firma de abogados, yo como escritora en una compañía de seguros— y de sus estudios, servíamos parte del tiempo en el personal de nuestra iglesia, ministrando a estudiantes universitarios. Después de trabajar tiempo completo para ayudar a que mi esposo se graduara en la universidad, soñaba yo con renunciar a mi trabajo y quedarme en casa para cuidar a los niños. Los amigos y los miembros de la familia nos preguntaban cuándo íbamos a comenzar a tener hijos, hasta que finalmente llegó el momento de «aclarar» la situación con mi médico.

El doctor Bill Cruter, mi médico, también era un estudiante del seminario y tenía la reputación de ser un hombre piadoso con experiencia técnica. De modo que hice una cita como nueva paciente y después de nuestra consulta, me dijo que todo estaba bien. Los próximos seis meses fueron maravillosos. Hay algo mágico con relación a hacer el amor con la expectativa de producir algo tan admirable como un niño. Los planes y los sueños llegaron llenos de energía. Seleccioné mentalmente los colores del cuarto de los niños. Cuando llegó la graduación de mi esposo, compramos un automóvil —una furgoneta lo suficientemente grande para la familia que íbamos a tener. Les dije a algunos amigos íntimos que estábamos en el proceso de encargar un niño. Ahorramos todo lo que pudimos para el día en que yo dejaría de trabajar.

Pasaron nueve meses sin éxito. Yo esperaba quedar embarazada el primer mes, pero me dije a mí misma que habíamos estado muy ocupados. Los meses se convirtieron en un año. Pero no me preocupé demasiado.

Pasaron otros seis meses, aunque con menor rapidez y mi hermana me confesó que la estaban sometiendo a pruebas de fertilidad. Un latigazo de preocupación comenzó a atormentarme por dentro. María me recomendó un libro sobre la infertilidad y yo lo leí. Posteriormente escribí en mi diario: «El miedo a la infertilidad está creciendo cada vez más. De mi parte hay un gran rechazo para admitir la verdad. Finalmente tengo que enfrentarme al hecho de que hay un problema». Lloré por primera vez cuando alguien me preguntó cuándo íbamos a comenzar una familia. Tres días más tarde escribí: «Me estoy enfrentando a la posibilidad de no tener hijos. Es difícil, pero también están sus misericordias». Una iglesia en Columbia Británica, Canadá, entrevistó a Gary por teléfono para un empleo pastoral. Una semana más tarde escribí en mi diario: «Mi mayor preferencia sería permanecer en mi trabajo actual hasta saber que podré tener hijos. El Señor sabe».

El empleo no resultó y ambos seguimos trabajando. Cuando pasaron dieciocho meses, volví a ver al Dr. Cutrer para lo que yo me imaginaba que sería un chequeo anual atrasado. Todo transcurrió muy bien hasta el final de la visita, cuando me hizo algunas preguntas.

—Yo creo que solamente necesito relajarme un poco —le dije. Hemos estado tratando de lograr un embarazo, pero probablemente hemos estado demasiado concentrados en obtenerlo.

Se me acercó mirándome con ojos amables.

—¿Cuánto tiempo han estado tratando?

—Alrededor de dieciocho meses.

Yo había creído en el mito que mucha gente me decía: «Tómalo con calma y quedarás embarazada».

Él habló en un tono calmado.

—No. Tal vez es el momento de terminar con eso de «tómalo con calma». Hay algunas cosas simples que podemos intentar. De ti depende el orden de los pasos que demos. Podemos hacerlo aprisa o despacio.

Me dijo que podíamos comenzar por lo más fácil, la prueba más simple: un análisis del semen de mi esposo.

Ni pensarlo. *¡No somos estériles!* Le di las gracias cortésmente y me fui durante otros dieciocho meses.

Hebras de dolor

El tiempo pasó con creciente dolor emocional. Se hacía cada vez más difícil negar la realidad. De manera que finalmente regresé al médico. En ese tiempo, había oído un poco más acerca del «doctor Bill», como lo llamaban muchos de sus pacientes.

«Se quedó con nosotros toda la noche en lugar de acelerar una cesárea».

«Vino un fin de semana a hacernos la inseminación».

«Oró con nosotros durante un parto difícil».

El Dr. Bill tenía la reputación de ser un hombre de Dios amable y compasivo. Me gustaría decir que nos identificamos muy bien desde el principio, pero en ese tiempo yo resentía lo que percibía como «adoración al médico» de parte de muchos de sus pacientes, de modo que decidí mantenerme un poco distante.

Gary y yo decidimos comenzar el proceso de investigaciones. El Dr. Bill comenzó haciéndole investigaciones a Gary, cuyos resultados no revelaban ningún problema. Entonces el Dr. Bill ordenó una serie de análisis de sangre e hizo algunos estudios para estar seguro de que yo estaba ovulando. Después de eso me hicieron una biopsia del endometrio. Comencé a leer todo lo que pude encontrar sobre el tema de la infertilidad porque sentía que el conocimiento de la verdad me haría sentir mejor.

Mi hermana me llamó para decirme que le habían practicado una laparoscopia (la llamada cirugía de curitas) y su médico había encontrado endometriosis. Ya que a veces hay una conexión familiar, el Dr. Bill me recomendó que yo también me hiciera una laparoscopia. Pero también pensó que yo podía tener algún problema estructural congénito. El día que me dijo eso, conduje hasta mi oficina, cerré la puerta y lloré a lágrima viva. El choque de esa noticia me golpeó como un tsunami. *En realidad, tal vez nunca podría tener hijos.*

Experimenté una crisis espiritual. Tuve que encarar el hecho de que tenía una percepción equivocada de Dios. Mi vida había marchado bastante bien hasta ese momento y pensé que pudiera tener algo que ver con mi obediencia. Creía secretamente que si seguía echándole las monedas de obediencia a la máquina expendedora cósmica de Dios, obtendría lo que yo quisiera. Cuando eso no ocurrió, comprendí que o bien algo andaba mal con mi conducta o la opción más indefensa, que Dios no se adhiere necesariamente a esos arreglos de causa y efecto. Si esto último fuera el caso, como comencé a sospechar, ninguna cantidad de obediencia resolvería mi problema de fertilidad.

Escribí en mi diario: «Espera. Espera. Más espera. Apenas puedo pensar en ninguna otra cosa. Era fácil no pensar en eso cuando no estaba frente al médico o a mi expediente cada día o cada semana, pero es muy difícil sacarlo de mi mente ahora que estoy confrontándolo constantemente».

Cuando me quedaba conversando con otras mujeres, me sentía casi como una impostora. Estaba incompleta, no me sentía parte de ellas al haber fallado lo que yo percibía como la verdadera prueba de feminidad: el rito de la maternidad.

Mensualmente observábamos mis ovarios en la máquina de ultrasonido para ayudarnos a «calcular bien». Y comencé a tomar medicamentos para un desequilibrio hormonal benigno. Estábamos pagando múltiples gastos médicos al descubrir rápidamente que la mayoría de las compañías de seguros cubrían los gastos de los diagnósticos de la infertilidad pero no su tratamiento.

El Dr. Bill recetó un inductor de ovulación de baja intensidad, citrato de clomifeno (nombres comerciales: Clomid, Serofeno, Milofeno). De todos los medicamentos que yo tomé durante el tratamiento, el Clomid era el que más me alteraba. Una tarde, cuando fui por un ultrasonido, le pedí sarcásticamente al Dr. Hill: «¿Pudiera darme más Clomid? Nada más lloro en las aperturas de los centros comerciales».

Él respondió con la académica «voz doctoral» que desde entonces he llamado «anestesia vocal»: «También yo lloraría en las aperturas de esos comercios, siendo una persona tan sentimental como soy».

«No me refiero a las grandes aperturas», le contesté bruscamente. Quiero decir, todos los días a las diez de la mañana cuando abren las puertas».

Gary y yo diseñamos un juego de mesa llamado «InFutilidad» con el mismo patrón del Monopolio, excepto que en lugar de comprar bienes raíces, el objeto era obtener un hijo. Reemplazamos los cuatro ferrocarriles con montañas rusas. Se reservó estacionamiento gratis para las adolescentes que salían embarazadas por la vía fácil. Las tarjetas de «Tarea Comunal» eran respuestas a la gente que hacía comentarios descuidados, como el hombre que preguntó: «¿Cómo puede echar de menos a algo que nunca tuvo?» Teníamos que mover diez espacios para reprimir la urgencia de contestarle con: «¿Se refiere a su cerebro?» Un poquito de humor ayudaba.

Entonces, al fin ocurrió algo. Después de pasar tres años intentando salir embarazada, tuve una prueba de embarazo positiva. Pero algunos días más tarde perdí el embarazo. Poco tiempo después tuve una difícil conversación con el Dr. Bill. Me dijo que quería referirme a un endocrinólogo. Aunque yo apreciaba sus deseos de que encontráramos respuestas a mi infertilidad, había desarrollado amistad con él y con su personal y estaba comenzando a mostrarme agradable con él. Me sentía cómoda. Ahora tenía que empezar de nuevo.

Hebras de paciencia

Llamamos al endocrinólogo y tuve que esperar tres meses para conseguir una cita. Me volví más consciente de cuánto de la vida se gasta en esperar.

Marcaba con una cruz cada día del calendario que precedía mi cita. Escribí en mi diario: «Más oportunidades para esperanza y desesperación en lo adelante». Cuando mi cuñado me dijo que yo sería una gran madre, lloré. Entonces comprendí que me había estado preguntando si el Señor estaría evitando que yo fuera madre porque sería un fracaso como tal.

En ese tiempo, nuestra iglesia nos pidió que comenzáramos un grupo

de apoyo para pacientes de infertilidad, de modo que Gary y yo organiza-
mos uno. Al mismo tiempo, serví en la junta nacional de una organización
secular de apoyo para pacientes y proveedores. El capítulo local, en cuya
junta yo servía, había sido una cuerda salvavidas. El grupo me pidió que
presidiera un coloquio médico para pacientes, trayendo a los principales
médicos y terapeutas del estado. Dije que lo haría.

Me habían dicho que aparte de los pacientes de cáncer, los pacientes de
infertilidad no tenían rival en cuanto a lo que soportarían para curarse y yo
descubrí que tenían un nivel bastante alto de sofisticación. Le pedí al Dr.
Bill que diera una conferencia sobre infertilidad y espiritualidad. Él se preguntaba si alguien asistiría a su taller, pero terminó con la asistencia más
alta de la conferencia.

Entonces volví a salir embarazada. De nuevo perdí al bebé. Luego otro
más. Otra pérdida. Embarazo. Pérdida. Embarazo. Pérdida. Experimentamos siete abortos prematuros. Los análisis no nos decían nada. Era un
misterio.

Después de siete años tratando de concebir, observamos cómo el odómetro de nuestra furgoneta llegaba casi a los 170 mil kilómetros. Nos habíamos quedado en Dallas para continuar el tratamiento. Pero estábamos llegando al punto donde hace más daño continuar que renunciar. Estábamos
cansados de todo. Entonces algunas investigaciones nuevas insinuaron que
yo tenía una rara enfermedad inmunológica para la cual había muy poco
que pudiera hacerse. De modo que nos tomamos un año de descanso para
explorar la posibilidad de nunca tener hijos y dedicarnos al ministerio todo
el tiempo. Entre otros compromisos, nos fuimos a Rusia con el Dr. Bill y
Jane, su esposa, en un viaje médico misionero.

Cuando regresamos, le pedí al Dr. Bill que me recetara pastillas anticonceptivas. Yo quería detener mentalmente el tener que mantenerme informa-
da de mis «días de ciclo», y ya había tenido suficientes pérdidas de embarazo para saber que mi matriz no era un lugar seguro para el desarrollo de un
embrión. Necesitaba evitar una nueva concepción.

Al final de aquel año, Gary y yo supimos que mi problema inmunológi-
co se podía corregir con un diluyente de la sangre y aspirina infantil. De
modo que de nuevo comenzamos un tratamiento. Requería que yo misma
me aplicara una inyección diaria en mis muslos o en el estómago. Entonces
comencé a presentar complicaciones hemorrágicas.

Finalmente llegué a mi límite.

Las próximas semanas estuvieron llenas de luto y resolución. Escribí:

«Una parte de mí quiere estar de fiesta y celebrar que todo se acabó. Pero también me aflijo cuando la evidencia me golpea. Me siento sin estímulo para trabajar y cansada de todo. Pero la aflicción es una amiga. He aprendido a confiar en ella para que me conduzca al otro lado de la salud emocional».

Me inscribí en algunas clases del seminario para favorecer mi ministerio de la escritura. Consultamos con agencias de adopción. Después de los abortos, nuestra infertilidad era ya de bastante conocimiento público. Usamos eso para nuestro beneficio y reclutamos personas que nos ayudaran a conseguir una madre biológica.

Durante los tres años que siguieron, tres madres en perspectiva estuvieron de acuerdo en dejar a sus hijos con nosotros para luego cambiar de idea, ya fuera poco antes o en el mismo día del nacimiento.

¿Hasta cuándo, SEÑOR, hasta cuándo? (Salmo 6:3)

Hebras de esperanza

«No nos envíen más madres biológicas», les dijimos a nuestros amigos. «No creo que podamos tolerarlo más».

Me preguntaba si alguna vez terminaría de sospechar que cada buena noticia se convertiría en un desastre. Me cuestionaba si mi corazón podría alguna vez amar a un hijo libremente.

No mucho más tarde me reuní con un editor acerca de un proyecto de ficción. En el curso de la conversación le expresé mi desencanto en cuanto a la escases de información útil que existe en el mercado cristiano acerca de la infertilidad, especialmente en la ética de tratamientos de alta tecnología, y me pidió que le enviara la proposición de un libro. Me quedé atónita. Yo era escritora de revistas, nunca se me había ocurrido escribir un libro.

Después de pensarlo un poco, me comuniqué con el Dr. Bill. Parecía que un libro sobre la infertilidad y pérdidas de embarazos tendría más credibilidad con una combinación de perspectivas. Él estuvo de acuerdo en trabajar conmigo en el proyecto. Como dijo él, un equipo de los dos podría ser «médico-paciente, hombre-mujer, cuerdo-loco». De modo que comenzamos a escribir.

El libro me dio un canal constructivo para mis aflicciones. Cuando el odómetro alcanzó los trescientos mil kilómetros, Gary y yo cambiamos la furgoneta por otra. Continué mis estudios de maestría en teología y escogí enfocar gran parte de mis investigaciones en la infertilidad como crisis espiritual. Y, finalmente, más de un año después de haber comenzado, el Dr. Bill y yo terminamos el manuscrito.

Estas actividades abrieron las puertas para formar un ministerio de escritura y conferencia, para mí y para ambos como un equipo.

Ahora sé que nunca podré tener hijos. A través del libro ustedes leerán fragmentos de la historia de Gary y de mi historia y nuestra trayectoria hacia la solución, aunque la visión total de lo que no estaba bien desde el punto de vista médico y todas las razones de Dios al permitirlo, seguirán siendo un misterio para nosotros.

Sin embargo, cuando miro atrás, hacia dónde he estado y lo que el Señor ha hecho, no puedo evitar el pensar en un tapiz. Durante tanto tiempo las situaciones dolorosas individuales carecían de sentido. Yo sacudía mi cabeza mientras trataba de explicarme lo que Dios estaba haciendo en mi vida y me preguntaba por qué había permitido tanta muerte, ya fuera la de los embriones o la de las ilusiones. Pero ahora que reflexiono en los dieciocho años desde que nos iniciamos en la senda de la infertilidad, puedo ver que cada aflicción era como una hebra de colores: dorada por la gracia de sufrir estrés marital, verde por el crecimiento mientras nos lamentábamos del trastorno emocional, carmesí por sus brazos detrás de nosotros cuando comenzaba cada menstruación. El Tapicero estaba tejiendo un paisaje. Por sí misma cada hebra carecía de significado. Sin embargo, visto en su totalidad, es claro ver que él estaba tejiendo un cuadro que contaba una historia: la historia de su fidelidad en nuestras vidas.

El Tejedor también está haciendo algo hermoso de su vida. Ahora no parece tener sentido y hay partes que nunca tendrán sentido en este lado de la eternidad. Usted está en medio de nudos y enredos, mirando al cuadro incompleto desde el lado opuesto. Y no hay palabras mágicas para hacer que el dolor se vaya. Pero mientras está ahí, siendo estirado en el telar del tejedor, debe saber que *no está solo*.

El viaje del Dr. Bill

Yo (el Dr. Bill) experimenté mi primera conexión personal y profunda con la infertilidad cuando una paciente llegó al cuerpo de guardia con ruptura de un embarazo ectópico. Como era el jefe de residentes de obstetricia y ginecología del Centro Médico Baylor de Dallas, Texas, trabajé con su especialista en infertilidad para realizar la cirugía necesaria. En los días que siguieron a su recuperación, observé el dolor de esta pareja. Ellos eran unos cristianos que estaban desesperados por tener un bebé. Sentada en la cama del hospital con su esposo abrazándola, la paciente lloró con tanta intensidad que apenas podía recobrar el aliento y se ahogaba diciendo: «¿Por qué?» ante la pérdida de su hijo.

Hasta ese momento yo había pensado muy poco en los embarazos ectópicos como «niños», porque aún pensaba en la pérdida del embarazo mayormente como una afección médica, ignorando las ramificaciones emocionales y espirituales de tal pérdida. A mí me prepararon en una atmósfera en la cual se consideraba bueno tener fe, pero no era profesional traerla a la arena del cuidado de la salud. De modo que mis pacientes me enseñaron mucho acerca de la espiritualidad y de incorporar la fe en el ejercicio de la medicina. Esta preciosa comprensión tomada de aquellos en medio de su dolor me cambió y cambió la manera en que yo ejercería la medicina.

Muchas cosas han pasado desde mis años tempranos como ginecoobstetra en los años setenta. Durante más de tres décadas el tratamiento de la infertilidad ha sido una pasión para mí. Al comienzo de mi carrera la infertilidad era casi tan frecuente como lo es ahora, pero nuestro conocimiento de las causas estaba en su infancia, y existían pocos regímenes terapéuticos efectivos. Las técnicas quirúrgicas apenas se estaban desarrollando, así como nuestra comprensión de la endometriosis y de la enfermedad inflamatoria pélvica y sus efectos en la arquitectura pélvica y el potencial de fertilidad.

Los médicos observaban con expectación la aparición de técnicas operativas propias, destrezas en microcirugía, varios medicamentos antiinflamatorios para prevenir las adhesiones postoperatorias, el desarrollo de la laparoscopia y las herramientas diseñadas para hacer procedimientos complejos a través de un instrumento óptico a pacientes de consulta externa. Aquellos eran momentos emocionantes, aunque aprendimos a través de malas experiencias que algunas técnicas operatorias en realidad dañaban la futura fertilidad causando más daño a la anatomía de lo que reparaban. Trabajamos para convencer a los colegas en otras especialidades quirúrgicas de que en una paciente femenina debían tomar en consideración la fertilidad futura en el caso de cualquier cirugía pélvica o abdominal.

Mientras tanto el arsenal farmacéutico se estaba expandiendo más allá de «Clomid o más Clomid». Se dispuso de evaluaciones de hormonas en laboratorios. Los médicos podían hacer pruebas para determinar y corregir el exceso de prolactina, el exceso de andrógenos, proporciones anormales de estrógeno-progesterona y niveles bajos de hormona tiroidea. La evaluación anatómica fue mucho más allá del histerosalpingograma y la arcaica prueba

de Rubins, a nuevos instrumentos ópticos a través de los cuales los cirujanos podían evaluar no solamente las estructuras pélvicas y los ovarios, sino
también el interior del útero.

Cuando comenzamos a trabajar con laparoscopios y rayos láser, com-
prendimos que podíamos hacer mucho para tratar problemas anatómicos
sin las grandes operaciones y los microscopios. Los histeroscopios fueron
desde el prototipo «contactoscopio» hasta los instrumentos ópticos operati-
vos de gran utilidad que podían ver dentro del útero y, por lo tanto, aumentar nuestra comprensión de los problemas anatómicos que van desde anomalías congénitas a fibromas uterinos. Ahora hay unos instrumentos
nuevos y pequeños que permiten ver dentro de las trompas de Falopio.

El ímpetu aumentó en el campo de la infertilidad con el anuncio de
Steptoe y Edwards en 1978 del llamado primer bebé probeta. La fertilidad
como especialidad comenzó a tomar forma como un híbrido de ginecología y endocrinología. Con el advenimiento de procedimientos de más alta
tecnología y micromanipulación, comenzaron a aparecer clínicas y la competencia por pacientes y dólares creció con ferocidad.

Los estudios inmunológicos comenzaron a abrirse paso en el campo de
juego y el número de casos de «infertilidad no diagnosticada» comenzó a
disminuir. Los enfoques terapéuticos a cada diagnóstico revelado por pruebas se verificaron mucho mejor, caso por caso, permitiéndonos ayudar a
muchas parejas en sus búsquedas de hijos.

Desde el punto de vista médico, encontré que la investigación de las parejas infértiles era al mismo tiempo fascinante y desesperante. Incluso la
evaluación más cuidadosa podía no revelar algún hallazgo significativo. Era
peor aún hacer un diagnóstico exacto y que las medidas terapéuticas fracasa-
ran en conseguir el nacimiento de un niño.

Millones de parejas experimentan infertilidad, más de la mitad de las
cuales pueden esperar resultados exitosos con los tratamientos disponibles
actualmente. Sin embargo, algunas de las tecnologías empleadas afectan
los valores éticos. En efecto, algunos de los procedimientos acaban con esos
valores. El hecho de que *podamos* hacer algo desde el punto de vista médico
no significa necesariamente que *debamos* hacerlo.

Debido a muchas consideraciones éticas asociadas con el tratamiento,
la infertilidad se abrió camino dentro de la arena bioética. ¿Cuán lejos es demasiado lejos? ¿Debe usar cada pareja toda la tecnología disponible? ¿Y qué
decir con respecto a los gastos? ¿Necesitan las parejas tener hijos para consti-
tuir una familia? Estas preguntas exigen respuestas.

De la asistencia médica al cuidado del alma

Ejercí la medicina en Dallas desde 1980 hasta 1994 y en 1985 me matriculé en el Seminario Teológico de Dallas (DTS, por sus siglas en inglés), anticipando una segunda carrera como médico misionero. Quería tener una mejor comprensión teológica de los asuntos bioéticos. Mi instrucción en el DTS jugó un papel decisivo ayudándome a ver una pérdida del embarazo como la pérdida de un hijo y desarrollé una mejor comprensión de las profundas implicaciones espirituales de la infertilidad. Mi preparación también me ayudó a esclarecer ciertas posiciones en la intervención médica y enfoques a los problemas de la infertilidad, y me interesé personalmente en la bioética, la moralidad de los cuidados médicos.

Pero aún quedaba mucho misterio. ¿Por qué algunas parejas que parecen ser perfectamente idóneas para la crianza de los hijos padecen de fracasos en la reproducción?

¿Por qué tantos embarazos tempranos, preciosas vidas humanas en miniatura que terminan en un aborto espontáneo? ¿De qué manera provechosa podemos consolar y amar a aquellos cuyo sueño de traer un hijo al mundo —un sueño bueno y piadoso— nunca ocurrirá?

Motivado por el deseo de comprender y estimular a las parejas en sus anhelos para reproducir, yo amaba el ejercicio de la medicina y todavía amo el arte de la medicina. Pero cuando concluía mis estudios del seminario, tuve problemas de salud que requirieron cirugía a corazón abierto lo cual me llevó a un cambio de carreras. Mientras me recuperaba, me encontré en una transición doble hacia el ministerio en una iglesia y un puesto en las Asociaciones Médicas y Dentales Cristianas. Este tiempo, como recompensa, me permitió estudiar con más interés los asuntos éticos del cuidado médico, al tiempo que los logros relacionados con el tratamiento de la infertilidad se iban acelerando.

Cuando estaba en la escuela de medicina, nuestros profesores nos enseñaron a «mantenernos objetivos», a permanecer distantes de modo que las cargas de cuidar a la gente no nos abrumaran. Nunca le he hecho caso a ese consejo. Por el contrario, creo que las parejas infértiles necesitan personas que las cuiden, que entren en sus vidas y los ayuden a compartir su dolor.

Hace algunos años me invitaron a unirme a la facultad del Seminario Teológico Bautista del Sur en Louisville, Kentucky. Acepté el puesto para enseñar clases en bioética médica, cuidado pastoral en crisis humanas, formación espiritual y enriquecimiento matrimonial. Aunque Sandi y yo vivimos a una distancia de casi mil millas, continuamos escribiendo y dando conferencias juntos para estimular a las parejas infértiles. En mis clases de crisis humanas también le dedico un tiempo específico a preparar a los futuros ministros para cuidar a los que luchan con la infertilidad.

Hoy tengo el privilegio de servir de director médico del Centro de Recursos para la Elección Femenina y de director del Centro Gheens para el Ministerio Familiar. En esa calidad, patrocino La Esperanza de Habacuc, un grupo de ayuda en el campus del seminario para parejas infértiles. El profeta Habacuc predijo la invasión y la desolación de su país, pero aun así se regocijó en los propósitos soberanos de Dios. Por tanto, el nombre del grupo de ayuda está basado en Habacuc 3:17-19: «Aunque la higuera no dé renuevos, ni haya frutos en las vides; aunque falle la cosecha del olivo, y los campos no produzcan alimentos; aunque en el aprisco no haya ovejas, ni ganado alguno en los establos; aun así, yo me regocijaré en el SEÑOR, ¡me alegraré en Dios, mi libertador! El SEÑOR omnipotente es mi fuerza; da a mis pies la ligereza de una gacela y me hace caminar por las alturas». La esposa de un estudiante del seminario fue la fundadora de *Esperanza de Habacuc*. Las circunstancias personales de esta persona le mostraron la necesidad de tal ministerio. Ella y su esposo intentaron comenzar una familia pero pronto descubrieron que ella tenía cáncer en los senos. Después de completar el tratamiento del cáncer, los médicos le dijeron a una mujer que en esos momentos tenía treinta y seis años que tendría que esperar dos años antes de intentar tener hijos. Enseguida ella reconoció cuánto apoyo podría dar un grupo de ayuda a los que padecen el dolor de la infertilidad y la pérdida de un embarazo. Ella y muchas otras tomaron su dolor y lo han usado como un medio para bendecir a otros.

Tus compañías

Una de mis «historias favoritas para vivir» es acerca de un campesino que está conduciendo su carro y ve que su vecino accidentalmente condujo un tractor dentro de una zanja. El vecino está desesperadamente atascado. El campesino no tiene una cadena de remolque ni una soga, de modo que hace todo lo que puede: salir de su carro, introducirse en la cabina del tractor y sentarse con su amigo en la cuneta.

Nuestro deseo y oración es que a través de *Sostén en nuestra infertilidad*, proveemos alguna compañía y consuelo en esa cuneta que es la infertilidad.

Como usted puede ver, hemos experimentado la lucha de la infertilidad desde una variedad de ángulos. La perspectiva de Sandi viene de haber sufrido tratamientos médicos, abortos y adopciones fallidas y de dirigir grupos de apoyo, servir en juntas, enseñar seminarios y concentrar su educación teológica en asuntos relacionados con la fertilidad.

Me he sentado en el otro lado del escritorio (y la mesa de operaciones) para investigaciones de infertilidad, cirugías, abortos, embarazos ectópicos y crisis de embarazos que conducen a las adopciones. He dirigido talleres, sostenido grupos de apoyo y enseñado a consejeros pastorales. Un estudiante al pastorado, alumno mío, que ha estado sufriendo de infertilidad describe adecuadamente el trauma de ser incapaz de tener un hijo:

A lo largo de esta lucha no hemos estado constantemente llenos de fe y optimismo ni con respecto a Dios ni con respecto a la vida. Ha habido dolores angustiosos, noches llenas de lágrimas, amigos perdidos, confusión, frustración, momentos extraños, procedimientos médicos caros y toneladas de variadas emociones: culpas, duda, ansiedad y depresión. Hemos dudado de la soberanía de Dios. Nos hemos sentido culpables de que tal vez estemos enfrentando el juicio de Dios por pecados previos. Hemos expresado ira hacia Dios. Ha habido noches en las que hemos contemplado abandonar la fe sin mirar hacia atrás. Las heridas que a veces sentimos nos han taladrado tan profundamente que nos hemos preguntado si sobreviviremos al final. Ciertamente, si nos hubieran permitido elegir, nunca hubiéramos elegido andar por esta senda de la infertilidad. Sin embargo, hoy nos encontramos con una fe más profunda, un amor más profundo el uno por el otro y una creencia más profunda en que Dios obra todas las cosas, incluso la infertilidad «para el bien de quienes lo aman, los que han sido llamados de acuerdo con su propósito». Hemos experimentado dolor intenso y ahora estamos experimentando el intenso gozo de que Dios es soberano y que él cuida de nosotros profundamente. Estamos seguros de que sus propósitos para nuestros sufrimientos son muy buenos. No siempre ha sido así y llegar hasta aquí ha representado hacer un viaje difícil, lleno de dolor y agotador.[1]

En las páginas que siguen, nuestro deseo es caminar con usted, el lector, por la senda de este viaje traicionero llamado infertilidad. Nuestra meta al escribir *Sostén en nuestra infertilidad* es señalar al Dios de todo consuelo, quien únicamente puede ministrar a las necesidades de pacientes de la infertilidad y a aquellos que buscan ayudarlos. No podemos quitar el dolor, pero tal vez compartiendo nuestra propia jornada y el conocimiento que hemos adquirido, podamos ministrar la gracia de Dios en «la zanja» y, por tanto, habilitar a los lectores a enfrentar sus angustias con esperanza renovada, una esperanza eterna que nunca nos defrauda (Romanos 5:5).

Nota: Muchas parejas infértiles e individuos nos han relatado sus historias esperando que ellas puedan estimular a nuestros lectores. A lo largo del libro hemos incluido sus citas, anotándolas en cursivas. En ocasiones hemos combinado o ligeramente alterado sus situaciones para proteger identidades o para acomodarlas en el espacio asignado. Además, algunas de las historias en el texto y un pequeño número de los asuntos en cursivas vienen de nuestras experiencias personales, no obstante no siempre las identificamos como nuestras.

Capítulo 2

LA CASADA QUE NO ES MADRE

MITOS Y REALIDADES

≈≈≈

«Relájate».

«Todo está en tu cabeza».

«Es un asunto de mujeres».

«Cariño, esperaste demasiado».

Sin dudas que usted las ha escuchado todas. Cuando se trata de la fertilidad, parece que todo el mundo tiene una opinión y los errores abundan. Tal vez sea porque tantas personas tienen un interés personal en el tema, nueve de cada diez norteamericanos que se casan dicen que al menos quieren un hijo.

La mayoría de los pacientes de fertilidad son consumidores educados que pueden pronunciar correctamente palabras como «histerosalpingograma», explicar la diferencia entre movilidad y motilidad y decir palabras como «semen» en una multitud sin sonrojarse. Sin embargo, a veces, a pesar de la abundancia de información disponible, los pacientes y aquellos que forman parte de su red de apoyo acaban teniendo ideas equivocadas. Así que para asegurarnos de que comenzamos con la misma comprensión como fundamento, iniciaremos considerando algunos de los malentendidos más comunes y aclarando algunos de estos con «Mitos y realidades acerca de la infertilidad».

Mito: la infertilidad es lo mismo que la esterilidad y es algo poco común.

Realidad: La esterilidad es la incapacidad total de reproducirse; la infertilidad es «subfertilidad» o fertilidad con problemas. Una persona estéril no puede reproducirse; aproximadamente un 65 por ciento de aquellos que buscan tratamiento por infertilidad con el tiempo tendrán un bebé.[1] La

Organización Mundial de la Salud (OMS) estima que la infertilidad afecta a más de 80 millones de personas alrededor del mundo.[2] La Sociedad Estadounidense de Medicina Reproductiva (ASRM) estima que la infertilidad afecta a 6.1 millones de mujeres norteamericanas y sus parejas,[3] lo cual representa aproximadamente el 12.9 por ciento de las parejas casadas en edad reproductiva.[4]

Infertilidad primaria es la incapacidad de concebir luego de un año de relaciones sexuales desprotegidas en pacientes de treinta y cinco años o menos o la incapacidad de concebir en un período de seis meses para aquellos que están en el grupo de más de treinta y cinco años. La infertilidad también incluye la incapacidad de llevar a término un embarazo.

Infertilidad secundaria se define como la incapacidad de concebir o llevar a término un bebé después de uno o más nacimientos con vida. Se estima que tres millones de parejas en los Estados Unidos sufren de infertilidad secundaria, casi el doble de la cifra de 1995.[5] Aunque muchas personas buscan tratamiento para la infertilidad, no todo el que es infértil recibe atención médica. Casi un tercio de las mujeres norteamericanas experimentan problemas de fertilidad en su vida, pero solo alrededor de un 44 por ciento de estas mujeres busca cuidado médico. Las mujeres más jóvenes y las mujeres de un estatus socioeconómico más alto son más propensas a buscar asistencia médica.[6] La mitad de las mujeres con infertilidad secundaria buscan ayuda médica en proporción a las mujeres con infertilidad primaria.[7]

De acuerdo con una encuesta realizada en 1995, el 2 por ciento de las mujeres estadounidenses en edad reproductiva —1.2 millones de mujeres— había recibido consejo o tratamiento médico por infertilidad en el año anterior.[8] Alrededor de un 15 por ciento de las mujeres en edad fértil en los Estados Unidos han recibido en algún momento un servicio de infertilidad.[9]

En los Estados Unidos, según el Centro Nacional de Estadísticas de la Salud, el porcentaje de parejas infértiles sin hijos se aumentó desde un 14.4 por ciento en 1965 a un 18.5 por ciento en 1995. Parte de este aumento se debe al envejecimiento de la generación de los nacidos después de la Segunda Guerra Mundial y a la maternidad demorada.[10]

La infertilidad también incluye los abortos espontáneos. Cerca de un millón de mujeres en los Estados Unidos experimentan pérdidas de embarazo cada año, muchas de estas mujeres sufren al menos de su tercera pérdida consecutiva. Algunos expertos dicen que hasta la mitad de todos los embarazos *reales* terminan en abortos porque muchas de estas pérdidas se producen antes de que una mujer se dé cuenta de que está embarazada.[11] Otros dicen que esta cifra es aún más alta y sugieren que de los óvulos fertilizados se pierden tantos como tres cuartos.[12]

Mito: Las mujeres están teniendo bebés bien adentradas en los cuarentas, así que probablemente sea seguro demorar la maternidad.

Realidad: Los índices de fertilidad están definitivamente relacionados con la edad. Los investigadores solían decir que la fertilidad de la mujer promedio disminuía al principio de los treinta (la caída grande después de los treinta y cinco), pero los estudios actuales muestran que, como promedio, la fertilidad femenina comienza su caída significativa a los veintisiete años. Disminuye más significativamente a los treinta y cinco y dramáticamente a los cuarenta. Gracias al ejercicio vigoroso, una mujer de treinta y cinco puede tener el sistema cardiovascular de una mujer en los veinte, no obstante, su función ovárica sigue siendo la de una de treinta y cinco años de edad.

Algunas mujeres entran en la menopausia prematuramente, incluso en sus veinte mientras que algunas mantienen un nivel bastante alto de fertilidad cerca de los cuarenta. Las clínicas que usan donantes de óvulos informan diferencias dramáticas en los índices de éxito cuando usan donantes que están en los veinte con relación a aquellas en los cuarenta. Así que como regla, cuando se trata de la fertilidad, mientras más joven, mejor. Una mujer que desee hijos después de los treinta debe sentirse libre de buscar ayuda médica si la concepción no ocurre dentro de los primeros seis meses, más pronto si sus ciclos no son regulares. Aunque leemos historias sobre mujeres que dan a luz tanto como tres décadas después de esta edad, las madres en tales casos concibieron usando los óvulos de una donante más joven.

Una mujer que tiene menos de treinta años tiene un veinte por ciento de probabilidades de salir embarazada en cualquier mes, pero cuando una mujer tiene más de cuarenta, sus posibilidades descienden bruscamente a un cinco por ciento. La mujer nace con aproximadamente 300,000 óvulos. Pero para cuando llega a los cuarenta solo le quedan unos pocos miles. Los óvulos más viejos no se fertilizan tan fácilmente como los óvulos más jóvenes, ni responden tan bien a las hormonas reproductivas. Además, tienen más irregularidades cromosómicas lo cual trae como resultado un número más alto de abortos y de niños que nacen con defectos.[13] Las mujeres entre los treinta y los treinta y nueve son las que reciben la mayoría de los tratamientos de fertilidad.

¿Y qué de los hombres y el envejecimiento? En las últimas décadas el número de hombres estadounidenses entre la edad de treinta y cinco y cincuenta y cuatro engendrando niños aumentó en un 25 por ciento.[14] Así que los hombres, al igual que las mujeres, están posponiendo el tener hijos. Y muchos tienen ese lujo: Pablo Picasso tuvo un hijo a los sesenta y seis, Anthony Quinn a los setenta y ocho y Tony Randall de *The Odd Couple* [La pareja dispareja] a los setenta y seis.[15] Strom Thurman tuvo un hijo a los ochenta y uno.[16] En comparación, ninguna mujer en la historia moderna ha concebido a los setenta o los ochenta —por lo menos, no con sus propios óvulos. Sin embargo, aunque el «reloj biológico» de una mujer se lleva toda la publicidad, el hombre también tiene uno; solo que este marca el tiempo más despacio. La revista *Human Reproduction* [Reproducción humana] informó que la fertilidad de un hombre comienza a decaer después de los treinta y siete años.[17]

Los investigadores en la Universidad de Washington, en Seattle, examinaron muestras de semen de sesenta hombres entre las edades de veintidós y sesenta. Descubrieron que las células del semen de los hombres por encima de los treinta y cinco tenían tendencia a una motilidad inferior, más daño a las células de ADN del semen y menos eliminación natural del semen dañado. Al parecer mientras más vive un hombre, más posible es que los factores ambientales y de conducta —como fumar, los pesticidas, la exposición a ciertas sustancias químicas y el consumo del alcohol— afecten su esperma.[18] Tal vez como resultado de estos factores ambientales las mujeres de veinticinco años son dos veces más propensas a tener un aborto cuando sus parejas tienen treinta y cinco años o más que cuando sus parejas tienen menos de treinta y cinco.[19]

Mito: La infertilidad es principalmente un problema de las mujeres.

Realidad: La BBC realizó una encuesta que descubrió que más de dos tercios de las personas encuestadas pensaban que la infertilidad estaba asociada con las trompas de Falopio de la mujer. Un número similar de los 1,300 hombres y mujeres encuestados no se daban cuenta de que la mitad de los casos de infertilidad tiene su causa en problemas masculinos.[20] Al declarar que la infertilidad afecta tanto a los hombres como a las mujeres casi con igual frecuencia, la ASRM lo dijo en términos duros: «Casi un tercio de los casos de infertilidad pueden atribuirse a los factores masculinos y casi un tercio a los factores que afectan a las mujeres. En el tercio restante de las parejas infértiles, la causa de la infertilidad es una combinación de problemas en ambos miembros.[21] Y tanto como un veinte por ciento de las parejas a las que se les han hecho pruebas completas se les diagnostica con una infertilidad sin explicación ya que no se identifica una causa específica.[22]

No debiera sorprendernos que los problemas de fertilidad masculina usualmente se relacionen con problemas urológicos y los factores femeninos por lo general se relacionan con la ovulación. Una función anormal del semen es la causa principal entre un tercio y la mitad de todos los casos de infertilidad masculina y los problemas subyacentes pueden corregirse la mitad de las veces. La infertilidad masculina es muchas veces más fácil de detectar pero más difícil de corregir que la infertilidad femenina. Los conteos normales de esperma oscilan entre los 20 y los 60 millones por mililitro (un quinto de una cucharadita) de semen y cualquier cosa por debajo significa un conteo de esperma bajo, aunque eso no significa necesariamente que un hombre no pueda engendrar biológicamente. Otras cualidades (como la forma y motilidad del esperma) también son importantes. Con procedimientos como la inyección intracitoplásmica de esperma (IICE) en la cual se inyecta al óvulo un solo esperma, se requiere un número de esperma mucho menor que en la reproducción natural.

Mito: Pararse de cabeza después de tener relaciones sexuales aumentará sus posibilidades de concebir.

Realidad: Si una mujer se para de cabeza después del coito, esto no aumentará sus posibilidades de concebir. Sin embargo, usar una almohada para elevar sus caderas durante unos quince minutos puede ayudar a que el semen haga contacto con el mucus cervical.

Mito: Al menos las parejas infértiles «se divierten mientras intentan concebir».

Realidad: En un estudio de más de dos mil mujeres cristianas, «un largo tratamiento de infertilidad» apareció en la lista como una de las cuatro causas principales de la aversión sexual. (Las otras tres fueron abuso sexual en la niñez, violación y un parto doloroso).[23] Otro estudio de la «satisfacción y funcionamiento sexual en pacientes que buscan tratamientos de infertilidad» sugirió que «las mujeres sometidas a tratamientos de infertilidad experimentan cambios significativos en varios aspectos del deseo sexual, la

excitación, el orgasmo, la duración de la estimulación previa al coito y la frecuencia de las relaciones sexuales».[24]

La mayoría de las parejas informan una disminución de la frecuencia
de las relaciones sexuales después del diagnóstico de la infertilidad. Lo que
una vez fue una fuente de intimidad emocional se convierte en «amor por
el almanaque» y las parejas infértiles dicen que sienten una pérdida de la privacidad e incluso a veces se imaginan un médico en la habitación durante la
intimidad sexual. Los pacientes de infertilidad, tanto masculinos como femeninos, informan una disminución en su nivel de satisfacción sexual y las
mujeres, además, informan que se sienten menos cómodas con su sexuali-
dad. Las parejas infértiles informan con más frecuencia, cinco veces más, tener dificultades sexuales que las parejas fértiles. Más de un consejero de infertilidad nos ha dicho: «Nunca he visto a una pareja en un tratamiento de
fertilidad que sienta tener una gran vida sexual».

Mito: La infertilidad la causa la necesidad de relajarse. («Sólo relájate».)

Realidad: Al mirar las estadísticas anteriormente mencionadas con relación a las causas de la infertilidad, podemos ver que entre un 80 y un 85 por
ciento de las veces, los médicos encuentran una causa médica diagnostica-
ble para la cual ninguna cantidad de relajación servirá de ayuda. Y en casos
de una infertilidad inexplicable, muchas veces el problema se debe a un factor como anomalías en los cromosomas que son imposibles de descubrir
mediante un análisis de rutina. (En otras palabras, si se dice que la infertilidad de una pareja es «inexplicable», esto no significa que la causa sean factores psicológicos. Un diagnóstico de la infertilidad inexplicable podría
significar que todavía no se ha desarrollado un método para diagnosticar el
problema.)

El estrés crónico y la fatiga *sí* alteran las hormonas, pero la mayoría de
los medicamentos para la infertilidad pueden compensar en casos en los
que las hormonas caigan fuera de los rangos normales.

Aquellos que les dicen a los pacientes de fertilidad «relájense» en realidad hacen que esto les resulte más difícil. La infertilidad es más propensa a
causar estrés que a *ser el resultado* del estrés. Algunas personas observarán a
una mujer que está enfrascada en concebir y deciden que su infertilidad es
la causa de tener demasiado anhelo por tener hijos. Otros ven a una mujer
que está enfocada en su profesión y llegan a la conclusión de que le falta interés en los niños. (Tal vez su profesión le sea útil para lidiar con el dolor y
también para pagar el tratamient o.) Tristemente, asumen que ella está «

demasiado metida en su carrera como para hacer los sacrificios que se requieren para tener hijos». Parece que no importa lo que ella haga, la mujer tiene la culpa y «todo es por su actitud equivocada».

Algunas personas que a menudo enseñan sobre la fuerte conexión entre la mente y el cuerpo que tiene la infertilidad han preparado programas para ayudar a las parejas a concebir. Los pasos para el éxito involucran mantener una buena salud: las parejas deben dejar de fumar, de tomar y deben llevar su peso a un rango normal. En muchos casos estas sugerencias sí aumentan la fertilidad. Sin embargo, tenga en cuenta que incluso aquellos que ven un fuerte vínculo entre la mente y el cuerpo hacen recomendaciones para cómo mejorar la salud física de la persona, y no hacen recomendaciones de la «mente por encima del problema».

Los pacientes deben ser cautelosos con los costosos talleres de la mente y el cuerpo que hacen promesas poco realistas o alardean de altos índices de éxito basados en pequeños grupos de prueba. Las preguntas a elaborar debieran incluir: ¿En qué período obtuvo usted ese logro? ¿Qué porcentaje de esos pacientes tomó medicamentos e hizo inseminaciones intrauterinas (IIU) durante el mismo ciclo en que estuvieron en el programa? ¿Y qué porcentaje de esos pacientes tenía infertilidad inexplicable?

La evidencia anecdótica abunda: «Dormir con cristales debajo de la cama aumenta la fertilidad. Yo sé de esta mujer que...» o «Descansar en Tahití resolverá el problema. Nosotros conocemos a esta pareja que...» En nuestra cultura el efecto de la relajación como una manera de aumentar la probabilidad de concebir se ha exagerado enormemente y es probable que se siga haciendo. Se necesita más investigación y grupos de prueba más grande para determinar exactamente cuánta conexión existe entre la mente y el cuerpo. Sería difícil llevar a cabo un estudio controlado que examine los índices de embarazo entre aquellos que solo usen enfoque de relajación y nutrición contra un grupo similar con estrés paralelo pero que elija no usar estos enfoques. Sin embargo, sería necesario un estudio así para establecer un vínculo indisputable.

Mito: Una mujer debe tener un orgasmo para concebir.

Realidad: Aproximadamente una de cada diez mujeres casadas nunca ha experimentado un orgasmo y millones de estas mujeres han concebido. Además, muchas personas creen que cuando una mujer llega al clímax, especialmente después del hombre, puede que la fertilidad aumente ligeramente debido al movimiento aumentado del esperma que crea un pequeño efecto de succión que se cree atrae el esperma hacia el útero de la mujer. Hay cierta lógica detrás de esta teoría. No obstante, aunque algunos estudios han mostrado que dicho «efecto aspiradora» existe, el hecho de que produzca un índice más alto de embarazo no se ha probado hasta el momento.

Mito: La adopción cura la infertilidad.
(«Solo adopta y saldrás embarazada».)

Realidad: De las familias adoptivas que han experimentado infertilidad, aproximadamente la mitad ha recibido tratamiento médico durante un promedio de tres años antes de adoptar.[25] Se ha estimado que entre el 5 y el 14 por ciento de las parejas que renuncian al tratamiento y buscan la adopción al final llegan a concebir.[26] Ese es casi el mismo porcentaje de parejas que renuncian al tratamiento, escogen no adoptar y posteriormente conciben. El consejo de «solo adopta» es una variación del tema de «relájense». La idea detrás de todo esto es que si las parejas dejan de pensar en salir embarazada, esto sucederá.

Una mujer que concibió, luego de adoptar, contó cómo su médico descubrió que ella y su esposo se estaban transmitiendo mutuamente una infección y un sencillo ciclo de antibióticos lo resolvió. Muchas personas le dijeron: «¿Viste? ¡Adoptaste y saliste embarazada! ¡Siempre funciona!» Ella dijo lo que pensaba de aquellos comentarios: «Yo sonreía y afirmaba pensando: 'No, si usted quiere una clara relación causa-efecto, yo tomé antibióticos y salí embarazada. Pero como eso a usted no le importa, piense lo que quiera'».

Mito: Siempre tienes la opción de adoptar.
(«Si adoptas, el dolor se marchará».)

Realidad: La adopción es una solución maravillosa para muchas parejas, pero no borra todo el dolor de la infertilidad. En su libro *Taking Charge of Infertility* [Haciéndose cargo de la infertilidad], Pat Johnston identifica seis pérdidas cruciales que son producto de la infertilidad:

1. Pérdida de control
2. Pérdida de continuidad genética individual
3. Pérdida de un hijo concebido conjuntamente
4. Pérdida de la experiencia del embarazo y el nacimiento
5. Pérdida de la gratificación que rodean al embarazo y el nacimiento
6. Pérdida de la oportunidad de criar y ser padre de una nueva generación[27]

Para algunas parejas infértiles, la mayor pérdida es la incapacidad de participar en la maravilla de crear juntos un hijo —una pérdida crucial que no la resuelve la adopción. En el libro de Génesis leemos lo que sucedió inmediatamente después de que Adán y Eva abandonaran el huerto de Edén. El texto dice: «Entonces el hombre tuvo relaciones íntimas con su esposa Eva y ella concibió y dio a luz a Caín y dijo: 'He creado un hombre junto con el Señor'» (Génesis 4:1, traducción del autor).[28]

Imagínese cómo debe haber sido para Eva. Su cuerpo comenzó a cambiar de forma. Aunque puede que ella se hubiera fijado en los animales embarazados, debe haberse preguntado qué le estaba sucediendo. Ella nunca había visto un bebé humano. Si alguna vez sospechó que estaba embarazada, no tenía manera de saber cuál era su fecha de parto —no había ultrasonidos, ni mediciones, ni pruebas de orina. E incluso si se dio cuenta de que estaba embarazada, ¡debe haberse preguntado cómo esa cosa iba a salir de dentro de ella! Pero luego, después de mucho dolor, ver el rostro de su hijo en el reflejo de su propia humanidad. Después de la agonía del parto sin anestesia epidural ni preparación Lamaze, Eva debe haber contemplado a esta pequeña criatura que la observaba a través de unos ojos que mezclaban sus rasgos con los de Adán. La nariz de él, la boca de ella, su color de pelo, las orejas de él, la pasión que sentían el uno por el otro y la maravilla de la creación de Dios obrando en conjunto en la forma de un cuerpecito. No es de extrañarse que Eva haya exclamado: «¡He creado un Adán con la ayuda del Señor!» (Génesis 4:1, traducción del autor).

La adopción es una solución maravillosa para el deseo de criar y ser padre de la próxima generación, que es la última de las seis pérdidas cruciales que describe la autora Johnston. Sin embargo, no «resuelve» las otras pérdidas. Es por eso que decir: «Siempre tienes la posibilidad de adoptar» como respuesta al dolor de una pareja infértil, es una sugerencia insensible y fastidiosa. Estas parejas sienten las otras pérdidas cruciales extremadamente. Así que al mencionarles la adopción como una respuesta trillada, el supuesto alentador invalida por completo el dolor que hay en el corazón de la persona infértil. La sugerencia de que todo el dolor de la infertilidad puede borrarse mágicamente mediante la adopción es a todas luces una respuesta simplista a un escenario complicado.

Mito: La mayoría de las parejas infértiles buscan tratamiento médico de alta tecnología.

Realidad: Solo alrededor del diez por ciento de las parejas infértiles buscan tecnologías reproductivas asistidas (TRA).[29] De hecho, menos de la mitad de las mujeres infértiles en los Estados Unidos ni tan siquiera buscan tratamiento, mucho menos tratamiento de alta tecnología. El Centro Estadounidense para el Control de enfermedades estima que las TRA representan aproximadamente el uno por ciento del total de nacimientos en los Estados Unidos.[30]

El número de parejas cristianas que busca tratamiento de alta tecnología probablemente sea mucho menor ya que muchos cristianos dudan en buscar ni tan siquiera las formas más sencillas de diagnóstico y tratamiento de la infertilidad por la preocupación de que al hacerlo pudieran demostrar una falta de fe.

La mayoría de las parejas en el grupo de ingresos promedio y más bajos no pueden sufragar tratamientos de alta tecnología. Las estadísticas muestran que los servicios de alta tecnología para la infertilidad los usan con más frecuencia los hombres y las mujeres que son caucásicos, con educación universitaria, mayores de treinta años, que están en un rango de ingresos más alto y buscan tener su primer hijo biológico. Aunque no hay una asociación significativa entre la raza o etnia y la infertilidad, hay un fuerte vínculo entre el estatus económico de la pareja y su capacidad de buscar tratamiento.[31] Sin embargo, las diferencias culturales relacionadas con el peso corporal y otros factores pueden afectar los resultados de las TRA.[32]

Mito: La infertilidad es una maldición de Dios.

Realidad: La única conexión clara entre la infertilidad de una persona y un castigo de parte de Dios, de acuerdo a la ley del Antiguo Testamento, era un dictamen en los casos de adulterio (Números 5:20), incluyendo las relaciones entre un sobrino y una tía y entre un cuñado y una cuñada. En esos casos, las parejas inmorales morirían sin hijos (Levítico 20:20-21).

El hecho de que en la actualidad tantas personas tengan dificultad para concebir concuerda con lo que Dios predijo hace tanto tiempo. Al describir las consecuencias del pecado en el huerto de Edén, el texto hebreo nos dice: «Dios le dijo a la mujer: 'Multiplicaré grandemente tu dolor y tu concepción; con dolor parirás tus hijos'» (traducción del autor). Las dos palabras «dolor» y «concepción» parecen ir juntas como una idea, similar a lo que hacemos nosotros a veces al combinar dos palabras —absolutamente harto— para expresar una idea.

Por lo menos, el texto antiguo se refiere a que el dolor en el nacimiento humano aumentaría. Curiosamente, los caballos normalmente paren en cuarenta y cinco minutos. Aunque sienten malestar, no es nada comparado con la agonía que una madre humana experimenta en su dura prueba de doce horas o más. El cuello del útero humano está rodeado de fibras de dolor, no obstante los médicos pueden acuchillarlo, cortarlo o quemarlo con impunidad; pero cuando este se estira durante el parto, el dolor humano es impresionante.

Sin embargo, es probable que en el relato de Génesis se implique más que el dolor físico. La dificultad humana para concebir, el embarazo y el parto son sin lugar a dudas, parte de las consecuencias globales de la Caída. En efecto, cuando miramos a toda la creación, vemos numerosas evidencias de la «caída» en el mundo. Esto *no* quiere decir que una *mujer infértil en particular* esté bajo alguna especie de maldición específica. Más bien sugiere que podemos agrupar la infertilidad con la muerte, los desastres naturales, las enfermedades, las relaciones quebrantadas, las heridas y las malas hierbas —procesos que nos han afectado a todos desde que nuestros primeros padres se marcharon del Edén. (En los capítulos 6 y 7 exploraremos a profundidad el mito de que la infertilidad es una maldición de Dios.)

Mito: Los médicos corren riesgos enormes con los embriones en los programas de alta tecnología y hacen que estas opciones sean poco éticas.

Realidad: Cuando miramos los ciclos TRA, encontramos que las estadísticas hacen poco para ayudarnos a evaluar el verdadero riesgo que se corre con la vida humana. Así que la declaración anterior puede ser parcialmente verdad, dependiendo de si los pacientes asumen un rol pro-activo en el manejo de su tratamiento.

Un resumen de 384 programas que hicieron ciclos TRA en 2001 informó que 107,587 procedimientos TRA dieron como resultado 29,344 nacidos vivos (partos de uno o más bebés con vida) y 40,687 bebés.[33] No obstante, estas cifras no nos dicen la proporción de *embriones* con nacidos vivos, esta proporción no está disponible de momento.

Un error muy común es que un 30 por ciento de éxito en FIV significa que el 70 por ciento de los embriones murió y eso no es verdad. Tome un ciclo de fertilización in Vitro (FIV) en el que no ocurra fertilización y un ciclo en el que se crea un embrión que se lleva a término y usted tiene un 50 por ciento de índice de éxito, aunque el 100 por ciento de los embriones fuera llevado a término. Además, incluso un ciclo menstrual sin ayuda implica un riesgo significativo para el embrión ya que en las concepciones naturales muere un alto número de embriones.

Los pacientes pueden asumir un rol pro-activo en el manejo de sus tratamientos al insistir en que se hagan todos los esfuerzos para minimizar el riesgo del embrión. Es posible usar TRA sin comprometer un alto concepto de la vida. Por ejemplo, las parejas pueden limitar el número de embriones potenciales (es decir, el número de óvulos expuestos al esperma) al número que ellos estén dispuestos a llevar a término en ese ciclo y evitar así el campo minado ético de la reducción del embarazo. (Discutiremos esto más a fondo en el capítulo 13.) No obstante, probablemente nunca veremos clínicas de FIV con altos índices de embriones creados con relación a nacidos vivos porque mientras más aprendemos de genética, más convencidos estamos de que un alto porcentaje de embriones nunca pasa de la etapa de ser una célula (cigoto). Probablemente esto no sea solamente porque la medicina ha «desarreglado el proceso», sino porque el mundo, hasta el pequeñito embrión humano, es bastante frágil.

En la actualidad los científicos están trabajando para mejorar el proceso de congelación y descongelación de los óvulos humanos. Una vez que este proceso se haya perfeccionado, fácilmente podremos evitar algunos de los desastres éticos asociados con la creación de embriones múltiples y la congelación de algunos de estos. En el momento en que se escribe este libro, alrededor de la mitad de todos los embriones no logran sobrevivir al proceso de descongelación, una estadística perturbadora para aquellos que valoran la vida humana. Una vez que podamos congelar y descongelar los óvulos sin destruir nada de su ADN, podremos almacenar gametos (óvulos y esperma) en lugar de embriones. Entonces incluso si los óvulos tienen un índice bajo de supervivencia, no tendremos el dilema moral asociado con la descongelación de seres humanos.

Sí, las parejas infértiles encuentran estos mitos por todas partes, cuando menos los esperan. Aquí hemos nombrado solo los más comunes para mostrar cuán difícil puede ser la infertilidad. Y aunque estos mitos y otros abundan, hay un hecho en el que todos los pacientes concuerdan: el tratamiento de la infertilidad es algo difícil.

Un escritor de la revista *Newsweek* describió bien algunas de las frustraciones de una pareja que está bajo tratamiento: «Primero, vive bajo la regla férrea del almanaque para las relaciones conyugales en los tres o cuatro días recetados en cada mes… incluso aunque esto ahora les trae el gozo de sacar la basura. Entonces se convierte en alfileteros humanos, sus traseros les duelen por las inyecciones de hormonas dos veces al día que a veces hacen que sus ovarios se inflen al tamaño de una pelota de béisbol… Se ponen furiosos con las compañías de seguros que consideran los tratamientos de infertilidad como experimentales o incluso como una frivolidad del mismo tipo que una cirugía de la nariz. Después de veinte años de avances científicos, casi tres de cada cuatro parejas que buscan ayuda para la reproducción siguen yendo a casa con una cuna vacía».[34]

Y el autor de la revista ni siquiera mencionó el impacto de la infertilidad en la relación matrimonial, que es sustancial. Como discutiremos en el próximo capítulo, parte del reto es que los hombres son como gavetas de archivo y las mujeres como ovillos de hilo.

PREGUNTAS PARA COMENTAR

1. ¿Qué ideas preconcebidas tenía usted acerca de la infertilidad y cuán acertadas eran?
2. ¿Cuál, en caso de que haya ocurrido, de los mitos y realidades anteriores le sorprendió?
3. ¿Había escuchado alguno antes?
4. ¿Qué pensó usted cuando lo escuchó?
5. ¿Cuál es la cosa más descabellada que ha escuchado acerca de la infertilidad?
6. ¿Qué otros mitos le han dicho?

Capítulo 3

Dinámica matrimonial

Ella quiere un bebé;
Él quiere recuperar a su esposa

~

«¡Dame hijos! Si no me los das, ¡me muero!» (Raquel en Génesis 30:1).

Le he dicho a mi esposo que debería dejarme. Pero ya que él no lo hará, he dicho que yo debiera morir para que él pueda tener una vida mejor. A pesar de esto, de alguna manera hemos seguido adelante.

Habíamos terminado de hablar en un simposio de infertilidad y nos sentamos a almorzar. Momentos después se nos unió una pareja infértil que asistió a la conferencia. Al comenzar a hablar sobre su dolor, se hizo evidente que la infertilidad estaba afectando su matrimonio de manera negativa. Hicimos algunas preguntas tratando de determinar cómo podríamos ayudarlos y sus respuestas fueron muy reveladoras.

Le preguntamos a la esposa: «Cuando sufres por tu infertilidad, ¿cuál es tu mayor pérdida?» Ella ni siquiera tuvo que pensar antes de responder. «Es la pérdida de un sueño. El deseo de mi corazón es tener un hijo de mi esposo y criarlo junto a él».

Nos volvimos al esposo. «¿Y la suya?»

Él miró a su esposa, dudó y le acarició el brazo. Sus palabras salieron gentilmente: «No tomes esto a mal, cariño, pero…» Entonces nos miró. «Es la pérdida de mi esposa. Ella no es la misma mujer feliz con la que me casé. Yo la extraño. Realmente la infertilidad se está haciendo sentir en nosotros».

Semejante estrés matrimonial es un resultado normal de una experiencia anormal.

Como la mayoría de las parejas, este esposo y esta esposa veían las pérdidas de manera diferente.

Los hombres y las mujeres no solo tienden a responder de manera diferente a la infertilidad; casi nunca responden de la misma manera a la misma vez. Un estudio de 269 mujeres y 217 hombres asociados con una clínica de infertilidad descubrió que aunque muchas veces los hombres y las mujeres tienen reacciones similares ante la infertilidad, el momento y la intensidad de estas reacciones difieren. Las mujeres eran más propensas que los hombres a ver más estrés en la relación a causa de la infertilidad y también las mujeres eran más propensas a buscar consejería.[1] Muchas veces la esposa quiere buscar tratamiento antes que su esposo y se siente más devastada ante las desilusiones diarias. El esposo quiere que su esposa «deje de obsesionarse» y siente que él debe ser «fuerte».

Como ya se mencionó, a lo largo de este libro incluiremos citas, que aparecerán en cursivas, de un amplio muestreo de pacientes, como por ejemplo esta mujer que sentía que ella y su cónyuge no tenían nada que ver el uno con el otro durante la infertilidad:

> *Mi esposo no entendía la pérdida de imagen de mí misma que yo estaba sintiendo, quizá porque los hombres no se definen de la misma manera que las mujeres. Sencillamente él no podía identificarse con lo que yo estaba atravesando. Muchas veces sus acciones y palabras contribuían inadvertidamente a la pérdida de mi propia imagen.*

La de él y la de ella: ¡Somos tan diferentes!

Cuando se produce la infertilidad, muchas veces la primera crisis verdadera que la pareja enfrenta es pasar por el tratamiento. Y aunque dudamos al generalizar, hemos visto que al tratarse de la infertilidad a menudo los patrones recurrentes muchas veces se corresponden con líneas específicas del género.

Las respuestas de los hombres y las mujeres van mucho más allá de las diferencias físicas obvias. Sin dudas, los sistemas reproductivos de las mujeres están «por dentro» y los de los hombres «por fuera». La prueba para los hombres es relativamente sencilla (aunque muchas veces los hombres se sienten incómodos con relación a masturbarse para obtener una muestra de semen), mientras que las pruebas para las mujeres implican una exploración regular de «espacios interiores». Y las hormonas de las mujeres operan en una compleja sinfonía mientras que las de los hombres son relativamente simples. Sin embargo, trate de enumerar otras diferencias y el cuadro se vuelve más confuso.

Durante un tiempo los investigadores creían que las diferencias sociales específicas del género eran innatas, algo con lo que nacemos. Pero tras más investigación se inclinaron a atribuir estas diferencias a factores sociales (la crianza). En la actualidad muchos investigadores sugieren que puede ser un poco de ambos, la naturaleza y la crianza, aunque es difícil calcular exactamente cómo funciona eso. No afirmamos saber si las respuestas generales de los hombres y las mujeres a la infertilidad se deben a la naturaleza o a la crianza. Solo sabemos que hemos observado con suficiente frecuencia las respuestas de parejas ante la infertilidad como para saber que hasta los esposos y esposas más comprometidos con roles sociales iguales reaccionan ante la infertilidad con patrones bastante predecibles. Muchos esposos y esposas se quedan impactados al descubrir con cuánta diferencia procesan la experiencia. Y hemos visto cómo ayudar a las parejas a anticipar y manejar sus diferencias les ayuda a comunicarse mejor y a encontrar puntos de unidad en su relación. Esto a la larga quita algo del estrés matrimonial que genera la infertilidad.

Diferencias culturales y de origen

Ana y su esposo, Armando, provenían de dos continentes diferentes, dos culturas diferentes. En el país de origen de Armando las personas veían la infertilidad como un castigo de Dios. Armando estaba dedicándose a una educación superior en liderazgo cristiano cuando Ana supo que tenía poliquistes en los ovarios. Ellos no solo sufrieron el dolor normal que proviene de enfrentar la infertilidad, también sentían la presión de lograr un embarazo para poder dedicarse a las metas de su profesión. Veían la necesidad de educar a las personas en el país de Armando en que la infertilidad *no* es un castigo de Dios pero sabían que no podían obtener audiencia sin el prerrequisito de un hijo.

Cada persona trae influencias de su origen a la ecuación de la infertilidad. La mayoría de las niñas crecen diciendo: «Algún día quiero ser mamá». (En las clases de salud los alumnos aprenden a prevenir la concepción pero raramente alguien menciona la infertilidad. La fertilidad —incluso el «exceso de fertilidad»— se asume.) Cuando se conoce a una pareja por primera vez, por lo general las personas le preguntan al esposo: «¿A qué se dedica usted?», mientras que le preguntan a la esposa: «¿Cuántos hijos tiene?» Las mamás jóvenes muchas veces comentan sus experiencias al dar a luz; los padres jóvenes por lo general no lo hacen. Según un investigador, incluso las mujeres con profesiones de mucho poder tienden a ver su papel primario en la vida como «mamá» y no como una «mujer de negocios». Tradicionalmente la fertilidad es más importante para la identidad de una mujer que para la de un hombre.

«Las emociones que rodean la infertilidad son emociones asociadas con pérdida», según Dan Clements, antiguo presidente de RESOLVE, un grupo de consumidores para pacientes de infertilidad y para proveedores relacionados con la misma. «Para los hombres que ven su papel principal en la vida como quien trabaja fuera de casa, la pérdida relacionada con la infertilidad es la pérdida de un papel secundario: el de ser padre. Pero para las mujeres es la pérdida de un papel principal, el de ser madre».[2] El esposo que considere la pérdida de la capacidad de trabajar puede apreciar de una nueva forma la profundidad del dolor de su esposa. A la inversa, una mujer puede simpatizar mejor con el dolor de su esposo al reconocer que su pérdida primaria es muy diferente a la de él: la pérdida de un compañero feliz, funcional.

Considere otras influencias que pueden ser diferentes para cada pareja. El esposo con factor masculino de infertilidad pudiera vincular su sentido de hombría con virilidad. «Fertilidad, masculinidad y potencia son conceptos que muchas veces se igualan», escriben las terapeutas Ellen Glazer y Susan Cooper. «Por lo tanto es entendible que cuando a un hombre se le da un diagnóstico de infertilidad, su identidad como hombre sufre un verdadero revés. Fácilmente puede sentirse impotente y emasculado. A veces los hombres sin historia anterior de insuficiencia o disfunción sexual se vuelven impotentes durante el tiempo en que se enteran de su problema de infertilidad».[3]

Quizá a la familia del esposo le encanta investigar la genealogía y ahora él se pregunta: «¿De qué sirve?» O quizá la esposa tuvo una infancia maravillosa y le duele que nunca les dará nietos a sus padres. Bárbara, una paciente, escribió: «Yo estaba muy consciente de que no podría compartir con mi madre los gozos de ser mamá. Se me ocurrió que aunque la infertilidad era mi experiencia y mi pérdida, quizá era una pérdida para ella también. El hijo con el que mi esposo y yo soñamos… sería también una prolongación de nuestra familia —el sobrino o sobrina de alguien, y el primo o prima. Este sería el regalo supremo que compartiríamos con nuestra familia: un hijo».

Diferencias en cómo procesamos los datos

Las investigaciones sugieren que los hombres tienden a pensar en compartimientos, con un tema a la vez como objeto de su atención total, las mujeres tienden a pensar más «globalmente». En el mundo de una mujer casi todo está relacionado de alguna manera.[4] Por lo tanto, a veces igualamos a los hombres con las gavetas de un archivo y a las mujeres con un ovillo de hilo.

Muchas esposas informan que pueden hablar por teléfono, cocinar la comida y asentir en respuestas a preguntas, todo a la misma vez. Sin embargo, si tratan de hablar con sus esposos durante un programa de televisión —incluso durante los comerciales— es como si hablaran con la pared. Muy a menudo los hombres encuentran que su concentración está en lo que se encuentre en su campo visual y los canales auditivos no están funcionando en esos momentos. Así vemos dos enfoques diferentes, uno concentrado, el otro global. Ninguno está bien o mal, solo son diferentes.

¿Cómo afecta esto a una pareja en tratamiento? Para la mujer, todos los caminos llevan a un bebé. La lucha para lograr y mantener un embarazo tiene ramificaciones emocionales, médicas, espirituales, éticas, financieras y relacionales. Así que mientras está en el trabajo, está pensando en lo que dijo el médico. Cuando está ordenando algo por Internet, hace un clic y entra en un sitio web sobre la infertilidad. Mientras hace mandados, piensa en su tristeza o cuando está en una fiesta, se pregunta quién podrá decir algo insensible. Puede que quiera tener conversaciones aparentemente interminables con el hombre que ama acerca de cómo se siente y querrá escuchar cómo se siente él.

Su esposo, aunque sufra profundamente, tiene una «gaveta para la infertilidad» en su archivo. Cuando él abre esa gaveta, se siente triste. Pero puede cerrar la gaveta y abrir otra y no sentirse triste. La gaveta de la infertilidad está cerrada. Tal vez hasta prefiera mantenerla cerrada para sentir menos dolor emocional. Mientras esté cerrada, él puede disfrutar otras facetas de la vida: amigos, deportes, chistes. Puede que no le afecte ver bebés o mujeres embarazadas. Tal vez su esposa interprete esto como falta de interés. Ella razona: «Si él estuviera sufriendo tanto como yo, notaría esas cosas».

El masculino «por compartimientos» trabajará todo el día sin pensar mucho en la infertilidad, mientras que la esposa «global» pasa su día sin pensar prácticamente en nada más. Solo cuando el estilo de vida infértil se alarga de meses a años comienza él a ver que él y su esposa probablemente no tendrán hijos biológicos y solo entonces comienza a pensar más

apasionadamente en estos asuntos. Pero incluso entonces, su pasión quizá
nunca parezca igualar la de ella. (Por supuesto, estas son generalizaciones.
Alrededor de un 20 por ciento de las veces, las parejas dicen que esta dinámica cambia, donde la esposa está más compartimentada y el esposo es más
global.)

Deseoso de «recuperar a su feliz esposa», el esposo típicamente sugiere
que ella «deje de pensar en eso». Incluso hasta puede sugerir dejar el tratamiento para ayudarla a encontrar la normalidad otra vez. Él está dispuesto
a sacrificar hasta sus sueños de un hijo para que ella pueda volver a ser la persona encantadora de la que él se enamoró. Esa disposición al sacrificio es
producto del amor. Sin embargo, para su dolida esposa, la sugerencia de
que terminen el tratamiento parece como la máxima expresión de insensibi-
lidad. Puede que ella lo vea como a quien no le interesa o no está comprometido a tener hijos. El resultado final: un esposo que está tratando de
consolar a su esposa y una esposa que se siente abandonada.

Ahora añada el hecho de que las mujeres tienden a leer más que los
hombres. Por ende, una mujer que esté bajo tratamiento puede ser capaz de
describir cada prueba, pronunciar cada término médico, citar los índices
de éxito de determinadas clínicas y recitar la dirección de Internet de cada
persona que alguna vez ha hecho un trabajo sobre la infertilidad. Puede que
con respecto a su esposo, le lleve un año o dos de ventaja en cuanto a considerar la adopción. Puede que encuentre respuestas a sus preguntas y que elimine algunos de sus miedos al recopilar más información. Y puede que su
esposo sienta que no va a la par de ella. Como una esposa escribió: «Durante mucho tiempo era solo yo deshaciéndome en pedazos y él tratando de
mantener las cosas en su lugar. No fue sino hasta muchas pérdidas y años
después que él comenzó a dar muestras de que todo se estaba desmoronan-
do y para entonces yo tenía la fuerza para apoyarlo».

En tales casos, el esposo y la esposa están caminando por rumbos parale-
los, pero no van uno junto al otro. Como dijera una esposa: «Nunca hemos
estado de acuerdo a la misma vez». Otra dijo: «Mi esposo se preguntaba por
qué yo no me sentía mejor; yo me preguntaba por qué él no se sentía peor.
Y los sentimientos de fracaso me abrumaban».

Diferencias en los estilos de comunicación

La mujer promedio habla aproximadamente dos veces más que su con-
trapartida masculina en un día determinado. Según un lingüista, los hombres dicen en público tres veces la cantidad de palabras que dicen en priva-

do mientras que en las mujeres sucede lo contrario.[5] No solo es más alto el «conteo de palabras» de ella que el de él sino que probablemente esté en su punto máximo cuando ella está a solas con él.

Cuando hacemos una encuesta entre las mujeres estadounidenses con relación a sus cinco necesidades mayores, la conversación aparece cerca de las primeras de la lista. Nada que requiera el uso de las palabras aparece jamás en las listas de necesidades de los hombres (a menos que usted cuente los gemidos).

En la actualidad los hombres y las mujeres tienden a tener diferentes puntos de vista con relación al propósito de la conversación así como enfoques diferentes. Por lo general los hombres informan mientras que las mujeres hablan para establecer una relación de comunicación. La mayoría de los hombres hablan sobre los hechos, mientras que la mayoría de las mujeres hablan sobre los hechos *y* los sentimientos.[6] En efecto, los hombres tienen menos de las fibras que conectan los lados verbales y emocionales del cerebro que las mujeres[7] y usan principalmente el lado izquierdo del cerebro cuando escuchan. Las mujeres usan ambos lados. Estos descubrimientos no quieren decir necesariamente que las mujeres sepan escuchar mejor que los hombres. Más bien quieren decir sencillamente que escuchar es más difícil para los hombres.

He aquí cómo funciona. Una esposa puede preguntar: «¿Cómo estuvo tu día?» y recibir como respuesta: «Bien». La intención de su esposo es que esto califique como una respuesta satisfactoria y no está tratando de evitarla. Él tiene poco que informar. Como dijera un hombre: «Acabo de vivir un día increíblemente rutinario. ¿Por qué querría revivirlo hablando al respecto?»

Sin embargo, cuando un esposo le pregunta a su esposa con relación a *su* día, puede que reciba más de cinco mil palabras sobre cómo estaba el tráfico de camino al trabajo, la reunión que tuvo en la mañana y su almuerzo con una amiga. Incluso puede que le cite los nombres de las personas a las que llamó esa tarde y lo que le dijeron.

Para entonces es posible que él esté dando golpecitos con el pie. «Ya que gran parte de su conversación está dirigida a un fin y es funcional, los hombres pueden verse en apuros para entender mucho de la conversación de las mujeres y esperar sentados que ellas lleguen 'al punto'», explica la Dra. Elaine Storke, autora de *Origins of Difference* [Los orígenes de la diferencia]. «Para la mayoría de las mujeres, por otra parte, la conversación *es* el punto».[8] Al llevarlo con ella en este viaje verbal, ella lo arrastra hacia su mundo.

«Muchos de nuestros desacuerdos provienen de puntos de vista igualmente válidos pero diferentes», plantean los investigadores. «Lo que las mujeres puedan considerar como íntimo puede que para los hombres resulte sofocante e invasivo. Lo que muchos hombres consideran como fuerza masculina las mujeres sienten que es distante y las aísla».[9]

¿Cómo luce esto cuando se añade a la mezcla la infertilidad? La conversación de una esposa infértil está llena de detalles médicos, comentarios dolorosos que le hacen y cómo ella se siente. Ella expresa sus temores. Se pregunta en voz alta qué le deparará su futuro. Cuando ella le pregunta a su esposo por millonésima vez si pueden hablar acerca de la infertilidad o de la adopción, los ojos de él se vidrian y se pregunta: «¿Qué otra cosa queda por hablar?»

Por lo general, la queja más frecuentemente que las mujeres dan de sus esposos es que ellos no escuchan, así que no debiera sorprendernos que esta dinámica se destaque cuando una pareja enfrenta un estrés extra. (La queja que los hombres expresan con más frecuencia es que sus esposas siempre están intentando cambiarlos.)[10]

A algunas parejas les ha sido útil ponerse de acuerdo con antelación en que limitarán su conversación sobre la infertilidad de veinte o treinta minutos por día. Esto motiva a la esposa a concentrarse en lo que más quiere comunicar y le asegura al esposo que habrá límites en cuanto a la cantidad de tiempo y energía que se gasten en concentrarse en la infertilidad.

De hecho, la mayoría de las parejas hablan demasiado poco como para construir una relación feliz y saludable así que también recomendamos que asignen tiempo a comentar otros asuntos. La comunicación profunda y la intimidad verbal van más allá de la información sobre la infertilidad. Dicha comunicación necesita ser bilateral; es decir, el esposo debe estar de acuerdo en comunicar sus pensamientos y sentimientos. Es difícil llenar veinte minutos con «bien», «el tiempo está bueno», «¿qué hay con el equipo de fútbol?» Una esposa necesita escuchar de su esposo.

Cuando el esposo se esfuerza por interactuar sensiblemente con su esposa, se pone en sintonía las cosas que provocan en ella el dolor (mujeres embarazadas, bebés, esa tía chismosa en las reuniones familiares) y reacciona. Él reconoce las situaciones, confía en ella y le muestra sensibilidad a sus heridas. Las necesidades de ella quedan satisfechas y él obtiene lo que desea: una esposa más contenta.

Diferencias en los métodos para resolver los problemas

Surge otra diferencia en cómo los hombres y las mujeres tienden a resolver los problemas. Con frecuencia las mujeres responden a las situaciones con más rapidez y espontaneidad que los hombres y les resulta difícil distanciarse de la manera en que se sienten. La tendencia de los hombres es separarse más fácilmente de las emociones y de las reacciones inmediatas. Además, las mujeres hablan de sus problemas en busca de conmiseración mientras que los hombres solo lo hacen cuando buscan una solución.

Un hombre cuya esposa tuvo un bebé que nació muerto estaba hablando con una paciente de infertilidad que acababa de perder un embarazo. Él preguntó cómo estaba manejando su dificultad él esposo y ella respondió:

—Él no parece sufrir mucho.

—¿Ya tenían cuna?

—Sí.

—¿Y qué pasó con ella después de su pérdida?

La mujer pensó durante un instante.

—Pues, solía estar en el cuarto del bebé y luego de alguna manera me imagino que acabó en el ático.

El hombre asintió.

—Le garantizo que su esposo la llevó para allá cuando usted no se diera cuenta para que así no tuviera que verla.

De pronto los ojos de ella se llenaron de lágrimas.

—Yo también llevé nuestra cuna hasta el ático después de que perdimos nuestro bebé. Créame, él está sufriendo. Solo que lo hace diferente a usted.

Es importante mirar más allá de las acciones del cónyuge para ver cómo él o ella puedan estar comunicando el amor y la pérdida, en lugar de asumir: «Aquí la parte de sufrir me toca a mí». A menudo los esposos y las esposas asumen que sufrirán exactamente de la misma manera y esta equivocación puede polarizarlos. Es útil pedir lo que uno necesita en lugar de esperar que el cónyuge lo adivine y comprenda.

Mi esposo comenzó a ir conmigo a las citas médicas. Eso no solo me hizo sentir amada, también nos dio un par de oídos extra que escucharan lo que el médico decía.

Tengo que ser específica con respecto a mis necesidades, como pedirle a mi esposo que me abrace cada mes cuando una vez más comience mi menstruación. Además, un terapeuta nos aconsejó que podíamos probar trabajar para una causa, algún proyecto conjunto que sea más grande que nosotros mismos.

Significó mucho para mí cuando mi esposo comenzó a referirse a la infertilidad como «nuestro problema» en lugar de «mi problema». He escuchado de algunos hombres que no se dan cuenta de que no van a ser padres biológicos hasta que están llenando los papeles de la adopción.

Una esposa no puede leer la mente de su esposo ni él puede leer la mente de ella. Y por lo general no captan las indirectas; esa habilidad nunca fue conectada en el disco duro masculino. Así que ahórrense mucho dolor. Si usted necesita un abrazo que no lleve a nada más, dígalo. Solo asegúrese de no descuidar la intimidad en otros momentos del ciclo (hablaremos de esto más adelante).

Otras diferencias

Los investigadores que trabajan específicamente con parejas infértiles han descubierto otras expresiones de respuestas específicas de cada género.

1. Puede que *las esposas* vean el embarazo y el parto como un anhelo fuerte, quizá incluso como una necesidad biológica; tal vez *los esposos* lo vean más bien como la manera de reproducir sus genes y seguir su linaje.

2. *Las mujeres* tienen la tendencia de mostrar más expresiones externas de emoción; *los hombres* tienden a ser más despegados. Esto pudiera exacerbarse por su sensación de que no es parte del tratamiento ya que incluso cuando hay un factor masculino involucrado, por lo general es la mujer quien se somete a la mayor parte del tratamiento.

3. Los estudios sugieren que cuando se descubre la infertilidad *las mujeres* reaccionan de una manera más devastadora emocionalmente; *los hombres* parecen tener un punto de vista más optimista con respecto a las posibilidades de tratamiento. Sin embargo, estos mismos estudios sugieren que cuando el tratamiento se prolonga, ambas partes se vuelven desanimadas.

4. *Las mujeres* pueden encontrar alivio al expresar emociones y decirles a otros lo que está sucediendo; *los hombres* típicamente valoran su privacidad, particularmente si está involucrado algún factor masculino. Debe ser por esto que los estudios han mostrado que

los matrimonios de parejas infértiles están bajo mayor riesgo cuando está involucrado un factor masculino.[11]

5. Cincuenta por ciento de *las mujeres* infértiles que respondieron a un estudio dijeron que su infertilidad era la carga mayor que hubieran tenido que llevar jamás; solo quince por ciento de *los hombres* que respondieron dijeron lo mismo.[12]

6. En una encuesta de *esposos* un psicólogo descubrió que en una escala de cero a diez, donde diez significaba «en control», el hombre promedio sentía que tenía un seis al evaluar su propia respuesta emocional al tratamiento de la infertilidad. Cuando se hizo la pregunta: «¿Hasta qué grado sintió usted que su *esposa* estaba en control desde el punto de vista emocional durante su experiencia de infertilidad?» la respuesta del hombre promedio fue tres.[13]

Estar en lugares tan diferentes a lo largo del camino puede ser especialmente grave cuando usted siente que ya no se identifica con los sentimientos de la otra persona. En los casos más serios, las parejas dejan de comunicarse por completo. Un esposo que solo quiere que su esposa «vuelva a la normalidad» puede ir de ayudar a su esposa a mitigar el dolor a culparla abiertamente de que ya no disfrutan juntos de actividades. Es importante entender las reacciones de cada uno como una conducta razonable y dar pasos para manejar de forma saludable las diferencias que hemos descrito.

Quitar el estrés al matrimonio

Los expertos en el matrimonio han llegado a la conclusión de que ninguna de estas diferencias —personalidad, crianza, género— causan los más grandes problemas maritales. La causa de los problemas más serios es cómo manejamos nuestras diferencias. Como concluyeron los investigadores en un estudio importante: «Las cosas que *podemos* controlar causan el mayor daño».[14] En otras palabras, el factor crucial es cómo escojamos reaccionar. Parte de manejar bien la infertilidad es entender y aceptar que los patrones típicos que las parejas experimentan son normales.

A menudo las personas piensan que la clave de un matrimonio feliz es encontrar la persona correcta pero es más cuestión de ser o llegar a ser la persona correcta. Después de escuchar esta idea en una de nuestras conferencias, un esposo y una esposa nos dijeron: «Habíamos estado pensando que tal vez no estábamos hechos el uno para el otro, pero ahora vemos que el estrés es difícil para cualquier pareja y necesitamos fortalecer nuestra relación».

Un terapeuta que trata mayormente con pacientes de infertilidad insiste en que en un matrimonio saludable una pareja bajo tratamiento debe esperar recibir solo cerca del treinta por ciento del apoyo de parte del otro. Dios nos diseñó para la comunidad y la mayoría de nuestras necesidades relacionales se satisfacen en la red de apoyo que se extiende más allá del matrimonio. «Durante generaciones las mujeres se han reunido en torno al café o a edredones y los hombres hacen lazos en el trabajo y en las tabernas», escribieron los investigadores Aaron Kipnis y Elizabeth Herron. Pero en la sociedad moderna la mayoría de los heterosexuales creen que un miembro del sexo opuesto debe llenar todas sus necesidades emocionales y sociales.[15]

Gail y yo somos amigas en la infertilidad por teléfono. Nos conocimos en una sala de espera de una consulta de ultrasonido donde, con nuestras vejigas dolorosamente llenas, intercambiamos nuestros números de teléfono e inmediatamente emprendimos una íntima y nueva amistad porque las personas más cercanas a nosotros ya no nos comprendían.

Esperar demasiado del matrimonio de uno pone estrés en el mismo, por tanto, las parejas necesitan buscar fuentes adicionales de apoyo. Los grupos de apoyo informales, dirigidos por pacientes, pueden ser una fuente magnífica de información y aliento. Los grupos de oración también son maravillosos. Si las personas dicen algo equivocado, gentilmente hágales saber cómo sus palabras le hirieron. Vaya a la Internet y conéctese con una «amiga en la infertilidad». (En la sección de Recursos, al final del libro, enumeramos algunos sitios web.) Una escritora le atribuye a los grupos que hayan salvado su matrimonio:

Los diferentes grupos de apoyo a los que pertenezco tienen el mayor crédito por ayudarme a enfrentar la infertilidad. Yo necesitaba a alguien que me dijera que lo que yo sentía era normal. Yo creía que estaba loca porque eso era lo que las personas que estaban a mi alrededor me decían. Antes de involucrarme en los grupos en línea, yo fui a consejería para el sufrimiento lo cual me llevó a un grupo de parejas RESOLVE. Estos fueron los comienzos de mi recuperación.[16]

De acuerdo con cierta investigación, las parejas infértiles no son más dadas a la ruptura matrimonial que otras parejas. En efecto, muchas parejas sienten que son capaces de apoyarse el uno al otro y trabajar en sus crisis personales de tal manera que en todo caso, sus relaciones son más fuertes que nunca.[17]

Luego de tres años de tratamiento, Suzanne se sentía frustrada con su esposo porque rara vez él iba con ella a los grupos de apoyo o a las reuniones de información. Pero una tarde ella lo vio con nuevos ojos: «Lloré el día que mi médico me dijo que tal vez yo nunca tuviera hijos. Entonces llamé a mi esposo y le conté lo sucedido. ¡Su voz fue tan gentil! Él me dijo: "Es una pena…" Yo le pregunté cómo se sentía y me dijo que lo lamentaba, pero él estaba bien. Yo le dije: "¿No sientes como si te hubieran estafado?"

"Cariño" me dijo él, "eso no está en nuestras manos. Ninguno de nosotros sabía ni podría haber sabido que había un problema. El Señor tiene el control". Yo le refutaba: "Pero tú te casaste conmigo creyendo que tendríamos niños y ahora yo estoy impidiendo tu sueño. Probablemente estaría mejor si encontraras a alguien fértil". Él me dijo: "¿Quééé? ¡De ninguna manera! Si yo tuviera la opción de escoger entre alguien con hijos o tú sin hijos, te escogería a ti"».

Suzanne concluyó: «Yo sabía que él me amaba, pero fue necesaria la infertilidad para darme cuenta de cuánto me amaba».

Las parejas infértiles con frecuencia salen de la experiencia diciendo, como expresó un paciente: «Siento que hemos vivido lo peor, ahora podemos sobrevivir cualquier cosa». Su amiga se hizo eco de este sentimiento: «Ahora yo sé que llueva o truene, estaremos juntos y saldremos adelante».

PREGUNTAS PARA COMENTAR

1. ¿Cuánto tiempo pasan ustedes como pareja hablando acerca de la infertilidad? ¿Sobre otros temas?

2. ¿Diría que usted y su esposo son capaces de divertirse a pesar de la infertilidad o se ha acabado todo el gozo?

3. ¿Qué recuerdos están construyendo ustedes ahora?

4. ¿Siente usted que está profundizando en la parte de la amistad de su matrimonio? ¿Por qué o por qué no?

5. ¿Alguna vez ríen juntos? ¿Qué les hace reír?

6. ¿Dirían que son amables el uno con el otro? ¿Cómo pueden mejorar este aspecto?

7. Revise un sitio web que tenga cuestionarios sobre el estrés con retroalimentación (como stressdiagnosis.com o cliving.org). Tome la prueba y discuta los resultados con su cónyuge (o con los miembros de su grupo de apoyo). ¿Qué pueden hacer ustedes para disminuir el estrés en sus vidas?

8. ¿Cuál es el impacto financiero de su tratamiento? ¿Les llevará a la deuda? De ser así, ¿se sienten ambos cómodos con el nivel de deuda incurrido? ¿Está la cuestión del dinero poniendo un estrés adicional a su matrimonio?

9. Tome entre veinte y treinta minutos para hablar sobre lo que disfrutan hacer, tanto juntos como de manera individual.

10. Háganse la siguiente pregunta: ¿Qué actividad te gustaría hacer que no esté relacionada con la infertilidad? ¿Un juego de pelota? ¿Una película? Una noche tranquila para conversar sin hablar sobre la infertilidad?

11. Hagan listas separadas de cinco temas que no estén relacionados con la infertilidad sobre los que disfrutan conversar (como por ejemplo sus vacaciones favoritas) y hablen sobre estos alternando entre las listas de cada uno.

Capítulo 4

DINÁMICA EMOCIONAL

El dolor emocional asociado con la infertilidad es terrible. Hay soledad, falta de control, relaciones bajo estrés, problemas de sueño, malfuncionamiento sexual, la espera para saber la respuesta de la consulta médica, las decisiones demoradas, el estancamiento en la profesión, retraimiento de la familia y los amigos, deudas, líos con las compañías de seguro, pruebas interminables e invasivas, vaivenes emocionales por causa médica, viajes diarios al laboratorio, marcar cada mes con «comenzó mi menstruación».

En las últimas tres décadas los investigadores han hecho grandes progresos en el tratamiento de la infertilidad. Han descubierto cómo congelar y descongelar óvulos, cómo transformar embriones, cómo inyectar un solo espermatozoide en un óvulo usando una pipeta en miniatura. Sin embargo, todo esto es la parte relativamente sencilla. La parte más difícil es enmendar los corazones rotos.

«La tendencia de la literatura ha sido mostrar que las mujeres consideran la infertilidad como la cosa más desastrosa que les haya sucedido jamás», dice un psiquiatra que se especializa en el tratamiento de pacientes de infertilidad. Un estudio de la facultad de medicina de Harvard descubrió que las mujeres con infertilidad tenían niveles de angustia emocional semejante al de los pacientes con cáncer o enfermedades del corazón. Por cada intento fallido de concebir las parejas experimentan dolor por lo que podría haber sido. Cuando esto se repite mes tras mes, algunas veces durante años, se convierte en un dolor crónico.[1]

Un hombre, padre de dos hijos biológicos que enseñaba en una clase de ética en una iglesia, dijo: «Estas parejas infértiles están totalmente obsesionados con tener niños. Hay tantos niños necesitados en el mundo. Este asunto de alta tecnología que le da la vuelta a la concepción es un intento fútil de "jugar a ser Dios". Solo demuestra que las personas están demasiado pegadas a la genética». Las parejas infértiles en su clase se sentaron y tambalearon ante el impacto de sus palabras. ¿Tendría razón? Parecía bastante lógico —sencillo, oferta y demanda. No obstante, les parecía difícil deshacerse de la noción de la inmortalidad genética, del deseo de concebir juntos un hijo, el deseo de experimentar juntos un embarazo. ¿Significaba eso que estaban pegados a la genética? ¿Significaba su intensa respuesta emocional que se estaban obsesionando?

Considere la historia de Ana que aparece en 1 Samuel 1. (Examinaremos su historia a profundidad en el capítulo 6.) Ana era una mujer piadosa que no podía concebir. Ella lloraba, perdió el apetito, veía las cosas de una manera diferente que su esposo, negociaba con Dios y oraba. Al observar su angustia, el sacerdote del templo pensó que estaba borracha, pero el escritor de la narrativa bíblica la presenta como una mujer de fe que reaccionó intensamente a su situación.

En la historia de Ana vemos que los sentimientos de pérdida asociados con la infertilidad son normales y el deseo de tener hijos biológicos es saludable y natural. Sin embargo, con mucha frecuencia los pacientes al describir sus emociones exclaman: «¡Creo que me estoy volviendo loca!».

La infertilidad es la muerte gradual de un sueño. En lugar de seguir una lista establecida de etapas, un paciente tiende a pasarlas en espiral hacia delante y hacia atrás sin un comienzo ni final claro de las etapas. También es exclusivo de la infertilidad el hecho de que en ciertos momentos del mes, la persona tiene esperanza de que «este será el mes». Esa esperanza puede convertirse en desespero cuando comienza la menstruación y el ciclo empieza otra vez.

Mary, una paciente de infertilidad señaló: «El intento fallido de tener un hijo es realmente una pérdida dentro de una pérdida. Una paciente de infertilidad experimenta un ciclo mensual de esperanza y desaliento que cae dentro del proceso mucho más largo de sufrimiento». Mary estaba trabajando en un título avanzado mientras ella y su esposo estaban en tratamiento. Como parte de su educación ella tomó una clase de psicología en la que los estudiantes discutían las emociones asociadas con el enfrentamiento de una enfermedad terminal. Ella se percató de que los pacientes de infertilidad experimentan muchas de las mismas emociones.

Llorar por el hijo fantasma

Negación

Yo detestaba la manera en que los exámenes médicos interrumpían mi trabajo. Todavía yo no quería creer que hubiera algo mal.

Durante dos años hemos tratado de tener un bebé. Pero no es que yo sea infértil, es solo que tengo problemas para salir embarazada. Se me pidió que editara un boletín para pacientes de infertilidad pero lo rechacé. Mi motivo: Pronto iba a quedar embarazada.

El médico dice que somos infértiles. ¿Qué sabe él?

Pensé conversar con una amiga que también ha tenido problemas para tener un bebé, pero me parece que eso es exagerar. Ella es infértil; a mí solo me está tomando mucho tiempo salir embarazada. Todavía no hay motivo para ir a ver un médico. Solo ha pasado un año desde que comenzamos a intentarlo.

¡Yo no puedo creer que esto sea verdad! Nada me preparó para esto, ¡nada!

Enojo

¡Yo estaba y estoy enojada! A pesar de que a la gente buena le pasan cosas malas y de las lecciones que aprendemos de Job, yo le he dicho a Dios que yo no soy Job. Pareciera que él me contestó: «Quizá debieras serlo». He contemplado muchas cosas horribles que nunca pensé que contemplaría.

Cuando escuché por primera vez que los pacientes de infertilidad a menudo están enfadados, yo pensé que les faltaba madurez espiritual: Dios no le debe un niño a nadie. Ahora veo que me sentía así solo porque no me había sentido tan quebrantada como ellos. Bueno, ahora me estoy sintiendo así... ¡y estoy enojada!

Estoy molesta por lo que no es y por lo que no será... enojada por sentirme tan sola, sin apoyo ni dinero para pagar un consejero.

Cinco años después de perder a mi bebé, mi hermana —luego de semanas de angustia— me llamó para decirme que otra vez estaba embarazada. Yo le grité al cielo: «¡No puedes pedirme que haga esto otra vez!»

Todo me enoja y sé que mucha de mi ira está mal encauzada. Estoy molesta con mi cuerpo, con mi compañero, con mi familia, con mi equipo médico y con mi compañía de seguros.

Negociaciones

He dejado de tomar Pepsi para quitarle la cafeína a mi cuerpo. Espero que Dios vea que hablo en serio con respecto a tener un bebé.

Sigo pensando en qué puedo hacer —dejar el alcohol, dejar de ir a la escuela, vender mi carro, mudarme a una choza— que demuestre que soy digna. He intentado muchas cosas pero nada parece funcionar.

No tejo ni cocino muy bien pero un día me vi entrando a una tienda de telas. Comencé a examinar rollos de tela. En algún lugar dentro de mí yo creía que si aprendía a coser, a volverme más doméstica, quizá me merecería tener un bebé.

Depresión

La infertilidad me hace sentir como si mi dolor fuera tan sin fondo como el Gran Cañón y mi esterilidad como el Valle de Muerte. Quiero esconderme con la cabeza bajo las sábanas.

Yo evito a las personas, especialmente en las tiendas, ¡especialmente en Navidad! Me he retraído de amistades con mujeres embarazadas y mamás.

Tengo problemas para concentrarme en el trabajo. Me siento culpable de que mi problema médico está impidiendo que mi esposa sea lo que ella siempre soñó, una mami.

A menudo la depresión va acompañada de una profunda crisis de fe.

Al principio no le sentí pero después de varias pérdidas y adopciones fracasadas, comencé a creer que Dios pensaba que yo no me merecía ser padre.

Para mí no tenía sentido que él me dejara fuera.

Nunca sentí que alguien en la iglesia simpatizara con mi situación.

Estuve cerca de perder mi fe. Sentía que Dios me había abandonado y traicionado. Él no me protegió de la pérdida cuando yo oré y le supliqué que lo hiciera. No me podrían pasar tantas cosas malas si Dios estuviera cuidándome.

Me preguntaba si realmente había cometido algunos errores terribles y este era mi castigo. Comencé a pensar que yo debía ser una persona mala.

Me resulta difícil asistir a los cultos y dejé de ir a la iglesia durante mucho tiempo. Era difícil presenciar los bautizos, las familias, las mujeres embarazadas. Era difícil escuchar comentarios insensibles y escuchar a las personas decirme que mis pérdidas eran «el plan de Dios». A mí me parecía que nadie entendía cómo me sentía y peor aún, sentía que me juzgaban.

Luto

El año pasado, el Día de las Madres, yo estaba escuchando en la radio una entrevista que le hicieron a una ganadora del premio Pulitzer y a su mamá, y no me gustó la forma en que ellas describían su relación. Pensé cuán diferente quería yo que fuera mi relación con mi hija y qué valores le inculcaría. De pronto me dí cuenta de que yo nunca tendría esa oportunidad. Lloré durante un largo rato.

Mi corazón estaba destrozado y mis brazos me dolían por el vacío. Ahora que nuestros sueños de tener hijos yacían deshechos a mis pies, la angustia de mi alma otra vez buscó expresión en lágrimas y oraciones pero parecía que no había respuesta. Quería darme golpes en el pecho, llorar hasta quedar inconsciente.

Me encerré en mi oficina de la casa y lloré durante horas. No mucho después alguien me hizo sentir remordimientos por no adoptar un niño de cuatro años. Yo no necesito eso. Es suficiente con considerar que nunca daré a luz. Pero perderme la primera sonrisa, el primer diente, el ponerle nombre a mi hijo. Demasiadas pérdidas. Estoy enfrentando el hecho que nunca daré a luz y eso duele mucho.

Cada vez que comienza mi menstruación es como una pequeña muerte. Yo lloro o peor, me siento como entumecida.

Aceptación

Yo creo que antes de que usted esté preparado para detener el tratamiento, se siente como que está abandonándolo. Una vez que hago las paces con la infertilidad, entonces se siente como que puedo seguir adelante.

Sembramos un árbol en nuestro patio y se lo dedicamos a todos los niños que no llegaron a estar con nosotros en esta vida. Pensé que sería difícil alejarme de los tratamientos de la infertilidad pero ese sencillo acto me dio un final concreto y fue la transición para mí.

En un momento yo dije que nosotros nunca adoptaríamos, esa opción me parecía espantosa. Sin embargo, ahora estoy comenzado a entusiasmarme cuando pienso en ella.

Hice una última cita con el endocrinólogo. Él me habló sobre una terapia experimental que yo podía intentar, pero todavía estaba a prueba, así que es posible obtener un placebo y esto requeriría la disciplina de un jugador de fútbol en entrenamiento. No, gracias.

Sugerencias para manejar la crisis emocional

No hay forma «correcta» de sufrir y no necesariamente un paciente experimenta cada una de las emociones que acabo de describir. Pero si ha sentido una amplia gama de emociones, usted no está loca ni está sola. Aquí hay algunas sugerencias para ayudarle a manejar las emociones asociadas con la infertilidad.

Sepa que las emociones son parte del diseño de Dios. La infertilidad causa dolor, herida, pérdida y luto. Y está bien sentir emociones negativas intensas. Lo que no está bien es dejar que estas no lleven a pecar. (Efesios 4:26 nos dice «Si se enojan, no pequen».) Jesús lloró ante la tumba de Lázaro aunque sabía que podía levantarlo de los muertos. Las emociones no necesariamente representan falta de fe.

Adore. En las Escrituras leemos acerca de la respuesta de Job cuando supo que había perdido todas sus posesiones materiales y luego todos sus hijos: «Al llegar a este punto, Job se levantó, se rasgó las vestiduras, se rasuró la cabeza, y luego se dejó caer al suelo en actitud de adoración. Entonces dijo: «Desnudo salí del vientre de mi madre, y desnudo he de partir. El Señor ha dado; el Señor ha quitado. ¡Bendito sea el nombre del Señor!» A pesar de todo esto, Job no pecó ni le echó la culpa a Dios» (Job 1:20-22).

Meses después de la pérdida de mi embarazo, me ha resultado más difícil adorar mientras el dolor pasa lentamente, pero sigo haciendo de esto una prioridad. Al principio, cuando el impacto me golpeó, todo lo que pude hacer fue decirle a Dios: «Yo no entiendo lo que estás haciendo pero tú eres Dios y yo no…» Cuando mi corazón canta con todas las fuerzas, a través de mis lágrimas, me recuerda que hay más en esta vida que lo que está delante de mí en el momento. Mantengo lleno mi reproductor de CD con música de alabanza y adoración.

Si tiene una relación con Dios, usted tiene una ventaja definitiva sobre alguien que camina solo. Además, la comunidad de su iglesia es un lugar lógico para buscar el consuelo de aquellos que debieran estar en una buena posición para ayudarle. Puede que tenga que explicarles a unos pocos amigos lo que necesita de ellos pero busque a un grupo de oración donde pueda abrir su corazón. Jesús, quien nunca se casó y no tuvo hijos, habló a menudo de que los lazos con la familia espiritual son más fuertes que los de la familia biológica.

Trabaje para mantener fuerte su matrimonio. Usted puede encontrar una variedad de formas para fortalecer su relación matrimonial sin gastar mucho dinero. Visiten museos juntos, alquilen videos, manejen hasta la playa, vayan de camping, léanse el uno al otro. Una pareja dijo: «Hasta las mejores relaciones pueden aprender algo nuevo. Así que decidimos leer y comentar al menos un libro al año sobre el matrimonio».[2]

Decida vivir «un día a la vez». «Muchas mañanas yo me levantaba y me decía: "Está bien, sé que obviamente hoy no voy a convertirme en mamá. Ni siquiera voy a concebir hoy. Quizá algún día pero hoy no"», escribió Marissa después de tres años de una infertilidad inexplicable. «Así que me preguntaba a mí misma: ¿cómo puedo sacar lo mejor de donde me encuentro ahora para disfrutar de la vida al máximo en otras áreas mientras espero?» Marissa terminó obteniendo un diploma de maestría que le hizo posible trabajar desde su casa cuando más adelante ella adoptó.

Jesús les enseñó a sus discípulos: «Por lo tanto, no se angustien por el mañana, el cual tendrá sus propios afanes. Cada día tiene ya sus problemas» (Mateo 6:34).

Evite de manera temporal situaciones que sean demasiado dolorosas. Permítase el evitar de manera saludable algunas situaciones que por ahora evocan emociones que usted no puede resolver. Podría ser la cena del Día de Acción de Gracias con ocho sobrinas y sobrinos o quizá sea la fiesta para el futuro bebé de una compañera de trabajo. Estas situaciones hacen más que recordarle sus pérdidas, también le hacen sentirse acomplejada de que usted está arruinándoles el programa a los demás. Durante algunas épocas lo más espiritual que usted puede hacer por su salud en sentido general y por su bienestar espiritual es ausentarse de reuniones grandes.

Converse con otros. Los que sufren a menudo encuentran alivio por medio de la conversación sobre sus problemas con un oyente que muestre simpatía. No obstante, procesar verbalmente la pérdida puede dar más alivio a la esposa que al esposo. Después de abrir su corazón, un hombre puede expresar: «Ahora me siento peor». Sin embargo, los hombres necesitan encontrar maneras de expresar sus sentimientos. Como un hombre señaló: «Cuando trato de mantener cerrada "la gaveta del sufrimiento" durante mucho tiempo, si me niego a abrirla, al final esta se abre por sí misma a patadas». Así que encuentre un «socio en la infertilidad», un mentor, un grupo de comunión, un grupo de apoyo para la infertilidad y/o un consejero que apoye la visión del mundo que tiene su fe.

«Mi iglesia no tiene un grupo de apoyo para la infertilidad», escribía Susan, «pero yo asisto a uno en otra iglesia». Esa ha sido mi tabla de salvación». Cierta investigación sugiere que los pacientes que asisten a grupos de apoyo a veces terminan teniendo índices de embarazo más altos que los que no lo hacen.[3] Aunque algunos relacionan esto con un alivio del estrés, podría haber factores adicionales. Por ejemplo, al intercambiar información con otros que están en tratamiento, los pacientes se enteran rápidamente de cuáles médicos se especializan en determinado tipo de tratamientos y conocen nuevas opciones de tratamiento y recursos disponibles. También pueden descubrir que sus amigos los ayudan a mantener sus decisiones para ser más activos en el manejo de su cuidado médico.

En un estudio de cinco sesiones, las parejas que asistieron a un promedio de tres sesiones de terapia de grupo durante un ciclo de fertilización in Vitro (FIV) demostraron que el apoyo sí les ayudó de manera tangible. Las mujeres informaron significativamente mucha menos ansiedad y depresión que el grupo de control. Los hombres se volvieron más optimistas a diferencia de los hombres que no participaron en las sesiones de grupo. Los investigadores señalaron: «Pareciera por estos datos que tanto los hombre como las mujeres se benefician de la participación en grupo si bien es cierto que de manera diferente».[4]

Busque salidas creativas para expresar el sufrimiento. Hacer un diario, escribir poesía o pintar pueden ser salidas efectivas para expresar el dolor de uno. Una pareja que perdió a su único hijo cuenta que pasó el Día de Acción de Gracias sirviendo a los sin hogar para desviar sus mentes del lugar vacío de su hijo en la mesa de la cena.

Las parejas a menudo encuentran que es útil crear su propia forma exclusiva de humor. Gary y yo escogimos crear un diccionario nuestro durante una semana particularmente frustrante. He aquí una muestra de nuestras nuevas definiciones:

Reunión familiar: Una oportunidad para escuchar todos los mitos existentes acerca de la infertilidad.

Hora («Cariño, es la hora»): Extraño suceso alrededor del cual gira el resto de la vida.

Tabla de temperatura basal: Informe de los cambios de humor diarios según lo determine el termómetro basal.

Cuide de usted mismo. Las endorfinas que se liberan durante el ejercicio o haciendo el amor (o por la risa, el chocolate o los ajíes jalapeños, no todos a la misma vez) actúan como elevadores naturales del estado de ánimo. El ejercicio ayuda a crear un sentido de bienestar. Por otra parte, además de los días fértiles, las parejas necesitan expresar intimidad sexual en otros momentos.

Nuestros cuerpos necesitan descanso adecuado y una abundancia de alimentos saludables. Demasiada o muy poco grasa corporal, especialmente para las mujeres, puede tener un impacto en la fertilidad.[5] El fumar, el uso excesivo del alcohol y la cafeína también han demostrado tener un efecto adverso en la fertilidad. El descanso, el ejercicio, la buena nutrición y el evitar el estrés trabajan para ayudar a los pacientes a combatir la ansiedad.

Lea. Algunas personas se sienten desanimadas después de leer literatura médica pero otras hayan consuelo al estar equipadas con la última y mejor información disponible. En la mayoría de las bibliotecas usted puede encontrar una base de datos con información médica actualizada que es mejor que leer revistas populares que tienen un año o dos de atraso con respecto a los últimos datos. Algunos pacientes se sienten mejor luego de leer materiales de consejería que tratan sobre las emociones asociadas con sus pérdidas específicas y encuentran validación en las historias de otros que se han sentido de la misma manera. Muchos pacientes se pasan todo el tiempo en la Internet. Sitios como www.inciid.org y www.conceivingconcepts.org proporcionan un caudal de información. Pero tenga cuidado. Nosotros revisamos un sitio falso que citaba un índice de éxito descabellado en el uso de masajes para el tratamiento de los fibromas. Así que ¡lea con un escepticismo sano! (Nota: Un cónyuge puede preferir evitar hacer investigaciones y no es necesario que ambos compartan el mismo grado de interés en esto.)

Busque un equipo médico en el que pueda confiar. En muchos casos el equipo en una clínica es tan importante como el médico. Usted nunca conseguirá perfección pero debe ser capaz de encontrar competencia y compasión. Tener una buena relación con su equipo médico puede reducir grandemente el estrés que usted experimenta. (En el capítulo 11 verá más detalles sobre cómo encontrar un equipo médico.)

Sepa que la cura toma tiempo. Por lo general, toma más tiempo de lo que usted espera y mucho más de lo que la mayoría de los estadounidenses están acostumbrados a permitir. Se dice que «el tiempo cura todas las heridas». Sin embargo, el tiempo en sí no cura. El tiempo, el lamento, la oración, la lucha y el seguir adelante deben traer la cura. Si usted tiene una persona que le escucha bien, el proceso se acelera.

Y curarse no tiene que significar olvidar. Algunas pérdidas uno no las quisiera olvidar. Una madre que perdió un embarazo luego de la infertilidad dijo que aunque apreciaba el ser capaz finalmente de volver a «funcionar», ella no quería sanar completamente si eso significaba que ella olvidara la vida humana que ella y su esposo habían concebido.

Aplace tomar cualquier decisión importante si usted acaba de pasar por un ciclo de IVF, la pérdida de un embarazo o incluso una semana en la que ocho amigas han anunciado sus embarazos. El sufrimiento puede perjudicar el buen juicio y puede hacerle sentir indecisa. Cuando el dolor y el sufrimiento son grandes, solo decidir qué comer para la cena puede parecer una tarea mayor.

Reconozca que los días festivos y los aniversarios pueden ser especialmente difíciles. Los niveles de depresión en la población en general tienden a incrementarse durante los días festivos. Es una época en la que todos los demás en el mundo parecen estar celebrando; una época en la que escuchamos: «la Navidad es para los niños», la pareja infértil se puede sentir como que está fuera, mirando por la ventana a todas las festividades. Una paciente escribió: «En la época navideña me identifico menos con los magos y más con aquellos a cuyos hijos Herodes mató: «Se oye un grito en Ramá, llanto y gran lamentación; es Raquel que llora por sus hijos y rechaza el consuelo, porque ya no viven» (Mateo 2:18).

Busque la oportunidad de dar. Busque formas de usar su dolor como un puente para ayudar a otros que también están heridos. Una mujer escribió: «Llevo mucho tiempo involucrada en grupos de apoyo por pérdida de embarazo y he creado placas en memoria de los niños perdidos. Los padres pueden exhibirlas en lugares prominentes o guardarlas en un lugar seguro». Al consolar a otros, esta mujer experimenta consuelo ella misma.

Ore y clame a Dios. En medio de mi dolor, yo (Sandi) me iba continuamente a los Salmos luego de mis pérdidas de embarazos. Mis oraciones comenzaron a llenarse con frases nuevas como: «¿hasta cuándo, Señor, hasta cuándo?» (6:3) y «Dios mío, Dios mío, ¿por qué me has abandonado?» (22:1). Al hacerme eco de estas quejas espirituales descubrí para mi sorpresa que el lamento es casi la forma más común de los Salmos en la Biblia. Quizá si siguiéramos ejemplos inspirados de quejas legítimas, si pasáramos más tiempo protestándole a Dios en lugar de a los terapeutas, haríamos menos cheques por tiempo de consejería. También es útil escribir nuestras oraciones. He aquí un salmo de lamento luego de perder embarazos repetidamente.

> *Ay, Señor, otra vez no.*
> *¿Cómo pudiste permitirlo otra vez?*
> *Una vez más el médico ha dicho que nuestro bebé ya no está y siento un*
>   *dolor más profundo que mi propia alma.*
> *Nuestros amigos dicen: «Quizá puedas tener otro», ¿pero por qué me*
>   *dejaste concebir este si no iba a vivir?*
> *¡Yo quiero este hijo, Señor! ¡Hasta cuándo tenemos que pasar por este*
>   *ciclo interminable de esperanza y desaliento? Es tan cruel.*
> *Lo detesto y no lo entiendo pero no tengo adónde ir sino a ti.*
> *Por favor, ayúdame a confiar en ti.*

Escribir y orar mis propios lamentos mientras experimentaba múltiples pérdidas me ayudó a expresar mi dolor honestamente a Dios. Antes de que el Dr. Bill me dirigiera a los salmos de lamento, yo pensaba que estaba mal preguntar por qué nos había pasado esto o sugerir que yo sentía algún desagrado por los caminos de Dios. Después, con un nuevo valor para expresar el dolor, siento un respeto más profundo por la grandeza del Señor, asombrada de que él no solo nos permite hablarle de esta manera sino que hasta no ha proporcionado en las Escrituras ejemplos de cómo hacerlo.

Poner primero las cosas más importantes. Cynthia llevaba siete años de tratamiento sin éxito. «Llegué a un punto donde debía elegir», contaba ella. «Yo estaba trabajando y ministraba como algo extra. Tenía que decidir si dejar de enseñar la Biblia y tomar un segundo trabajo para pagar por la adopción o si seguir usando mis dones para servir al Señor. Para mí era un asunto de fe. Mientras estaba tratando de tomar la decisión, seguía pensando en la exhortación de Jesús: "Más bien, busquen primeramente el reino de Dios y su justicia, y todas estas cosas [comida, ropa] les serán añadidas" (Mateo 6:33). Cinco años después, cuando estábamos al borde de la adopción, un abogado se ofreció a hacernos gratis la ultimación. Eso fue una gran confirmación para mí. No estoy diciendo que poner a Dios primero signifique que los sueños de todo el mundo se cumplan, no es una ficha para negociar. Simplemente quiero decir que la vida abundante viene de la vida interior y de las prioridades espirituales y no de las circunstancias exteriores ni del mundo temporal. Mantener eso en perspectiva nos ha ayudado a vivir sin remordimientos».

Otra pareja, Thomas y Rebecca, escogieron usar la libertad que de momento les ofrecía el estar sin hijos para hacer viajes misioneros al extranjero durante una semana patrocinados por su iglesia y por una junta de misiones. Lo bueno que pueden hacer les ayuda a ver a corto plazo algo bueno que sale de su pérdida.

Algunas de estas sugerencias pueden parecer difíciles, incluso pesadas para el momento en que usted se encuentre en la lucha. El hecho es que la infertilidad es terriblemente dolorosa, no hay nada que elimine el dolor por completo. Y tristemente, uno descubre que precisamente cuando usted estaba encontrando un poco de estabilidad emocional, llegando a un lugar de estabilidad espiritual, llega alguien y echa peróxido muy adentro en su herida. Entonces, ¿cómo ayuda usted a los que le rodean a que aprendan a proporcionar apoyo en lugar de hacerlo peor? Siga leyendo.

PREGUNTAS PARA COMENTAR

1. Proverbios 13:12 nos dice que «La esperanza frustrada aflige al corazón». En una escala del uno al diez, ¿cuán abatido se siente usted? Haga que su cónyuge dé su propia puntuación. ¿Qué predijo usted que diría su cónyuge?

2. Al reconsiderar este capítulo, ¿qué citas podrían haber sido suyas? ¿Por qué? ¿Estuvo usted en desacuerdo con algunas de las ideas expresadas en estas citas? Si es así, ¿por qué?

3. ¿Cuánto investigan y leen usted y su cónyuge acerca de la infertilidad? ¿O prefieren conformarse solo con el médico? ¿Significa una fuente de tensión la diferencia en sus enfoques?

4. ¿Qué emoción(nes) describen mejor su estado actual? ¿Cuál describe mejor el de su cónyuge? ¿Se siente usted alguna vez atascado en un lugar?

5. ¿Qué impacto ha tenido la infertilidad en su experiencia de adoración?

6. ¿Se sienten ustedes tentados a poner el tener un hijo por encima de su relación con Dios? ¿Por encima de la relación entre ustedes? ¿Cuál de estos dos recibe más de su tiempo y/o energía?

7. Busque los salmos de lamento en la Biblia. (Para una lista de salmos de lamento y sus textos vaya a www.lament.org.) ¿Alguno de estos expresa su sentir?

8. Escriba su propio lamento. Dígale a Dios lo que le duele y lo que usted quiere que él haga al respecto. Trate de terminar su lamento con una expresión de confianza.

Capítulo 5

EL MANEJO DEL CONSEJO BIEN INTENCIONADO

El consejo es un regalo peligroso incluso del sabio al sabio, y todos los caminos pueden salir mal.
—Gildor a Frodo, *El Señor de los anillos*

Suzanne llevaba dos años de tratamiento médico intensivo para la infertilidad. Suzanne, una mujer a la que sus amigos describían como «reservada» nunca había hablado de su dolor emocional con nadie más excepto con su esposo y con una amiga íntima. A insistencia de esa amiga, Suzanne decidió ser más abierta con otros sobre lo que estaba pasando en lugar de encerrarse para no recibir apoyo. A la semana siguiente ella se sentó con su grupo de oración y la líder preguntó: «¿Alguien tiene algo por lo que le gustaría que oremos? Suzanne respiró profundo.

—Eh….sí, yo.

Todos los ojos se posaron en ella.

—Me gustaría que oraran por mi esposo y por mí. Hemos estado buscando tratamiento médico para la… —ella se detuvo pues nunca había dicho la palabra realmente en público— para la…infertilidad.

Primero el grupo se quedó en silencio. Entonces una de las mujeres rompió el hielo. Tal vez solo necesitan relajarse».

Otra añadió: «Yo conozco a alguien que lo intentó durante trece años y finalmente salió embarazada».

¡Si hay una verdad universal acerca de la infertilidad es que las personas a menudo dicen algo equivocado! En los tiempos de Raquel y de Lea el consejo era: «Busca unas mandrágoras». Ana debe haber escuchado: «Claro que eres infértil, has hecho trizas al dios de la fertilidad al adorar solo al

Señor. Inclínate ante Baal». En la actualidad las personas infértiles oyen: «Relájate».

Hace años notamos que cada vez que estamos en una habitación llena de callados pacientes de infertilidad (lo cual es tan raro como una paciente de infertilidad que esté feliz el Día de las Madres), la manera más rápida de iniciar la conversación es preguntar sencillamente: «¿Alguna vez alguien les ha dicho algo insensible con respecto a su infertilidad?» Todo el mundo mira como diciendo: «Claro». Entonces, luego de esa pausa momentánea, tropiezan unos con otros rivalizando para ser el primero en contar su historia, superándose entre sí con: «¿Y tú crees que eso es malo?» Deja que oigas lo que dijo mi suegra...» He aquí una muestra de las historias que escuchamos:

> *Las personas me dicen cosas como: «Probablemente sea para bien, quizá si salieras embarazada el bebé tendría algo malo» o «Quizá Dios está tratando de decirles que ustedes serían malos padres», o mi favorita: «La infertilidad es una maldición de Dios. ¿Qué hiciste mal?»*

> *Cuando mi hermana salió embarazada yo les regalé a los miembros de la familia un libro sobre la infertilidad para ayudarles a entender. La respuesta de uno de ellos fue que yo sencillamente no sabía cómo alegrarme por otra persona.*

> *Después de perder mi embarazo, la madre de una amiga dijo: «¡Tienes que olvidarte de esto!» Yo le dije que nunca olvidaría mi primer bebé. Entonces ella se ofendió. Después de eso me abstuve de mencionar mi pérdida a personas que pudieran no entender.*

> *Hace unas pocas semanas mi esposo se sentó y escribió una carta a su familia diciéndoles que si lo único que ellos podían hacer era decir palabras odiosas, hirientes, nosotros los evitaríamos.*

> *Cuando revivo las imágenes en mi cabeza, pienso en tantas cosas que desearía haber dicho. Pero esto nunca me prepara para el próximo comentario insensible. A veces me molesto conmigo misma por dejar que las personas digan cosas equivocadas sin ponerlas en su lugar. Pero si trato de enfrentarlas, puede que pierda el control y eso sería todavía peor.*

> *Mi favorita es la persona que dice: «Caramba, basta que mi esposo me mire y yo salgo embarazada». Yo quisiera decirle: «Qué bien. Ahora cállate la boca. Ni que a una persona infértil le importara cuán fértil eres tú».*

Un viejo proverbio bautista dice: «No hay situación tan mala que un poco de culpa no pueda empeorar». Algunos dadores de consejo son sencillamente groseros. Otros tienen la intención de ayudar pero están equivocados. Puede que sientan una necesidad imperiosa de decir algo, algo importante, significativo y profundo. Buscan en sus cerebros para salir con diez palabras que cambien nuestras vidas, palabras que den una solución milagrosa al problema. Sin embargo, en ausencia de respuestas o arreglos verdaderos, sus «palabras profundas» suenan trilladas y como cliché. Palabras que se suponía fueran consejo terminan siendo notablemente insensibles y producen culpa. «El sentimiento más profundo siempre se muestra en el silencio; no en el silencio sino en la abstención», escribió la poetisa Marianne Moore hace más de un siglo. Sus palabras todavía son verdad.

La mayoría de las cosas equivocadas que las personas dicen caen en varias categorías.

Las muchas maneras de decir lo que no se debe

El que soluciona problemas

«Yo también era infértil pero finalmente, cuando de verdad oré por eso, salí embarazada».

«Relájate».

«Tómate unas vacaciones».

«Cambia de médicos».

A la persona infértil estas sugerencias de un «arreglo» sencillo le suenan como soluciones donde el paciente es el culpable. El consejo que soluciona el problema sugiere que si tan solo la pareja siguiera una serie de medidas sencillas, encontrarían una solución. A una paciente, cuyo esposo era estéril debido a una anomalía congénita, le dijeron: «Lo único que necesitas es orar por eso». Como respuesta ella preguntó: «¿De veras, usted cree que si yo oro a mi esposo le saldrá un testículo?»

El comentario descortés

«¿Tú quieres que le enseñe a tu esposa cómo se hace?»

«¡Debes estar haciéndolo mal!»

«¿Qué tiempo llevan de casados… y todavía no tienen hijos? ¿No les gustan los niños?»

Algunas personas están totalmente ajenas. Otras son muy descorteces. Para contestarle a las personas groseras, la única respuesta apropiada es el silencio o un desconcertado: «¿Por qué tienes que decir algo así?» Algunos comentarios son intentos pobres de humor, a menudo dando a entender que la pareja carece de conocimientos: si tan solo tuvieran más educación, concebirían. Las parejas infértiles conocen más HL, HEF, GCH, histerosalpingogramas y laparoscopias de los que la persona fértil que no está en el campo médico quisiera conocer jamás.

El comentario «animoso»

«¿Quieren niños? Les presto los míos durante el fin de semana».
«Alégrense de que nunca tendrán que lidiar con un adolescente».
«¡Al menos se divierten en lo que lo intentan!»
«¡Los niños dan tanto trabajo! Disfruten el tiempo que estén sin ellos».
«Por lo menos…»

A menudo los supuestos consoladores tratan de animar a los que están heridos minimizando su dolor. Lo hacen sugiriendo que la pareja «mire el lado bueno de las cosas» para que vean que «no es tan malo». Tales palabras traen a la mente un proverbio: «Dedicarle canciones al corazón afligido es como echarle vinagre a una herida o como andar desabrigado en un día de frío» (Proverbios 25:20).

Este tipo de «consuelo» realmente es un fracaso. Proverbios dice: «Al que no tiene hambre, hasta la miel lo empalaga; al hambriento, hasta lo amargo le es dulce» (Proverbios 27:7). Cuando uno tiene sed de algo, hasta las partes malas parecen buenas. Cuando alguien dice que yo no debiera sentirme mal por ser infértil ya que tener hijos es difícil, yo quisiera decirle: «Así que si alguien viniera y le quitara a sus hijos y usted nunca más los viera, ¿se sentiría más feliz?» ¡Por supuesto que eso no es lo que quieren decir pero, así es como suena!

En las fiestas de recibimientos a bebés se ofrece otra «afirmación alentadora»: «Tu tiempo llegará». Primero, no hay garantía de que así será. Segundo, una persona infértil sentada en una fiesta así probablemente esté tratando de entrar en el gozo de la persona homenajeada. Si se enfoca la atención en las dificultades de la mujer infértil, ella puede sentir que está robándole el gozo desenfrenado a su amiga y esto hace que la mujer infértil se sienta todavía más acomplejada. Así que puede que evite en lo absoluto ir a dichas fiestas.

Validación inválida

«Yo sé exactamente cómo te sientes…»

A veces justo cuando uno piensa que va a obtener un poco de empatía, uno descubre que es una trampa para una decepción.

Yo hablé de mi infertilidad con una amiga y ella me respondió: «Ah, sí, yo sé exactamente cómo te sientes. Yo me sentí así con la depresión posparto».

Cuando yo perdí un embarazo alguien me dijo: «Yo sé cómo tú te sientes. Cuando mi mascota murió, para mí fue como si hubiera perdido un miembro de la familia».

Nadie sabe exactamente cómo se siente estar en el lugar de otro. Incluso si alguien ha pasado por una situación similar, no hay dos circunstancias exactamente iguales.

Perogrulladas espirituales

«Solo confía en Dios».

«Tal vez Dios está tratando de…»

«¿Qué fue lo que hiciste que él te está castigando?»

«En su tiempo todo se solucionará».

De todos los consejos y afirmaciones inútiles, las más dolorosas son las declaraciones espirituales que sugieren que el dolor o es el resultado del pecado o es una respuesta pecaminosa a las pérdidas.

Una amiga que solía ser infértil me dijo que yo no debía llorar por no tener hijos porque mis lágrimas significaban falta de fe.

Mi esposo y yo somos cristianos. Su familia cree que al usar tecnologías avanzadas para la reproducción [TRA] o hacerse cirugías para disminuir el dolor de la endometriosis, yo estoy «empuñando la mano de Dios» para mis propios deseos. Nos han dicho: «¡Les va a suceder! Relájense. Adopten. Tómense unas vacaciones. No se afanen tanto». Ahora ven mi aparente esterilidad como un juicio de Dios. Mi suegro dijo que debe ser que no nos merecemos los hijos (como si alguien los mereciera). Después de que mi dolor pélvico se volvió tan malo que tuve que tomar narcóticos medicados, su padre dijo que yo no soy madre porque enveneno mi útero. No es que no seamos pecadores, pero el tiempo nos ha enseñado que nuestra infertilidad no es un castigo divino.

Un pastor nos dijo: «Lo más significativo que aprendí de mi dolor fue que los axiomas teológicos grandilocuentes, aunque son verdad, suenan muy trillados y extremadamente irritantes. O bien Dios pone esos pensamientos en su mente con su consuelo o son de muy poca ayuda».

En el libro de Job leemos acerca de un hombre que habiendo perdido toda su familia y todo lo que tenía, yacía en agonía. Sus amigos vinieron y se sentaron silenciosamente junto a él durante una semana. No es malo en realidad, no conocemos a muchas personas que puedan estar calladas durante toda una semana ante el dolor de otra persona. Pero entonces abrieron su boca. El sufrimiento de Job no encajaba en su idea de cómo obra un Dios justo. Ellos esperaban ver en esta vida relaciones claras de causa y efecto; los justos deben prosperar y los malos no. Así que estos «amigos» aumentaron el sufrimiento de Job al presentar su propia comprensión de cómo Dios debía estar castigándolo. Y parece ser que el viejo Job se cansó de oír a sus «amigos» culpar a la víctima. Así que prepare una respuesta: «¡Tú sí que ayudas al débil! ¡Tú sí que salvas al que no tiene fuerza! ¡Qué consejos sabes dar al ignorante! ¡Qué gran discernimiento has demostrado! ¿Quién te ayudó a pronunciar tal discurso? ¿Qué espíritu ha hablado por tu boca?» (Job 26:2-4). ¿No se percata usted de su sarcasmo?

En nuestra cultura a menudo se nos enseña a «ver el vaso medio lleno», a «sonreír y tener una actitud positiva» y a «guardar la compostura». Sin embargo, en el antiguo Cercano Oriente, el cuadro era muy distinto. Se nos dice: «Vale más ir a un funeral que a un festival. Pues la muerte es el fin de todo hombre, y los que viven debieran tenerlo presente. (Eclesiastés 7:2).

Las lágrimas son una respuesta adecuada, diseñada divinamente como respuesta al sufrimiento intenso. David, un hombre conforme al corazón de Dios, escribió: «En mi angustia invoqué al Señor…¡mi clamor llegó a sus oídos!» (2 Samuel 22:7). Los Salmos están llenos de lamentos que muestran cómo los justos ofrecían su lamento a Dios. Del mismo Señor leemos: «En los días de su vida mortal, Jesús ofreció oraciones y súplicas con fuerte clamor y lágrimas al que podía salvarlo de la muerte» (Hebreos 5:7).

Aunque hay muchos granos de verdad en algunas afirmaciones espirituales, tristemente a menudo se usan para minimizar el dolor. Sería mejor que aquellos que quieren que los pacientes de infertilidad consideren el lado espiritual de su dilema preguntaran: «¿Cómo está esto afectando tu relación con Dios? ¿Sientes que él está distante, que no le importa, que no es digno de confianza?» También podrían considerar la amonestación del apóstol Pablo a no animar ni predicar a los que están en dolor sino que «lloren con los que lloran» (Romanos 12:15).

Los que toman tiempo para escuchar con frecuencia descubren que las mismas personas a las que otros catalogan de «no espirituales», de hecho han adquirido una comprensión importante por medio de sus dificultades:

Me pregunto adónde han ido mis amigos y quién he llegado a ser. Muchas de mis amigas me han abandonado. Yo he comenzado a reconocer que fue por mi culpa. Yo las alejé porque tenían niños y me dolía mucho escuchar sus quejas de sus vidas en la crianza de los hijos. En cuanto a la persona que he llegado a ser, he sido capaz de aprender mucho sobre mí misma. Mi mente se ha hecho más fuerte y mi corazón más grande. Estoy aprendiendo a canalizar mi energía en cosas importantes como la venida de Cristo en lugar de en la ropa nueva que mi suegra compró para su nieta.

Cuando alguien que tiene un buen día le dice: «Confía en Dios» a alguien que está en dolor, eso suena como una acusación cruel. También le roba al creyente que sufre la oportunidad de testificar de la gracia de Dios. La función de la persona que consuela es llorar; la función de la persona que sufre es, cuando esté lista, contarles a otros sobre la suficiencia de Dios. Con demasiada frecuencia ocurre al revés. Los supuestos consoladores dejan a las personas llorando después de «testificarles» que Dios es suficiente.

Las olimpiadas del sufrimiento

Un experto en infertilidad que hablaba sobre la relación médico-paciente negó con la cabeza con respecto al estrés que él ve en sus pacientes de infertilidad. Entonces señaló al pasillo donde está la sala de cáncer. «Yo quisiera que mis pacientes fueran a ver a las personas allí. Eso sí es duro. Quizá eso pondría sus problemas en perspectiva». Para cuando terminó estaba claro que él pensaba que sus pacientes de infertilidad estaban reaccionando de manera exagerada. Ya que no estaba en su lugar, él estaba totalmente ajeno a cuán dolorosa puede ser la infertilidad y asumía que esta no clasificaba con otras formas de dolor. Por desgracia, aunque pasaba su vida tratando con personas infértiles, este médico no estaba consciente de que la depresión y la ansiedad que experimentan las mujeres infértiles a menudo equivalen a las que sufren mujeres que padecen una enfermedad terminal.

Algunos pacientes que han pasado por ambas cosas, el cáncer y la infertilidad, han dicho que para ellos la infertilidad fue la más difícil de las dos. Una mujer infértil y sobreviviente de cáncer explica: «Yo nunca pensé que iba a morir de cáncer; solo que tendría que soportar la cirugía y las radiaciones. Eso era a corto plazo. Pero para mí la infertilidad es a largo plazo, es para toda la vida. La idea de nunca tener hijos para mí ha sido peor que el diagnóstico del cáncer».

No obstante, esto no quiere decir que la infertilidad siempre es más dolorosa que el cáncer. La idea es no comparar el dolor. ¿Por qué entrar en las Olimpiadas del sufrimiento y comparar nuestras pruebas, compitiendo por la medalla de oro al que «más soportó» y afirmando que lo de los demás es insignificante a menos que percibamos que es «tan malo como lo mío»? El resultado es que nadie reconoce el dolor de nadie.

¿Conoce usted a alguien que está sufriendo pero usted no se le ha acercado porque está seguro de que usted está sufriendo más? En lugar de luchar por una medalla en las Olimpiadas del sufrimiento, entre en las Olimpiadas Especiales, la carrera en la que cada participante ayuda a todos los demás a llegar a la meta. Y todo el mundo gana.

Mike Justice es un ejemplo de consolar a otros. Mike, pastor asociado en una iglesia de Texas, tiene problemas en la vista al punto que apenas puede decir el color del pelo de su esposa. Debido a los efectos de la diabetes de Mike, él y su esposa nunca tendrán hijos. Y Mike es precisamente el tipo de persona que tendría todo el derecho de minimizar el dolor de otros. Sin embargo, él es el primero en llamar a alguien que tiene influenza para ofrecerle apoyo en oración o les ofrece simpatía a padres jóvenes que están agotados. En lugar de permitir que la comparación del dolor le impida reconocer la herida de otro, él consuela a las personas que sufren y tiene como resultado un poderoso ministerio de aliento.

Conozca lo que necesita para que pueda pedir ayuda

Mientras luchamos con nuestros anhelos, tenemos que descubrir qué hacer con el consejo no solicitado que se añade al dolor. Al hacerlo a veces es útil dividir al mundo en dos tipos de personas: las que se pueden entrenar y las que no. Tratar de entrenar al que no lo es pudiera ser tan inútil como un círculo. Aquellos que son totalmente groseros probablemente están fuera de toda ayuda. Sin embargo, muchas personas tienen buenas intenciones pero sencillamente dicen lo que no deben. Entender sus propias necesidades y deseos le ayudará a decirles lo que usted necesita de ellos. Aquí presentamos algunas ideas que pudieran ayudarle a comenzar.

Usted necesita un oído callado que escuche. A menudo una presencia callada es el mayor consuelo. Durante mi primer año de ejercer la medicina yo (Dr. Bill) me senté con una pareja que había perdido un bebé a las 23 semanas de gestación. Ante la ausencia de palabras, me quedé en silencio y lloré con ellos. Me sorprendió que después me lo agradecieron efusivamente y dijeron: «Al hablarnos, usted usó palabras apropiadas».

¿Qué palabras dije?, me preguntaba yo.

Usted necesita que los demás reconozcan que su herida es comprensible. A veces es difícil estar junto a amigas fértiles. Sus hijos «provocan dolor». Es útil si a veces ellas hacen preguntas como por ejemplo: «La sola presencia de mis hijos te causa dolor?» o «¿Hablo demasiado acerca de los niños?» También es útil si ellas ven que su casa llena de niños significa que la amistad de ustedes pudiera atravesar una época de sequía. Al hacer la lista de invitados para una fiesta de recibimiento al futuro bebé y su mama, sería útil que se le preguntara: «¿Quisieras que te invitaran o preferirías que no?» Usted agradecería si ellas escribieran una nota en la invitación que dijera: «Me encantaría que vinieras pero por supuesto que entenderé si decides no venir».

Si ellas hablan sobre su infertilidad, usted necesita que no lo compliquen. Observe que solo una de las siguientes oraciones tiene más de seis palabras: «Espero que un día ustedes sean padres». «Lo siento». «Aquí estoy si necesitas hablar». «Me da pena por ti». «¿Cómo estás?» ¿Puedo darte un abrazo?» «Está bien que llores». «Te quiero».

Usted necesita el calor del contacto físico. Un apretón de manos compasivo, una palmada en la espalda, un abrazo en los hombros o estrecharse en los brazos significa mucho. Martín Lutero escribió: «Nosotros todos somos pequeños cristos, cuando tocamos, él toca».

Usted necesita que ellos acepten sus sentimientos honestos. Esto va más allá de «permitirle» llorar. También significa dejarle ventilar su ira de vez en cuando. La ira en sus diversas formas, desde la irritabilidad hasta los arranques, es a menudo parte del proceso del sufrimiento.

La Biblia está llena de historias de personas de fe que cuestionaron a Dios o que se enojaron cuando la vida les hirió. Moisés se preguntó por qué Dios era tan duro con él y preguntó: «Si éste es el trato que vas a darme, ¡me harás un favor si me quitas la vida! ¡Así me veré libre de mi desgracia!»

Números 11:15). Una vez que Moisés expresó su sentir, Dios vino en su ayuda y satisfizo su necesidad.

Usted necesita escuchar que su llanto está justificado. Declaraciones como: «Eso debe ser difícil» o «Eso es terrible» son mucho mejores que: «No es tan malo» o «¿Cómo puedes sentirte así?»

Usted necesita sus oraciones. Algunas veces más que decir: «Voy a orar por ti» (una promesa que muchos dejan de cumplir), es mejor si sus amigas oran y luego le dicen: «He estado orando por ti».

Usted necesita que ellas inicien actos de bondad. Es difícil para el que sufre encontrar energía para descubrir lo que él o ella necesita y luego pedirlo. Si otros quieren ayudar, es mejor si hacen una oferta específica en lugar de sencillamente decir: «Llámame si necesitas algo». Ellas podrían preguntar: «¿Puedo buscarte algunos comestibles en el mercado?» «¿Podría cortarte la hierba?» o «¿Puedo traerte comida esta noche?» Un hombre que sufre escribió: «Yo apreciaba los correos electrónicos. Los leía cuando tenía deseos y reaccionaba libremente. No hay problemas con gritarle a la computadora».

Usted necesita que los demás tengan paciencia. Cuidar de las personas que sufren requiere energía, esfuerzo y paciencia. Los días pueden convertirse en meses, incluso años, parece que el dolor nunca terminará. Los pacientes y los amigos por igual pueden cansarse del largo proceso por el que usted está atravesando. A veces significa perseverar como si fuera para siempre.

¿Qué puede hacer la iglesia el Día de las Madres y el Día de los Padres?

> *Luego de mi primer aborto me quedé en casa el Día de las Madres. A la semana siguiente había un mensaje en el boletín de la iglesia (que mis amigas habían puesto) que decía: «Hoy las flores del altar están dedicadas con amor y reconocimiento a todos los bebés de esta iglesia que fueron concebidos en la tierra pero que nacieron en el cielo y a todos los que han experimentado esta pérdida».*

A menudo los peores días del año para una persona infértil son el Día de las Madres y el Día de los Padres («Día M» y «Día P»). Ir a una casa de adoración en dichos días puede ser como ir a una casa de luto. Para una persona infértil es suficientemente difícil ver todos las flores en el ojal pero es aún más doloroso cuando se pide a todas las madres que se pongan en pie, algo que es tradición en muchas iglesias. Los únicos que quedan sentados son los niños y aquellos que quisieran tenerlos. Hay formas más productivas de reconocer las contribuciones que los padres hacen.

En estos días festivos es importante que la iglesia ministre la gracia de Cristo reconociendo el dolor en los bancos. Considere escribirle a su pastor varias semanas antes de la fecha. Pídale que la iglesia incluya en el boletín o en la oración pastoral una mención de aquellos para quienes tales días son dolorosos. Le animamos a que escriba algo así:

Estimado [pastor]:

El próximo domingo es el Día de los Padres. Es un día maravilloso para los papás y, sin embargo, es un día difícil para los hombres que experimentan la infertilidad. Para una de cada seis parejas que intentan tener un bebé, el sueño es imposible. Eso hace que el Día de los Padres sea una ocasión de lágrimas y no de alegría.

Me gustaría pedirle que, por favor, recordara en sus sermones y oraciones a aquellos que han perdido padres, a los padres que han perdido hijos, a los padres e hijos que son extraños entre sí y a los hombres que no pueden ser padres. Esto no solo los consolará, les recordará a los padres de nuestra congregación que han sido bendecidos que sus hijos son verdaderamente maravillosos regalos de Dios.

Afectuosamente,
[Su nombre]

Entender lo que lo consuela a usted le ayudará a expresar lo que usted necesita de los demás. En el proceso usted aprende a pedir ayuda a otros y las habilidades de estos para cuidar mejoran. Pensar por adelantado cómo responder a un comentario insensible también ayuda a tomar un rol más activo en su propia sanidad.

Cómo manejar los comentarios insensibles

Airaos pero no pequéis. Adelante. ¡Proteste! ¿Recuerda el sarcasmo de Job cuando dijo: «¡Muertos ustedes, morirá la sabiduría!» (Job 12:2)? Siéntase libre de refunfuñar privadamente en el Espíritu. Cuando alguien ha hecho un comentario tonto y usted se las ha arreglado una vez más para evitar ser desagradable, vaya y lance una almohada cuando llegue a casa.

Entienda cuán fácil es decir cosas insensibles. Una mujer infértil señaló:

«Pasé una noche sin dormir y me quejé con una amiga que tiene problemas para dormir y que no había dormido durante más de cinco horas seguidas en todo un año. En otra ocasión me di cuenta de que había alardeado de mi esposo con una mujer que confesó cuánto desea estar casada».

Regale gracia. En la segunda epístola de Pedro él amonesta a sus lectores a que «crezcan en la gracia» (2 Pedro 3:18). Pedro le juró a Jesús que él nunca lo negaría pero en solo unas horas, mientras se calentaba junto al fuego hizo tres de esas negaciones (Lucas 22:54-60). Después de la resurrección Jesús restauró a Pedro. Parado junto a un fuego donde había cocinado pescado para el desayuno, el Señor le dio a Pedro tres oportunidades para declarar su amor (Juan 21:15-17). Pedro entendió lo que era recibir gracia.

Cerca del fin de su vida, Pedro les dijo a sus lectores que crecieran en regalar gracia. De la misma manera en que hemos recibido la gracia de Dios debemos dispensarla. Eso significa dar a otros lo que no se merecen, vencer el mal con el bien (Romanos 12:21).

Agradezca a aquellos que son verdaderamente consoladores. En Méjico, en una conferencia acerca de la infertilidad, una pareja joven contó que había llevado a su vecina al hospital cuando esta perdió su bebé a los siete meses de gestación. La pareja vino a la conferencia en vísperas del Día de las Madres solo porque querían aprender cómo apoyar a su amiga.

A veces es fácil concentrarse tanto en las palabras que causan dolor que no apreciamos a aquellos en nuestras vidas que nos aman bien, como esta pareja amaba a su vecina. Tómese el tiempo para enviar una nota de agradecimiento a aquellos que muestran compasión o que hacen un esfuerzo por entender su dolor.

En su libro *The Return of the Prodigal Son* [El regreso del hijo pródigo], Henri Nouwen cuenta del día que pasó estudiando el cuadro de Rembrandt que lleva el mismo nombre. La pintura está basada en la parábola de Jesús que aparece en Lucas 15 sobre el hijo rebelde cuyo padre le da la bienvenida con baile y fiesta. Nouwen señala que se espera que con el tiempo maduremos y pasemos de ser como el hijo pródigo, que recibe gracia, a ser como el padre pródigo, que es derrochador en gran medida al dar gracia.

Esto significa que aunque algunas veces educamos a otros con relación a nuestras necesidades, en otras ocasiones sencillamente levantamos nuestras manos y oramos: «Padre, perdónalos porque no saben lo que están diciendo». Quiere decir ver a una mujer con los nervios de punta en un ataque de impaciencia con sus niños pequeños en el supermercado y decirle: «Está teniendo un día difícil, ¿verdad?» O cuando alguien le habla de sueños destruidos por causa de distintos embarazos no planeados, significa decir: «La fertilidad en cualquier extremo es difícil, ¿no es cierto?»

La mayoría de los pacientes de infertilidad puede contar historias de horror sobre los comentarios insensibles que han soportado. La hermana que anuncia con una voz cantarina: «¡Yo salí embarazada primero!» La madre que fastidia: «¿Cuándo me vas a dar nietos?» El cuñado que aconseja: «Oye, solo tómate unas vacaciones» o que pregunta: «¿Quieres que te prestemos nuestros hijos?»

Ser infértil es difícil. Pero también es difícil para nuestros seres queridos que se aprietan sus cinturones para el paseo en la montaña rusa al tiempo que experimentan su propio tipo de dolor. Es duro ver a los seres queridos sufrir. Los que suben abordo y comparten el viaje con nosotros merecen gratitud, respeto y un poco de simpatía de vez en cuando.

Una paciente de infertilidad escribió sobre cómo la vida, con sus distintas facetas, puede ser especialmente difícil. Ella tenía razón.

- Es especialmente difícil si uno nunca ha sabido lo que es decir: «Estoy embarazada».
- Es especialmente difícil si uno ha conocido el gozo de estar embarazada para que luego termine en un aborto.
- Es especialmente difícil si uno es soltero y quiere casarse.
- Es especialmente difícil si uno esta casado y quiere regalarle un hijo a su cónyuge pero no puede.
- Es especialmente difícil si uno tiene embarazos no planeados y tiene que enterrar sus sueños.
- Es especialmente difícil si uno no tiene embarazos y tiene que enterrar sus sueños.
- Es especialmente difícil si uno es una mujer infértil porque la infertilidad llega hasta el centro de la condición de ser mujer.
- Es especialmente difícil si uno es un hombre infértil porque la infertilidad puede sentirse como un ataque a su virilidad,
- Es especialmente difícil si uno termina teniendo seis hijos luego de un ciclo de FIV.
- Es especialmente difícil si su ciclo de FIV falla y todos los embriones mueren.

- Es especialmente difícil cuando las pruebas muestran que hay algo mal pero los tratamientos no logran corregirlo.
- Es especialmente difícil si uno tiene una «infertilidad inexplicable».
- Es solo especialmente difícil.

PREGUNTAS PARA COMENTAR

1. ¿Qué comentarios insensibles ha escuchado usted de parte de otros?
2. ¿Qué comentarios insensibles ha hecho usted a personas cuyo sufrimiento ha tenido una forma diferente al suyo?
3. Haga una lista de las personas en su vida y lo que usted necesita de ellas.
4. ¿Quiénes cree usted que sean «entrenables», ¿quiénes podrían ser una buena fuente de apoyo? ¿Qué tipo de entrenamiento podría ayudarles? Considere prestarles una copia de este libro o pedirles una copia del folleto *Understanding Infertility: Insights for Family and Friends* [Entender la infertilidad: nociones para familiares y amigos, disponible en Perspectives Press, www.perspectivespress.com).
5. ¿Qué parte de la lucha de la infertilidad le resulta especialmente difícil a usted: la parte médica, la parte espiritual, la parte relacional, la parte emocional?
6. ¿Qué quejas le ha llevado usted a Dios? ¿Alguna? ¿Ninguna? Tómese ahora algunos instantes para hacerlo.
7. Si alguien ha sido especialmente sensible a su dolor, escríbale una nota de agradecimiento y envíesela.

Capítulo 6

¿DÓNDE ESTÁ DIOS CUANDO DUELE?

LAS HISTORIAS BÍBLICAS SOBRE LA INFERTILIDAD

Una vez más reconfirmé mi fe pero hallé muy poco consuelo en esta. Solo sabía que no podía abandonarla.

La soberanía de Dios nos deja perplejos. Nos hemos sentido culpables de que tal vez estuviéramos enfrentando el juicio de Dios por pecados pasados.

Las preguntas espirituales pueden causarle más agonía a la pareja infértil que los gastos médicos que llegan hasta las nubes, la vida «en un compás de espera», los encuentros frustrantes en la oficina del médico, los líos con las compañías de seguro y la confusión en las relaciones. En nuestro trato con miles de pacientes de infertilidad solo una dijo que ella nunca se preguntó si Dios la estaría castigando. Era atea.

Las sugerencias de los amigos y de los líderes espirituales implican que los pacientes de infertilidad deben estar fallando de alguna manera. Aquellos que enfrentan la infertilidad se preguntan: «¿Dónde está Dios en nuestro dolor?» y «¿Por qué Dios permite que una adolescente conciba en el asiento de atrás de un Chevy mientras que nosotros —una pareja que anhela hijos— tenemos que usar un lavado de esperma en un ambiente estéril con un médico que cobra muchísimo y salir con las manos vacías?»

¿Tenemos que multiplicarnos?

Desde Génesis 1 leemos que Dios les dijo a Adán y a Eva: «Sean fructíferos y multiplíquense». Lo leemos y creemos que es algo que podemos y debemos hacer. Pareciera que somos incapaces de hacer precisamente aquello para lo que fuimos creados.

¿Acaso no fuimos creados para la procreación? Es así como muchas personas ven el mandato que Dios dio a la primera pareja de multiplicarse, como un decreto para todos los tiempos.

Considere este mensaje lleno de ideas erróneas que encontramos en el Internet:

Puede que haya muchos factores involucrados en la razón por la cual usted está teniendo problemas para concebir pero ninguno de estos está alineado con la voluntad de Dios. ¿Cómo lo sé? Por lo que dicen Mateo 8:17 [Él tomó sobre sí nuestras enfermedades] y Génesis 1:28, donde Dios le dice a la humanidad que lleve fruto, que se multiplique y llene la tierra. Sabemos que Dios no hubiera dicho esto si no supiera sin la menor sombra de duda que nosotros podíamos lograrlo. Dios creó a los humanos para reproducirse. Las mujeres se crearon para que fueran capaces de tener hijos. Los hombres fueron creados para poder engendrar hijos. Si algo ha sucedido para cambiar esto, usted puede estar seguro de que no viene de Dios. Satanás puede estar tratando de impedir que usted cumpla con Génesis 1:28, pero él no tiene ninguna oportunidad si usted está dispuesto a afirmarse en Mateo 8:17 y derrotar esto mediante la fe. No es imposible. No importa lo que digan los médicos. ¡Eso es lo que yo he recibido del Señor y espero que ayude a alguien a fortalecer su fe!

Pareciera que el hecho de no reproducirse quiera decir que Dios está enroscándose para lanzar rayos y truenos para castigar nuestra falta de fe. Tememos que él no conozca o no le importe nuestro problema. Parece que somos incapaces de hacer aquello para lo que fuimos creados.

Aunque Dios les dio a Adán y a Eva la orden de llevar fruto y multiplicarse y luego le repitió la orden a Noé (Génesis 9:7), en el Nuevo Testamento vemos un enfoque totalmente diferente. En el Nuevo Testamento vemos un cambio del énfasis del Antiguo Testamento en la multiplicación física a un énfasis en la multiplicación espiritual. Considere lo que el apóstol Pablo escribió a la iglesia de Corinto con respecto a quedarse soltero. «En realidad, preferiría que todos fueran como yo [es decir, soltero]. No obstante, cada uno tiene de Dios su propio don: éste posee uno; aquél, otro. A los solteros y a las viudas les digo que sería mejor que se quedaran como yo» (1 Corintios 7:7-8). ¿Su razón para recomendar la vida de soltero por encima de la vida de casados? Para que los hombres y mujeres pudieran vivir en un servicio al Señor sin distracciones. En otras palabras, la multiplicación espiritual es aún más importante que la multiplicación física. ¡Fuimos diseñados para algo más que la reproducción humana! De acuerdo al pensamiento judío actual, si una pareja es físicamente incapaz de tener hijos, están exentos del mandamiento de reproducirse.[1]

¿Debemos reclamar promesas?

En lo que se refiere a tener hijos, abunda la mala aplicación de las Escrituras:

> *Mi texto favorito de las Escrituras es Deuteronomio 7:14: «Bendito serás, más que cualquier otro pueblo; no habrá entre los tuyos hombre ni mujer estéril». Este pasaje se refiere, por supuesto, a Israel pero yo creo que podemos aplicarlo también a la infertilidad.*

> *Llevo casi catorce años orando por hijos. Uno de esos años decidí leer la Biblia completa en un año. Tomé mi marcador y marqué cada pasaje que pudiera estar relacionado con ser una promesa para mis hijos. Muchos de estos pasajes son del Antiguo Testamento y se les prometió a los descendientes de Abraham. Yo reclamo estas promesas como mías también, basada en Gálatas 3:29: «Y si ustedes pertenecen a Cristo, son la descendencia de Abraham y herederos según la promesa».*

Cada vez que leemos una promesa en el Antiguo Testamento debemos considerar el público para la cual se dio y determinar si esas mismas promesas realmente se aplican a nosotros. A menudo no es así. Por ejemplo, Dios le prometió a Sara que la bendeciría con un hijo. Si los cristianos toman la promesa dada a Sara y reclaman que la misma promesa nos ha sido dada a nosotros, estamos distorsionando lo que dice el texto. Una promesa hecha en la Biblia a una persona no es para todo el mundo para siempre. Si sus padres le prometieron una bicicleta para Navidad, esa promesa se aplica a usted y solo a usted, no a su vecino de cinco generaciones a partir de ahora.

El Señor le prometió a Gedeón la victoria militar si él llevaba un ejército de solo trescientos hombres para pelear contra un ejército enorme (Jueces 7:7). Los estrategas militares modernos no llegarían muy lejos con una fuerza tan pequeña. En la poesía de 1 Samuel 2:5 leemos: «La estéril ha dado a luz siete veces». ¿Debemos reclamar que esto es una promesa de que Dios le dará a toda mujer infértil siete hijos? ¡No! Tiene mucho más sentido entender que la verdad teológica eterna detrás de la promesa es que Dios es capaz de producir reveses dramáticos en nuestras circunstancias.

Hoy, como hijos espirituales de Abraham, heredamos la promesa *espiritual* que se le dio a él. No debemos leer la promesa hecha a Abraham de que sería padre de una gran nación y asumir que cada uno de nosotros tendrá una nación de hijos físicos.

¿Es la infertilidad un castigo?

Quizá esto es un castigo por las cosas que mi esposo y yo hicimos antes de casarnos. No tuvimos relaciones sexuales, pero «fuimos demasiado lejos». O quizá es un castigo porque yo tomé pastillas anticonceptivas. O quizá es por la lucha que tengo con pecados como comer demasiado.

En la Biblia, Sara, Ana y Elisabet oraron y recibieron bebés. Así que las personas me decían: «Yo estoy segura de que él será fiel contigo, si tan solo oras» y yo solía creerles. ¿Quiere esto decir que cada persona infértil carece de fe?

Cuando leemos en el Antiguo Testamento encontramos lugares en los que parece que la Biblia dijera que la infertilidad es una maldición. Algunos señalan a la esposa de David, Mical, como un ejemplo (2 Samuel 6:23). Mical se burló de David por bailar delante del Señor y como resultado quedó estéril hasta su muerte. No obstante, si observamos su historia detenidamente veremos que no se nos dice que ella no podía concebir. Solo sabemos que no concibió. Sin dudas que Dios pudo haberla maldecido, la razón estaría clara. Sin embargo, otra posibilidad real es que David sencillamente dejó de llamarla a la recámara. Aun así, cuando leemos los libros históricos, encontramos declaraciones como esta:

Si prestas atención a estas normas, y las cumples y las obedeces, entonces el Señor tu Dios cumplirá el pacto que bajo juramento hizo con tus antepasados, y te mostrará su amor fiel. Te amará, te multiplicará y bendecirá el fruto de tu vientre, y también el fruto de la tierra que juró a tus antepasados que les daría. Es decir, bendecirá el trigo, el vino y el aceite, y las crías de tus ganados y los corderos de tus rebaños. Bendito serás, más que cualquier otro pueblo; *no habrá entre los tuyos hombre ni mujer estéril, ni habrá un solo animal de tus ganados que se quede sin cría.*

Deuteronomio 7:12-14 (énfasis del autor).

Es importante destacar aquí que Dios estaba hablando sobre la infertilidad a escala nacional más que en casos individuales. Aunque este pasaje pareciera sugerir que todos los fieles tendrán hijos, no es eso lo que dice. El pasaje solo habla de una epidemia que hasta incluía a los animales. Más adelante en los libros 1 y 2 Samuel vemos que un enfoque nacional todavía está vigente.

Más allá de esto, algunas personas señalan los *pocos* ejemplos bíblicos de infertilidad individual asociada con el juicio de Dios y asumen erróneamente que *todos* los casos son el resultado del juicio de Dios. Nótese, sin embargo, que en estos ejemplos bíblicos las razones para la esterilidad se limitaban a lo siguiente:

- Una tía y un sobrino que se acostaron juntos (Levítico 20:20).
- Un hombre que se casó con la esposa de su hermano mientras el hermano todavía vivía (Levítico 20:21).
- Una mujer que cometió adulterio (Números 5:20).

Moisés enumeró estos dictámenes bajo la Ley que el Nuevo Testamento describe como el antiguo pacto. Cualquiera que ha confiado en Cristo para salvación vive para un pacto diferente, nuevo (Hebreos 9:15). En la actualidad el centro principal de los pactos de Dios ha cambiado de la nación a individuos en los que mora el Espíritu. Y el enfoque ha cambiado de realidades visibles a espirituales. Mientras que los sucesos del Antiguo Testamento proporcionan instrucciones útiles (1 Corintios 10:11), cuando equívocamente asumimos que el mismo sistema está vigente hoy, distorsionamos terriblemente la verdad.

Añadimos a nuestro mal entendimiento de las Escrituras cuando buscamos todas las referencias bíblicas sobre la infertilidad y luego inventamos una aplicación personal. Por ejemplo, podríamos ver que todas las que oraron finalmente salieron embarazadas. Esto nos puede llevar a asumir que si tenemos fe, nosotras también saldremos embarazadas. Tal vez nos fijemos en todas las mujeres estériles y demos por sentado que Dios ve la infertilidad como un «problema de la mujer».

Entonces, ¿qué se *espera* que aprendamos de Sara, la esposa estéril de Abraham que finalmente concibió cerca de los noventa años? ¿De Raquel, cuya hermana Lea le dio todos los hijos a su esposo? Podemos ver que la fertilidad se convirtió en el dios de Raquel, entonces, ¿qué podemos entender de su historia? ¿O de la madre de Sansón quien fue infértil hasta que un ángel le anunció que iba a tener un hijo? ¿De Ana, quien oró por un hijo?

Primero, es importante destacar que las narraciones de infertilidad en la Biblia no nos dicen todo lo que hay con respecto a la infertilidad. Necesitamos ver que la Biblia describe circunstancias excepcionales. Dios estaba formando una nación, física y espiritualmente, aunque parezca increíble. Y a veces la infertilidad sirve para levantar tensión dentro de esa narrativa, haciendo que la historia sea más convincente y que provoque que el lector se pregunte cómo el Señor logrará lo imposible.

Las narraciones de la infertilidad en la Biblia no fueron escritas para enseñar principios sobre cómo enfrentar la infertilidad en sí. No obstante, pueden dar percepción en la lucha contra la infertilidad y cómo Dios la ve.

Abraham y Sara: ¿Acaso hay algo imposible para el Señor?

Comenzamos con la primera pareja infértil que se menciona en la Biblia: Sara y Abraham. Calcule alguna vez en cuántos ciclos Sara debe haber pensado: «Quizá sea este mes» para luego llegar a la conclusión: «No, este *no* es el mes. Quizá la próxima vez». Para cuando cumplió noventa años ella había soportado muchas desilusiones. De hecho ya los «ciclos» en ella se habían acabado. El texto dice: «Sara ya había dejado de menstruar» (Génesis 18:11). ¡Qué eufemismo! El escritor Calvin Miller señala que Sara fue probablemente la única que mujer que en el mismo viaje a la tienda compraba *Pampers* y *Depends* [pañales desechables para bebés y para adultos respectivamente].

No obstante, Dios le dijo a Abraham: «Mira hacia el cielo y cuenta las estrellas, a ver si puedes. ¡Así de numerosa será tu descendencia!» (Génesis 15:5). Dios le prometió a Abraham numerosos herederos así que él y su esposa trataron de hacer cumplir los propósitos de Dios a su manera. Después de esperar durante mucho tiempo, Sara le dijo a Abraham que engendrara un hijo (Ismael) por medio de una sustituta (Agar) y como ha señalado un escritor judío: «Si usted conoce la historia, usted sabe que este lapso de fe produjo la raíz del conflicto Árabe-Israelí en el Medio Oriente». Abraham y Sara solo hicieron lo que hacían muchos en su cultura pero se suponía que fueran diferentes.

Algunos han comparado el arreglo entre Sara-Abraham-Agar con el alquiler de úteros. Sin embargo, una diferencia fundamental es que la madre sustituta en los arreglos modernos no se casa con el esposo ¡ni vive con la pareja! Lamentablemente, tan pronto como Agar quedó embarazada, despreció a Sara. Y entonces Sara culpó a su esposo por el maltrato que Agar le daba. ¡Qué desastre!

La infertilidad tira de unas fuerzas tan poderosas en nuestras almas que es fácil tener una mentalidad de «no detenerse ante nada» cuando se trata de satisfacer esos deseos profundos de tener un hijo. Por tanto, tenemos que detenernos con frecuencia y preguntarnos si nosotros también estamos recurriendo a acciones sin ética o que al menos no hemos considerado lo suficiente para producir un final feliz. Podemos leer el final feliz de Abraham y Sara y concentrarnos tanto en querer encontrar una promesa para nosotros mismos que pasamos por alto la pregunta clave que el ángel le hizo a Sara: «¿Acaso hay algo imposible para el Señor?» (Génesis 18:14).

La fe no es tanto cuestión de si Dios dará un hijo sino más bien es creer que nada es demasiado difícil para él. Y eso implica creer que sus caminos, aunque misteriosos, son dignos de confianza. Él sigue siendo bueno incluso si nosotros no tenemos un hijo biológico. Si él supiera que esto sería lo mejor para nosotros, él nos haría concebir.

Isaac y Rebeca: Dios responde la oración

Luego siguen Isaac y Rebeca. El texto nos dice: «Isaac tenía cuarenta años cuando se casó con Rebeca…Isaac oró al Señor en favor de su esposa, porque era estéril. El Señor oyó su oración, y ella quedó embarazada» (Génesis 25:20-21). Más adelante aprendemos que Isaac tenía sesenta años cuando finalmente nacieron sus gemelos (Génesis 25:26).

¿Debemos entender de estos pasajes que la infertilidad es el resultado de que un esposo no ora? Un consejo tan simplista puede producir un dolor inmensurable. Sin embargo, la oración es importante. En la Biblia leemos acerca del rey Asá quien, en el año treinta y nueve de su reinado, tuvo una enfermedad de los pies. El texto dice: «y aunque su enfermedad era grave, no buscó al Señor, sino que recurrió a los médicos» (2 Crónicas 16:12). Estas historias bíblicas nos muestran la prioridad de la oración y también que los médicos tienen limitaciones.

A veces Dios dice «no» a nuestras oraciones porque a la larga, en su omnisciencia, él tiene algo mejor en mente para nosotros. Pero a veces no recibimos lo que deseamos porque no lo hemos pedido. Cuando nuestras vidas giran alrededor del médico y los horarios de su oficina, es fácil confiar en la medicina en lugar de confiar en el Señor. Rebeca e Isaac nos recuerdan que debemos concentrarnos en el Señor y sus propósitos.

En los escritos de Ben Sira (38:1-9), que a menudo se citan en la literatura rabínica y que quizá fue una fuente para Santiago, leemos las siguientes palabras de sabiduría que fomentan el equilibrio: «Honre a un médico con el honor debido por los usos que pueda usted hacer de él: porque el Señor lo creó. Del altísimo proviene la cura… La habilidad del médico debe levantar su cabeza y a la vista de hombres grandes estará en admiración. El Señor ha creado medicinas de la tierra y el que es sabio no las aborrecerá…Hijo mío, no seas negligente en tu enfermedad sino ora al Señor y él te sanará».

Jacob y Raquel: ¿Qué es lo que usted ama más?

A menudo, cuando los lectores abordan la historia de Raquel y Lea (Génesis 29–30), piensan que esta es fundamentalmente una historia sobre la infertilidad. Pero la idea de la historia realmente es mostrar cómo Dios construyó su nación, Israel. Mientras Dios estaba logrando su propósito, los personajes involucrados ocasionaron mucho dolor evitable a lo largo del camino. No obstante, él usó incluso el pecado de ellos para que se lograra su plan.

Según cuenta la historia, Jacob amaba a Raquel pero por causa de las artimañas de su suegro, él se casó primero con su menos deseable hermana, Lea. Al parecer, para compensarlo, Dios le concedió a Lea fertilidad pero Raquel era infértil. Una obtuvo el amor de un hombre, la otra el amor de los hijos. En poco tiempo Lea tuvo cuatro hijos varones y Raquel no tuvo ninguno.

El dolor de Raquel es comprensible pero ella lo manejó bastante mal. En lugar de tener misericordia para con su hermana, a quien Jacob no amó, la envidió. Raquel le echaba a su esposo la culpa de su dolor e insistía: «¡Dame hijos! Si no me los das, ¡me muero!» Pero Jacob se enojó muchísimo con ella y le dijo: «¿Acaso crees que soy Dios? ¡Es él quien te ha hecho estéril!» (30:1-2).

Así que Raquel decidió tener hijos de una manera diferente. Le dio a Jacob su criada Bilhá quien le dio dos hijos varones. Luego Lea le dio *su* criada a Jacob, quien tenía un total de cuatro esposas. La criada de Lea dio a luz a dos hijos haciendo que el marcador quedara Raquel 2, Lea 6.

Un día Rubén, el primogénito de Lea, que entonces tenía como diez años, encontró unas mandrágoras y se las trajo a su madre. En la actualidad, las personas les dicen a las parejas: «Relájense», y por aquel entonces les decían: «Busquen mandrágoras». Estas plantas eran consideradas una medicina para la fertilidad.[2]

Raquel le dijo a Lea: «Te dejaré dormir esta noche con Jacob a cambio de las mandrágoras». Ella vendió una noche con su esposo a cambio de la «poción mágica para la fertilidad».

Cuando Jacob regresó a casa, Lea salió saltando a su encuentro y le dijo que había comprado una noche con él. Así que Jacob tuvo relaciones sexuales con ella y esta concibió un quinto hijo. Entonces Lea dijo: «Dios me ha recompensado, porque yo le entregué mi criada a mi esposo» (30:18). Lea no dijo que Dios la había bendecido porque ella alquiló a su esposo por mandrágoras, que es lo que podríamos esperar. Más bien ella creía que Dios la estaba bendiciendo porque le dio su criada a Jacob.

Raquel había actuado con superstición al poner tanto crédito a la habilidad de las mandrágoras para curar su infertilidad e, irónicamente, las mandrágoras le dieron a Lea la oportunidad de volver a concebir. Lea tuvo dos hijos más así que el marcador era Raquel - 2, Lea - 9. Dios le dejó claro a Raquel que los hijos no vienen por usar mandrágoras. Al seguir leyendo vemos que nuestros «ídolos» pueden ser exactamente los que nos destruyen.

Con el tiempo Dios le permitió a Raquel que tuviera el hijo tan esperado. Hubiéramos imaginado que ella le pusiera por nombre algo así como «Dios es bueno» pero en cambio ella lo nombró José, cuyo nombre es un juego de la palabra «añadir» Raquel dijo: «*Añádame* Jehová otro hijo» (30:24, énfasis de los autores). Cuando Dios le dio lo que Raquel quería, ella se perdió la etapa de la gratitud y fue directo a pedir más.

Raquel sí tuvo otro hijo, Benjamín, pero murió cuando lo daba a luz. Aquello que la consumió en vida, le quitó la vida; aquello que se convirtió más importante para ella que Dios, la destruyó.

¿Cuán a menudo se cumple esto en nosotros?

La pelea de gatos de más de una década entre Raquel y Lea aumentó el sufrimiento de ambas. No obstante, Dios logró su elevado propósito: por medio de estas mujeres surgieron las doce tribus de Israel. A pesar de las actitudes y acciones pecaminosas involucradas, Raquel y Lea fueron instrumentos de Dios. Más adelante en la Biblia, cuando Booz anunció que se casaría con Rut, los vecinos del pueblo pronunciaron una bendición sobre ella diciendo: «¡Que el Señor haga que la mujer que va a formar parte de tu hogar sea como Raquel y Lea, quienes juntas edificaron el pueblo de Israel!» (Rut 4:11). Se recuerdan a Raquel y Lea no por sus peleas sino por cómo Dios cumplió su voluntad final mediante ellas.

A nosotros los occidentales nos gustan las buenas historias de amor así que nuestra tendencia es estar a favor de Raquel porque ella y Jacob estaban enamorados. Y las personas infértiles se identifican más con su dolor que con el de Lea. Sin embargo, el autor presenta a Lea como más heroína que Raquel. Algunos de los nombres que Lea escogió para sus hijos demostraron su fe. Incluso podríamos pensar en José, el hijo de Raquel, aquel con el abrigo de muchos colores, como el hijo de la promesa, pero fue a través de Judá de quien vendría David y a la larga, Jesús. Y Judá era el hijo de la «otra esposa», Lea.

No importa cómo manejemos nuestra infertilidad, nunca podremos frustrar los propósitos de Dios. Sin embargo, a diferencia de Lea y Raquel, podemos impedir —para nosotros y los demás— el sufrimiento adicional en el camino.

La mujer infértil anónima: «Preste atención a todo lo que he dicho»

Avance a la época justo antes de que los reyes reinaran en Israel. Dios mismo era el líder del pueblo y él los guiaba por medio de libertadores o jueces. En Jueces 13 encontramos la historia de uno de esos libertadores: Sansón. Antes de que él naciera, su madre, que se describe solamente como la esposa de Manoa, era infértil.

Durante este tiempo en la historia, la nación se involucró en toda clase de malos actos. Por consiguiente, el Señor permitió que los enemigos de Israel lo conquistaran durante cuarenta años. Pero finalmente él decidió que había llegado la hora de intervenir. Así que su ángel se le apareció a la esposa de Manoa con ciertas noticias. Él le dijo que ella iba a tener un hijo que no debía beber alcohol ni afeitarse su cabeza. Y entonces añadió algo muy importante: «Él comenzará a librar a Israel del poder de los filisteos» (13:5).

Cuando la esposa de Manoa le contó a su esposo lo que había sucedido, ella no mencionó la parte de «librar a Israel». Así que Manoa le pidió a Dios que volviera a mandar al ángel para que les diera más información. El ángel reapareció y cuando Manoa le preguntó por la vocación de su hijo y su modo de vida, el ángel solo dijo: «Que la mujer atienda a todo lo que le dije» (13:13, LBLA). La esposa de Manoa estaba tan concentrada en tener un bebé que pasó por alto la visión espiritual más grande.

En los tiempos bíblicos si un escritor evitaba nombrar a alguien, como hizo aquí con la «esposa de Manoa», por lo general era para evitar honrar a esa persona. Le dice al creyente que el personaje no identificado ha fallado de alguna manera. En el caso de la esposa de Manoa, las buenas noticias de tener un bebé eclipsaron los planes más importantes de Dios. Y para muchas parejas atrapadas en el remolino de la infertilidad, es fácil que todos los pensamientos, energías y recursos vayan tras la búsqueda de reproducirse. O quizá el número uno es hacer cualquier cosa que haga feliz a la pareja para que la vida pueda volver a ser normal. Estas pueden ser metas importantes pero no son las *más* importantes. La esposa de Manoa se perdió el gran impacto espiritual de lo que Dios estaba logrando en la historia de su pueblo por lo concentrada que estaba en tener un bebé. En la actualidad todavía es posible estar tan concentrados en completar el retrato familiar personal que nos perdamos los propósitos más grandes de Dios.

Ana: ¿Adorar al dios de la fertilidad o al Dios que da la fertilidad?

La ilustración bíblica más exhaustiva que tenemos de la infertilidad nos viene a través de Ana (1 Samuel 1–2:11). Al igual que la madre de Sansón, Ana vivió en el tiempo de los jueces. En aquel tiempo, el pueblo de Israel estaba tan decadente que un grupo de hombres violó y abusó toda la noche de una concubina que viajaba con su dueño y luego la dejaron muerta en la puerta. Su amo la llevó a casa, la cortó en doce pedazos y envió los pedazos a todas las regiones de Israel (Jueces 19:29-30). Si alguna vez Israel necesitó un líder piadoso, fue en aquel momento.

Presentamos a Ana. Ella estaba casada con Elcaná, un hombre que tenía dos esposas. En aquel entonces, los esposos a menudo tomaban una segunda esposa para tener herederos en caso de que hubiera infertilidad, como todavía se practica en algunas culturas en la actualidad. ¿Por qué? No tenían seguro social, ni oficiales de seguridad pública ni organizaciones de socorro para cuidar de las necesidades de los pobres. Tampoco tenían hospitales ni hogares de ancianos. El futuro completo de una pareja y su bienestar dependía de sus hijos para que los alimentaran, mantuvieran y protegieran en su vejez. ¡Imagínese el sufrimiento que producía la infertilidad!

Ana y su esposo adoraban a Dios mientras que la gente a su alrededor ofrecían sacrificios a Baal, el dios de la localidad. Imagínese una mujer infértil que se niega a adorar a Baal. ¿Puede escuchar a sus vecinos? «¡Has enfurecido al dios de la fertilidad!»

Para empeorar las cosas, Penina, la otra esposa «súper fértil», provocaba a Ana al punto de que esta lloraba y se negaba a comer. Entonces su esposo, que sufría de un claro caso de «testosteronesia» preguntó: «Ana, ¿por qué lloras? ¿Por qué no comes? ¿Por qué estás resentida? ¿Acaso no soy para ti mejor que diez hijos?» (1:8).

Como sucede a menudo, las palabras cuya intención era consolar a la esposa solo polarizaron a la pareja. Más que ninguna otra cosa, él quería la felicidad de su esposa; más que ninguna otra cosa, ella quería un bebé. Sin dudas que Ana se sentía aislada. ¿Cómo podía su esposo entender su dolor? Él, por otra parte, hacía todo lo que podía por demostrarle su amor. ¿Qué más podía hacer?

Muchos esposos han dicho palabras similares a las de Elcaná. Pregunta: «¿No te soy suficiente? Incluso si nunca llegamos a tener hijos, yo te amo. ¿Tú no me amas? ¿Y yo qué?»

Ana ora en la amargura de su alma con lágrimas de angustia. Entonces hace un voto de que si Dios le da un hijo varón, ella se lo dedicará al Señor. Ni el sacerdote lo comprende. Cuando él ve sus labios moviéndose en oración, piensa que está borracha.

Observe en esta historia que Ana tiene una respuesta de estrés normal a su infertilidad: llora, se siente deprimida, no come, ve las cosas diferentes a su esposo y ora en angustia. Sin embargo, Dios no dice: «¡Deja de obsesionarte!» En cambio el texto dice: «el Señor se acordó de ella» (1:19). Esa palabra «se acordó» significa que él respondió su oración.

No obstante, la historia no termina ahí. Encontramos una vez más que la intención de Dios es algo más grande que curar la infertilidad. A menudo vemos que Ana obtuvo lo que quería pero no logramos ver lo que le costó mantener su voto. Cuando su hijo era un niño pequeño, ella dijo: «Ahora yo, por mi parte, se lo entrego al Señor» (1:28). Entonces ella escribió un precioso himno que proclama: «Nadie es santo como el Señor» (2:2). Veía a su hijo solo una vez al año, un sacrificio increíble para ella. Así que a Ana le costó mucho ser parte de lo que Dios estaba haciendo.

En Ana vemos a una mujer que confió en Dios en medio del dolor. Y la respuesta final de él requirió un sacrificio de parte de Ana. No obstante, ella dependía de él y obedeció. En aquel telón oscuro de pecado en la nación, cuando parecía que Dios indignado había abandonado a la nación, su hijo Samuel, el profeta, llegó como una luz brillante.

Elisabet: Ninguna vergüenza

Una mujer infértil paseaba por las catedrales de Europa y se percató de que dondequiera que iba había iconos de María intensamente iluminados con velas de los peregrinos. También se percató de que las imagines de Elisabet siempre parecían olvidadas, débilmente iluminadas por cualquier luz natural que lograra pasar por los vitrales. Esta turista, sintiendo una afinidad especial con la infértil Elisabet, compró todas las velas en una de las catedrales. Entonces, como lo describió la mujer: «Me marché con una sonrisa al dejar a "mi amiga Liz" cubierta de gloria».

Leemos la historia de Elisabet en Lucas 1:5-25. Ella y su esposo no tenían hijos cuando un ángel se le apareció a su esposo, un sacerdote, y anunció que Elisabet tendría un bebé. Cuando Elisabet concibió, estuvo recluida durante cinco meses. «Esto —decía ella— es obra del Señor, que ahora ha mostrado su bondad al quitarme la vergüenza que yo tenía *ante los demás*» (1:25, énfasis de los autores).

En los tiempos bíblicos a menudo las mujeres fértiles despreciaban a las infértiles. Sara fue despreciada por su esclava egipcia, Agar, cuando esta concibió y su ama no podía (Génesis 16:4). Lo mismo le sucedió a Ana cuando la segunda esposa de Elcaná concibió (1 Samuel 7). Observe que la vergüenza de Elisabet era «ante los demás» y no «a los ojos de Dios».

Observe también con cuánta frecuencia el niño milagroso de esta historia termina siendo el que Dios usa para guiar a su pueblo. En lugar de ser un castigo por el pecado, en los textos bíblicos la infertilidad es a menudo una aflicción para los justos.

Para algunos pacientes de infertilidad entender que Dios no tiene ninguna obligación de dar un hijo puede traer alivio al ver que después de todo no están sufriendo un castigo. Ese fue el caso de un paciente que escribió esto:

> *El momento crucial fue cuando llegué a entender que mi infertilidad no era un castigo de Dios. Yo pensaba que estaba recibiendo un castigo por algunas cosas malas que hice a finales de mi adolescencia. Pero por fin pude ver que Dios sí tenía un plan y por alguna razón en aquel momento este no incluía un hijo.*

Para otros pacientes esta comprensión puede llegar como un golpe enorme cuando de pronto se percatan de que no se les garantiza un hijo. En un simposio reciente, el Dr. Bill dio una conferencia sobre «Infertilidad y espiritualidad». Al finalizar, una mujer lo llamó aparte y con lágrimas en los ojos le preguntó: «¿Usted quiere decir que incluso si yo obedezco todos sus mandamientos puede que no tenga un bebé?» Con gracia y compasión él la ayudó a ver que a ella no se le prometía una relación tan clara de causa y efecto.

Un profesor del seminario y su esposa que no pueden tener hijos derraman sus vidas en las de sus alumnos. Un pastor y su esposa vinieron de África a los Estados Unidos, pasaron por una fertilización in vito (FIV) y terminaron con gemelos. Otra pareja cristiana intentó con la FIV y cuando eso no funcionó, adoptaron una criatura.

En cada uno de estos casos la pareja estaba más comprometida con conocer y amar a Dios, con buscarle, que con tener un hijo. ¿Quiere eso decir que no agonizaron? No. ¿Quiere eso decir que no se quejaron con él amargamente? Claro que no. ¿Quiere decir que nunca discutieron con él? De ninguna manera.

Pero al final, ellos sabían que todo se reducía a dos preguntas: ¿Es bueno Dios? ¿Confiaré en él? Cómo respondamos a esas dos preguntas pudiera ser la parte más importante en el viaje de la infertilidad.

«¿No me he ganado un hijo?»

Mucho en la vida es causa y efecto, así que es fácil dejar que la mentalidad de que nos hemos ganado un hijo penetre sigilosamente en nuestra percepción de Dios y de la vida cristiana. Pensamos que si hacemos ciertas cosas, las cosas correctas, ¡ya está! Dios nos bendecirá con riquezas, hijos y cualquier otra cosa que pudiéramos querer. Así que establecemos una mentalidad de derecho. Pensamos: «Si voy a la iglesia, leo mi Biblia, y oro, ¡bingo! Dios tiene la obligación de bendecirme con un hijo».

Cuando el cuarto del bebé sigue vacío nos preguntamos por qué no nos ganamos nuestro premio si hemos depositado en la máquina el dólar de la obediencia. Pensamos que o la máquina tiene un problema o lo tenemos nosotros.

> *¡Es tan injusto! Mi mejor amiga salió embarazada antes de casarse. Ella y el que ahora es su esposo acaban de anunciar por segunda vez que ella está embarazada. Tienen a su hija en una guardería y viven en un apartamento de bajos recursos. Pero mi esposo y yo «esperamos hasta que nos casamos» y hasta que yo pudiera quedarme en la casa. No obstante, Dios escoge bendecirlos a ellos y a nosotros no.*

Ambos nos hicimos creyentes en nuestra juventud, éramos líderes en el grupo de jóvenes de nuestra iglesia, yo estaba involucrado en la preparación para ingresar al seminario y dedicarme a una vida de ministerio, tenía licencia y estaba ordenado. He dado clases en la escuela dominical y hasta he sido el pastor de una iglesia. Teológicamente, lo tenemos todo en orden…si estuviéramos haciendo un currículum de por qué Dios debía darnos hijos, sentiríamos que teníamos todas las calificaciones adecuadas.

Los amigos de Job tenían semejante visión causa-efecto de la vida y esto los metió en problemas. Asumieron que Job estaba sufriendo porque debió haber hecho algo terrible. Más adelante Dios les dijo que no habían hablado bien de él, como lo había hecho Dios. Por fin, la justicia prevalece, pero no siempre es así en esta vida.

Aquellos que tienen vida eterna al conocer a Jesucristo (Juan 3:16) tienen la promesa de que Dios nunca nos abandonará (Hebreos 13:5). Y la presencia de Dios es la cosa más grande de la vida porque es la *única* que produce una satisfacción real y duradera para el alma. No tenemos ninguna promesa de que él nos daría beneficios temporales. E incluso, si Dios nos respondiera la oración de tener hijos, esas bendiciones nunca nos satisfarán en los niveles más profundos de nuestra alma.

Solo la intimidad con el Padre por medio del hijo satisface los anhelos más profundos del alma.

PREGUNTAS PARA COMENTAR

1. Hable con su cónyuge sobre el impacto espiritual que la infertilidad tiene en cada uno de ustedes.

2. ¿Qué tipo de ayuda espiritual tiene usted disponible en su comunidad de fe? ¿En la comunidad en general?

3. ¿Siente usted que su andar espiritual personal ha progresado, se ha estancado o ha desaparecido durante el tratamiento? Explique.

4. ¿Alguna vez ha considerado abandonar su fe? ¿Ha habido momentos en los que sintió que quería renunciar a Dios? Describa por qué.

5. ¿Qué citas de este capítulo expresan mejor el punto en que se encuentra usted en su viaje espiritual?

Capítulo 7

La lucha espiritual

¿Es la infertilidad una maldición?

Las personas en la iglesia dicen: «Tal vez no sea la voluntad de Dios que ustedes sean padres». Uno ora y siente como si sus peticiones nunca pasaran más allá del techo. Usted se pregunta por qué Dios está diciendo «no» a satisfacer sus deseos más profundos. Se pregunta qué se espera que haga con su vida. Usted reflexiona en si Dios realmente tiene el poder para sanar su cuerpo y si tiene la misericordia como para preocuparse. O quizá usted encuentre fe donde antes no tenía ninguna. Descubre recursos internos que no sabía que tenía. O tal vez usted dude y a la vez tenga fe. Las respuestas espirituales a la infertilidad varían al igual que los mismos pacientes.

A pesar de lo trágico que fue para nosotros perder el embarazo, yo nunca cuestioné mi fe ni me sentí abandonada. En todo caso, yo he crecido en Cristo a causa de mi pérdida. He encontrado solaz en mi fe. La pérdida es devastadora pero por medio de la oración puedo hablar con Dios de mi ira y mi depresión. Sin embargo, sí me fue difícil regresar a la iglesia. Me resultaba difícil sentarme durante las dedicaciones de los niños y los bautizos. Pero nunca traté de esconder mis sentimientos. Yo he llorado abiertamente. No importa lo que me suceda, Dios siempre está ahí.

Realmente no he cuestionado mi fe pero sin dudas le he preguntado a Dios por qué no arregló las cosas en mi caso.

Para los pacientes de infertilidad, la pena de los sueños perdidos trae una desesperación añadida al perder la fe en la bondad de Dios. Y algunas veces esta última proviene de malentender o de emplear mal el mismo libro cuya intención era acercarnos a una comunión más íntima con Dios. Considere la historia de Jennifer:

Una conocida me hizo un regalo: un devocional para mujeres embaraza-
das. Ella no tenía ni idea de que yo estaba haciéndome pruebas de fertili-
dad. Más adelante tuve una laparoscopia en la cual los médicos me quita-
ron una trompa de Falopio. Pero yo creía, al reflexionar en el libro, que el
Señor me había «dicho» que yo iba a quedar embarazada. Después, un
hombre que decía tener el don de la «oración profética», oró diciendo que
yo iba a ser madre de varios hijos. ¿Era esta otra promesa del Señor?

¿Y si él en realidad no me lo había prometido? Busqué consejo para ver si
yo estaba loca por tener tanta fe en esta «promesa». Mis consejeros me hi-
cieron considerar que podría ser que yo no hubiera recibido una promesa
en lo absoluto. No puedo evitar preguntarme si el Señor permitió este
«error» para que yo pudiera confiar en él hasta que fuera más capaz de
manejar la verdad.

En el capítulo anterior estudiamos algunas historias de personas infértiles en la Biblia. En este capítulo consideraremos algunos versículos bíblicos
que se sacan del contexto y se maltratan. Como demuestra la historia de
Jennifer, tener una comprensión correcta de lo que Dios dice sobre sí
mismo y de nuestra lucha, nos ayuda tanto a tener expectativas realistas
como a tener una comprensión clara de cuán profundamente él se interesa
en nosotros.

Regocíjate, oh estéril— ¿nación?

Alrededor del año 700 a.C., el profeta Isaías escribió palabras de advertencia a la nación de Israel debido a su pecado. Pero él profetizó que después
de los tiempos del juicio, ellos experimentarían bendición. Para describir la
bendición él usa la metáfora de la nación como una esposa sin hijos: «Rego-
cíjate, oh estéril, la que no daba a luz; levanta canción y da voces de júbilo,
la que nunca estuvo de parto; porque más son los hijos de la desamparada
que los de la casada, ha dicho Jehová» (Isaías 54:1).

Ya sea en las salas de chat de la Internet o en conferencias, muchas parejas infértiles han hablado de «reclamar esta promesa». La han interpretado
como una evidencia clara de que concebirán y han animado a otros pacientes a reclamarla también. Esto representa un mal empleo de la literatura, y
ni hablemos de las Escrituras. Los profetas del Antiguo Testamento a menudo comparaban la nación de Israel con una novia y a Dios como el novio.

Al arrancar un versículo de su contexto, podemos hacer que la Biblia
diga lo que queramos. Nuestra manera de pensar occidental tiene la tenden-

cia de concentrarse exclusivamente en el individuo y queremos una palabra personal de parte de Dios. Queremos una señal directa o una predicción de que él nos bendecirá con un hijo. Queremos ver el futuro. Por ese deseo, podemos tomar pasajes que están dirigidos a una nación y aplicarlos a nuestras circunstancias. A menudo esto nos consuela ya que creemos que de acuerdo a su propia palabra, Dios *tiene* que bendecirnos. Sin embargo, esto también nos deja listos para experimentar desilusión con Dios cuando él no entrega la supuesta promesa.

¿Cuál es el deseo de su corazón?

Tener hijos no es un derecho pero, tener hijos es un deseo casi universal. Cuando algunos de los llamados consoladores escuchan la palabra «deseo», citan el Salmo 37:4: «Deléitate en el Señor, y él te concederá los deseos de tu corazón».

A menudo las parejas sin hijos escuchan esto y asumen que si se deleitan en Dios, se les garantiza un hijo. Como respuesta, unos pocos evocan alguna «prueba» externa de que tienen prioridades espirituales. Una mujer se ofreció como voluntaria para la guardería de la iglesia. Otra habló de «hacer un trato con Dios» al prometerle ser la madre perfecta y piadosa si él se lo concedía.

El Salmo 37 como un todo describe la falsedad de creer que los virtuosos reciben recompensa inmediata y los malos, castigo inmediato. El salmista nos advierte que no tengamos descontento como el que describió una paciente:

> *A mi esposo le da mucha rabia con una mujer en la iglesia. Ella se casó con un inconverso y ahora tiene cinco hijos. Su esposo no trabaja y ellos viven con los padres de ella. ¡Ella acaba de anunciar que está embarazada de nuevo! «¡Verdaderamente justo, Dios, verdaderamente justo!». Más que nada mi relación con Cristo ha sufrido durante nuestra infertilidad. ¡Ha sacudido mi fe de pies a cabeza!*

Precisamente en el contexto de este tipo de injusticia, el salmista anima al lector a confiar en la bondad de Dios a pesar de esta evidencia aparentemente contradictoria. El mensaje: por lo general si esperamos lo suficiente, veremos al justo reivindicado y al justo castigado.

Este salmo es poesía. Así que debemos dudar de leerlo como una *promesa*. Esta paciente lo entendió bien:

Después de la pérdida de mi embarazo, yo reflexionaba en el significado de «Deléitate en el Señor, y él te concederá los deseos de tu corazón» (Salmos 37:4). Yo siempre había leído eso como una promesa. Entonces comencé a ver que muchos de los Salmos y Proverbios son verdades generalizadas, no garantías. Y supe que si me deleitaba en él por completo, él —y no un hijo— sería el deseo supremo de mi corazón de cualquier manera.

Un malentendido similar proviene de sacar de contexto todas las declaraciones respecto a que Dios escucha y responde la oración. Algunos llegan a la conclusión de que si oran y no reciben un hijo, o Dios es infiel o es culpa de ellos por carecer de fe de alguna manera. Sin embargo, aunque tengamos fe, a menudo Dios dice «espera» y hasta dice «no».

Los hijos son un regalo

Los hijos que tenemos son un regalo de Dios.
Los hijos que nos nacen son nuestra recompensa.

Salmos 127:3 (BLA)

Este versículo ha traído dolor a muchas parejas infértiles. Estas se preguntan por qué no han recibido dicha «recompensa» mientras que tantos adolescentes sin casarse y padres abusivos se han ganado el premio.

La palabra «hijos» es realmente «hijos varones», la idea no es que los niños sean mejores que las niñas sino que en la cultura de aquel entonces los niños proporcionaban protección y potencial económico.

«Regalo/recompensa» se traducen mejor como «herencia/pago». No es como un premio por buena conducta, se trata más bien de una ganancia económica imprevista e inmerecida. En la época en la que el salmista escribió esto, el concepto de tener una pensión no existía. Imagínese un mundo muy similar al Antiguo Oeste. Si tenía una finca grande, usted necesitaba un pelotón de hijos para asegurar la justicia de su familia. Mientras más hijos tuviera, más seguro física y financieramente estaría usted.

En la actualidad, aquellos de nosotros que tenemos seguro, sistemas de alarma, acceso a asesoría legal, a la fuerza de la policía y a una gran cantidad de otros medios de seguridad, tenemos la mayoría de los beneficios en los cuales pensaba el salmista cuando escribió este pasaje. De hecho, no tener hijos a menudo significa tener más de estas cosas. En una cultura agraria los hijos traen seguridad financiera. En una cultura industrializada a menudo los hijos representan lo contrario, ¡son caros! También es importante ver que los hijos son *un* regalo del Señor pero no son el único ni tan siquiera el medio supremo de bendición.

¿Salva por medio de la maternidad?

Pero la mujer se salvará siendo madre y permaneciendo con sensatez en la fe, el amor y la santidad.   *1 Timoteo 2:15*

Una paciente de infertilidad estaba leyendo en su Biblia y en eso se encontró con este versículo. Comenzó a sudar frío, temerosa de que nunca podría ir al cielo si no tenía hijos. Sin dudas que eso *no* es lo que dice el texto. Pero la lectora no es la única que ha tenido problemas con esto. Algunos eruditos dicen que este es el versículo más difícil de entender en la Biblia.

Aclaremos lo que *no* significa. El apóstol Pablo, al escribirle a Timoteo, su protegido, habla acerca del aprendizaje y la enseñanza de las mujeres (probablemente esposas). Interpretar este pasaje diciendo que las mujeres tienen que tener hijos para ir al cielo contradeciría las enseñanzas de Jesús y las del mismo Pablo en otros lugares: la salvación es por gracia mediante la fe no por ninguna obra que hayamos hecho. También iría en contra de las enseñanzas de Pablo en 1 Corintios 7, donde él eleva el estado de la soltería. Aquí Pablo habla de Adán y Eva y de la Caída. Quizá él quiera decir que a pesar de la influencia de Eva sobre Adán para que pecara (ella lo echó todo a perder), las mujeres se salvan —es decir, se santifican— por medio del nacimiento de Cristo («la» maternidad) o mediante el papel de ser madres. En este caso «mujeres» no se refiere a las mujeres como individuos sino a las mujeres como una clase.

Sabemos que el respeto de Pablo hacia las mujeres no estaba relacionado con su capacidad de tener hijos. Por ejemplo, en sus epístolas él mencionaba continuamente a Priscila y Aquila, les llamaba compañeros en el ministerio. También tenía a Febe en alta estima (Romanos 16:1-2). En ninguno de estos casos se mencionan las relaciones biológicas de estas mujeres.[1]

Una paciente nos dijo: «La idea de que incluso si no puedo tener hijos, puedo ser una madre *espiritual*, ha venido como un concepto totalmente nuevo. Nunca se me había ocurrido que necesito educar a la próxima generación ya sea que tenga mis propios hijos o no».

Es normal

Tres cosas hay que nunca se sacian;

> *Aun la cuarta nunca dice: ¡Basta!*
> *El Seol, la matriz estéril,*
>   *La tierra que no se sacia de aguas,*
> *Y el fuego que jamás dice: ¡Basta!*
>
> *Proverbios 30:15-16 (RVR 1960)*

Fui capaz de llegar a aceptar el plan de Dios para mi vida solo después de comprender la verdad de Proverbios 30. Este compara el vientre infértil con otras fuerzas poderosas de la naturaleza y por primera vez sentí realmente que Dios sabía que él no solo me aceptaba con todas mis emociones «locas» sino que él me creó para tenerlas y él entendía la manera en que estas me afectaban.

Tal vez Proverbios 30:15-16 sea uno de los pasajes que menos se cita con relación a la infertilidad pero quizá sea uno de los más profundos. En el Antiguo Testamento «Seol» significa «la tumba» o «muerte». Aquí se personifica con otras fuerzas naturales como entidades que pueden hablar. Si estas pudieran hablar nunca dirían: «Estoy satisfecho, no necesito más». Es decir, la muerte nunca diría: «Nadie más puede morir porque estoy contenta con que el abismo esté lleno». De la misma manera, después que ha llovido, eventualmente la tierra absorbe el agua que se ha acumulado en su superficie. Y un fuego, a menos que se quede sin combustible, no parará simplemente porque ya haya ardido lo suficiente.

Se considera que el vientre estéril tiene una fuerza paralela a estas fuerzas naturales. Es perfectamente natural en el caso de las parejas sin hijos que los deseen y que se sientan insatisfechas cuando ese deseo no se satisface. Tal anhelo, tal ausencia de sentirse contento, es completamente natural.

¡Dios entiende! Él es quien establece tales leyes naturales. Desear hijos es un deseo natural y bueno y cuando la concepción no ocurre, es algo devastador. Dios no minimiza este dolor, de hecho, al parecer lo valida.

A veces Dios tiene propósitos más grandes de lo que pudiéramos pensar al permitir el sufrimiento. ¿Por qué nos haría de cierta forma para luego retener aquello que él nos hizo desear? Una mirada por toda la Biblia demuestra que hay numerosas razones por las cuales Dios permite el dolor. A continuación presentamos una perspectiva general de algunas de estas razones. Pero le advertimos que mientras esté en medio del fuego, estas explicaciones no saciarán las llamas. Son cosas que las personas nos han contado en retrospectiva sobre su experiencia con la infertilidad.

Por qué Dios permite el sufrimiento

Para castigar el pecado

A menudo, al igual que estos pacientes, lo que primero pensamos es que nuestro dolor debe estar sucediendo a causa del juicio de Dios:

Yo he perdido dos embarazos. Con el primero, yo era joven y tomaba mucho. La segunda vez lo dejé todo al saber que estaba embarazada. No obstante, perdí el bebé. ¿Qué hice que fuera tan malo para que Dios me castigara tan horriblemente? Eso fue hace casi seis meses pero todavía no puedo descifrar por qué.

La sensación de castigo vino mezclada con ira. Ya yo había soportado el abuso sexual, así que me sentía enojada por haber sido «castigada» durante toda mi vida. La sensación de injusticia es mayor porque el abusador tiene una hija bella y sana, como la hija que yo siempre soñé tener. Así que le escribí una «Carta indignada a Dios». Le dije que estaba cansada de ser castiga por algo, sin saber por qué. Le dije que ya estaba harta.

Estas pacientes pensaban que Dios las estaba castigando y en verdad Dios a veces manda o permite sucesos para hacer justicia donde se ha hecho el mal. Tal fue el caso en el Antiguo Testamento (que se describe en Levítico 20:20-21) de un israelita que se acostara con su tía o su cuñada. Quizá no hayamos hecho nada tan terrible como acostarnos con un pariente político, no obstante, reconocemos que somos pecadores delante de un Dios santo. Cuando vemos la vida desde esa perspectiva, preguntamos junto con el salmista: «Si tú, Señor, tomaras en cuenta los pecados, ¿quién, Señor, sería declarado inocente?» (Salmo 130:3).

Sí, tenemos una deuda con Dios que nunca podríamos pagar por nuestra cuenta, el castigo por pecar y ofender a un Dios santo. Sin embargo, su perfecto Hijo, como nuestro sustituto, ha pagado la deuda para que nosotros quedáramos libres. Todo lo que tenemos que hacer es recibir la oferta gratis de Dios que es la vida eterna por medio de su Hijo. Varios pacientes que hemos conocido han cruzado el puente de la incredulidad a la fe como un resultado directo de su infertilidad.

Sin embargo, Jesús nos advierte acerca de ver un vínculo directo entre el pecado y el sufrimiento. Él les preguntó a sus discípulos: «¿O piensan que aquellos dieciocho que fueron aplastados por la torre de Siloé eran más culpables que todos los demás habitantes de Jerusalén?» (Lucas 13:4). Un equivalente moderno pudiera ser: «¿Creen ustedes que aquellos que murieron el 11 de septiembre eran peores pecadores que nosotros?» ¡La respuesta implícita es no!

La Biblia deja claro que el Padre no castiga a aquellos a quienes ha adoptado por medio de una relación con su Hijo. Él puede disciplinarlos (Hebreos 12:8) pero también promete que si ellos confiesan, serán perdonados (1 Juan 1:9).

Cuando Jesús y sus discípulos vieron a un hombre ciego, ellos le preguntaron a Jesús: «Rabí, para que este hombre haya nacido ciego, ¿quién pecó, él o sus padres? Ni él pecó, ni sus padres —respondió Jesús—, sino que esto sucedió para que la obra de Dios se hiciera evidente en su vida» (Juan 9:2-3). Entonces sanó al hombre.

Esto nos lleva a la próxima razón de por qué Dios permite el sufrimiento.

Para mostrar la obra de Dios

Quizá Dios está tratando de bendecirnos de alguna otra manera o quizá está tratando de enseñarme algo. O quizá esto proviene de Satanás y Dios simplemente ha escogido permitir que suceda. Yo no sé. ¡En este momento yo no sé cuál es la posición de Dios con relación a mi infertilidad!

Considere lo que le sucedió al apóstol Pablo, uno de los más grandes héroes de la fe que haya vivido jamás. Él tenía una aflicción a la que llamaba su «espina en la carne». No sabemos si era una persona que lo perseguía, mala vista o una salud delicada. Pero cualquier cosa que fuera, él deseaba que Dios se lo quitara.

«Tres veces le rogué al Señor que me la quitara», escribió Pablo.

Pero el Señor dijo no. Él le dijo a Pablo: «Te basta con mi gracia, pues mi poder se perfecciona en la debilidad».

El apóstol concluyó: «Por lo tanto, gustosamente haré más bien alarde de mis debilidades, para que permanezca sobre mí el poder de Cristo. Por eso me regocijo en debilidades, insultos, privaciones, persecuciones y dificultades que sufro por Cristo; porque cuando soy débil, entonces soy fuerte» (2 Corintios 12:8-10).

No se me ocurrió en las primeras etapas de mi infertilidad que Dios la estaba usando para establecer su reino, que quizá mi vientre estuviera cerrado por alguna buena razón. Nunca olvidaré descubrir que Dios, en ocasiones, cerró el vientre de una persona para hacer correcciones, para instrucción o para edificación. ¡Zas! Por fin lo entendí. Mi vientre no estaba cerrado como castigo en lo absoluto. Dios quería usar mi infertilidad para gloriarse por medio de ella. Ese día caí sobre mis rodillas y le entregué mi infertilidad a Dios. «Señor», oré, «tú conoces nuestro deseo de ser padres. Tú conoces el dolor y la lucha por los que atravieso cada día con esta desilusión, pero yo confío en ti, Padre, si tu plan incluye que mi vientre esté cerrado ahora, entonces yo puedo lidiar con esto».

Considere aquellas personas a su alrededor que están observando cómo usted responde a este dolor. Quizá su sufrimiento no tenga que ver con su fracaso en el aprendizaje de lo que debía aprender. Tal vez Dios ha permitido su dolor para demostrarle la gracia suficiente en y a través de su vida a alguien que necesite un encuentro con el poder sobrenatural. Quizá pueda consolar a otros a través de la información que aprenda (2 Corintios 1:3).

Para acercarnos a Dios

Jacqueline, una paciente de cáncer que murió en el año 2001, no tuvo una relación con el Señor hasta que recibió el diagnóstico de cáncer. Una amiga le dio un libro en el que ella leyó sobre la santidad y el amor de Dios. Más adelante Jacqueline escribió: «Cada día le doy gracias a Dios por mi cáncer porque fue la forma que usó para llevarme hacia él. Incluso, si el cáncer me quita la vida, nunca me quitará el alma».[2]

¿Y usted? ¿Contempla una puesta de sol, observa su poder y desea tener comunión con Dios? Si es así, primero admítale que usted no llega a ser su modelo perfecto de santidad (Romanos 3:23). Entonces reconozca que Jesús, en su amor, murió con el sustituto perfecto, tomando su lugar para llevar el castigo que usted merecía (Romanos 5:8). Finalmente, solo dígale: «Gracias, por tu gracia admirable. Ayúdame a conocerte mejor».

Para darnos algo mejor

Durante el mismo período tenebroso de la historia de Israel en el cual vivió Ana, encontramos a Rut. Ella vivía con su esposo en Moab, el vecino próximo a Israel. La deidad nacional en Moab era Quemós y los historiadores dicen que los adoradores de Quemós le ofrecían sacrificios humanos.

Rut y su esposo llevaban diez años de casados sin tener hijos, lo cual sugiere un problema de fertilidad. Entonces murieron su esposo, el hermano de este y también el padre de su esposo. Rut se quedó sola con su cuñada y con Noemí, su suegra, tres viudas sin protección. Así que Rut acompañó a Noemí de regreso a su hogar natal en Belén.

Una vez allí, Rut trabajó diariamente en los campos de Booz, un pariente de Noemí que era un hombre importante en el pueblo. No pasó mucho tiempo antes de que Booz diera órdenes a sus siervos para que ayudaran a Rut. Cuando Noemí se enteró, ella envió a Rut a que le propusiera matrimonio a Booz, un hombre que era mucho más viejo que Rut. A Booz le halagó ver la disposición de la joven para casarse con él y estaba impresionado con su desinterés de poner las necesidades de seguridad que tenía su suegra por encima de su propio deseo de un matrimonio por amor. Así que Booz se casó con Rut y resultó que sus nietos incluyeron al rey David y a la larga Jesucristo, el Mesías (véase Mal 1:5-16).

De esta historia vemos que Rut estuvo sin hijos durante diez años en una cultura que ofrecía a los niños en sacrificios humanos. Entonces perdió a su esposo y toda su seguridad. Sin embargo, después de todas esas pérdidas, ella llegó a tener tanto un hijo como un hombre que duraría para siempre. A veces Dios retiene lo que más deseamos para más adelante darnos algo aún mejor.

Es un misterio

El libro de Job nos permite comprender otra razón más de por qué Dios permite el sufrimiento. El Señor le da a Job una pequeña prueba que ilustra el enorme abismo entre la inteligencia humana y la de Dios:

> «¿Alguna vez en tu vida le has dado órdenes a la mañana, o le has hecho saber a la aurora su lugar, para que tomen la tierra por sus extremos y sacudan de ella a los malvados?…
>
> ¿Has viajado hasta las fuentes del océano, o recorrido los rincones del abismo? ¿Te han mostrado los umbrales de la muerte? ¿Has visto las puertas de la región tenebrosa? ¿Tienes idea de cuán ancha es la tierra? Si de veras sabes todo esto, ¡dalo a conocer! ¿Qué camino lleva a la morada de la luz? ¿En qué lugar se encuentran las tinieblas?»
>
> *Job 38:12-13, 16-19*

Nosotros suspendimos la prueba. ¿Y usted? ¿Es de sorprenderse acaso que no le hallemos sentido a nuestro sufrimiento? Ya que Dios está mucho más allá de nosotros, claro que no lo podemos entender. Así que, al final, la respuesta a la pregunta por qué es esta: es un misterio.

Un colega que murió de cáncer cerebral una vez señaló: «Cuando Dios permite que suframos no es un desvío, es parte del camino principal» (Proverbios 20:24). Quizá no sepamos la razón de nuestro sufrimiento pero sí sabemos que el sufrimiento viene para lograr el propósito de Dios. Como un Dios bueno y soberano, a él no le toma por sorpresa que sus hijos sufran. En lugar de estar impedidos, sus propósitos avanzan por medio del sufrimiento».

Saber que Dios es soberano no significa que no lloremos ni que respondamos con pasividad para demostrar que tenemos fe. Significa que descansemos en la seguridad de que él tiene el control a pesar de nuestro dolor. Sabemos que él es capaz de abrir y cerrar la matriz humana. La infertilidad no es sorpresa para Dios y para que ese sufrimiento toque a alguien, él tiene que permitirlo.

Y, no obstante, ahí está la tensión. Dios es todo amor, sin embargo, permite esta pena; Dios es todopoderoso, sin embargo, no quita el dolor. Así que nos preguntamos: «¿Dios es bueno?» y «¿Confiaré en él?» Estas son las preguntas más importantes que podemos hacer y responder en el viaje de la infertilidad.

PREGUNTAS PARA COMENTAR

1. ¿Qué significa para usted su sufrimiento? ¿Ha tratado de encontrar algún significado en el mismo? ¿Han intentado decirle a otros por qué usted sufre?

2. ¿Se siente Dios lejano, cercano o ambas cosas? Explique.

3. ¿Alguna vez ha pensado que Dios le prometió un hijo? ¿Qué piensa usted ahora?

4. Algunas veces, al principio, cuando las personas leen sobre las razones bíblicas para el sufrimiento, les parece que las explicaciones suenan muy espirituales, que no sirven de nada y que incluso son hirientes. ¿Es así como usted se siente ahora? ¿Le animó alguna de las citas? ¿Apreció que alguna se ajustara a su situación?

5. ¿Alguna vez ha orado usted reconociendo el pago que Cristo hizo por nuestros pecados? Si no es así, ¿qué se lo impide?

6. ¿Conoce usted a alguien cuya vida pueda tocar con el evangelio como resultado de su propio dolor? Describa cómo.

7. ¿Cómo ha crecido usted a través de su experiencia con la infertilidad? ¿Cómo ha crecido su cónyuge?

8. ¿Cómo podría usted apoyar a alguien que está sufriendo espiritualmente?

9. ¿A quién puede usted servir de padre espiritual en la próxima generación, no para negociar con Dios sino por ninguna otra razón que el beneficio de esa persona?

10. ¿Cuáles son algunas de las aparentes injusticias de la vida que a usted se le hace más difícil aceptar? Pase algún tiempo hablando con Dios al respecto, expresándole sus pensamientos y frustraciones.

11. ¿Dios es bueno? ¿Puede usted confiar en él?

Capítulo 8

LA PREGUNTA SUBYACENTE

¿POR QUÉ DIOS CREÓ EL SEXO?

Cuando empezamos a tratar de concebir el sexo era fabuloso. Entonces yo seguí teniendo mi período…

El sexo era un acontecimiento aterrador, tan placentero como palear la nieve de la entrada.

Yo quedé embarazada después que adoptamos. Todo el mundo decía: «Ves, adoptaste y entonces saliste embarazada, debiste haberlo cogido con calma». Pero quedé embarazada por medio de la inseminación intrauterina (IIU). Nosotros no tenemos relaciones sexuales, la infertilidad acabó con eso.

Algunos dicen que las «relaciones sexuales y la pareja infértil» es un oxímoron. Como si la ausencia de un hijo no fuera suficiente, la mayoría de las parejas infértiles informan una disminución dramática en su nivel de placer sexual. Qué triste, incluso irónico que el contacto diseñado para traer como resultado la unidad, y a la larga un hijo, se convierta en una tarea.

Comenzamos a considerar que hacer el amor en otro momento que no fuera «el tiempo» no tenía sentido, veíamos nuestro matrimonio estrictamente como una empresa para fabricar bebés.

Finalmente las pruebas mostraron que debíamos unirnos. Pero entonces surgió otro problema… en realidad no surgió, ese era el problema. A mí me gustan las relaciones sexuales y me gusta tenerlas con mi esposa. Pero se me hacía difícil hacerlo de acuerdo al horario. Se hizo tan difícil que tuvimos que ir a un terapeuta.

Nuestra vida sexual sufrió. A veces yo me sentía como una máquina de hacer bebés más que un hombre. En ocasiones yo evitaba el sexo cuando se suponía que tuviéramos relaciones. Mi esposa o me suplicaba o me exigía que lo hiciera, empeorando las cosas. Las relaciones sexuales eran un trabajo.

Si mi esposo se autodenominaba mi «esclavo de óvulos» o «robot», el esposo de otra mujer se apodaba a sí mismo «la foca entenada» de ella. Solas, o con nuestro esposo, tratábamos de enfrentar el tiempo en el que nos las arreglábamos con relaciones sexuales mecánicas, planificadas... Con mucha dulzura pero tratando de retener su virilidad, mi esposo con tristeza se refería a nuestras relaciones sexuales como «el servicio de óvulos». Algo así como: «¿Tengo servicios de óvulo esta noche o es mañana?» Al principio yo estaba resentida, consideraba todo lo que yo estaba pasando sin que él lo viera, pero entonces decidí compadecerme de él en su propio idioma triste. «Ay, pobrecito de ti, esta noche tendrás que ser un esclavo de óvulos».[1]

Yo solo digo: «Me pusieron la inyección» y él sabe que llegó «el momento». El esposo de mi amiga es más susceptible, así que ella usa señales no verbales. Cuando está lista para ovular ella cuelga su camisón en el picaporte del dormitorio.

¿Quiere saber qué es triste? Ahora nosotros lo hacemos y a la misma vez experimentamos el sueño REM.

Mi hombre «se portó a la altura de las circunstancias» mientras estuvo endrogado con morfina, enganchado a un suero, tratando de eliminar un cálculo renal. ¿Cariñoso? ¡Por supuesto!¿Sexy? De ninguna manera.

Por lo general el sexo pierde su encanto durante el tratamiento de la infertilidad porque debe hacerse o no sin tomar en cuenta el ánimo. Los hombres se sienten presionados de actuar en momentos óptimos, indicados por el médico. Las mujeres, como las guardas de los kit de ovulación y las portadoras de noticias de las clínicas, son las que dan el pie. Muchas parejas inventan palabras y frases claves («foca entenada», «servicios de óvulos») para comunicarse con respecto al proceso carente de erotismo. Algunos esposos que quieren evitar la intimidad forzada prefieren simplemente entregar su semen a la clínica donde inseminan de manera artificial a sus esposas que están a la espera. Una mujer cuenta que mientras ella ha tolerado una cirugía para concebir, su esposo ni tan siquiera hace el esfuerzo de involucrarse en el contacto físico durante el tiempo de la ovulación.

El resultado: el paisaje de la infertilidad está plagado de vidas sexuales arruinadas.

¿Cómo puede una pareja, cuya vida amorosa tiene ahora la privacidad de la boda de una persona famosa, volver a tener relaciones sexuales que traten de la intimidad? Una manera es crear una dicotomía entre dos tipos diferentes de relaciones sexuales: *sexo para hacer el amor* y *sexo para hacer bebés.*

Es algo así como dar dos tipos de viajes: el camino lento y el camino rápido. Los dos son tan diferentes como góndolas y lanchas de motor. Cuando usted toma una góndola, disfruta el paisaje; cuando toma la lancha va a toda velocidad para llegar a su destino tan pronto como sea posible.

Cada mes de junio mi familia (la de Sandi) se reúne en la costa de Oregón para acampar en grupo. Indefectiblemente cargamos una furgoneta llena de familiares y viajamos por la carretera 101, la antigua carretera de la costa. Puede que nos tome cinco horas cubrir ochenta kilómetros ya que nos detenemos a pescar cangrejos o para ir a las heladerías.

A unos ochenta kilómetros del interior hay otra carretera. La carretera interestatal 5 (I-5) corta camino por el terreno de la costa occidental del Pacífico desde el norte de Washington hasta Tijuana, Méjico. La I-5, una carretera dividida de ocho carriles, es la manera de ir si uno quiere viajar con más rapidez. Cada carretera tiene su función. Pero usted no toma la 101 si quiere llegar a la frontera mejicana a la hora del almuerzo.

Las relaciones sexuales para hacer el amor son como la ruta costera, usted saborea la experiencia sensual. Las relaciones sexuales para hacer bebés son como la I-5; usted termina el trabajo. Rápido. No rápido de romper la ropa. Solo rápido. Esto no quiere decir que las parejas no puedan divertirse en la ruta rápida. Con la compañía y los CD adecuados hasta la ruta expreso puede estar bien. No obstante, usted está consciente de por qué está ahí en esta fecha peculiar del mes, involucrado en un encuentro que tiene la espontaneidad de una inauguración presidencial. Usted está ahí para hacer la obra, para hacer que la banda conquistadora de esperma nade hasta el óvulo que espera ser cortejado.

Durante un período prolongado de semejante estrés, muchas parejas eliminan por completo el camino pintoresco y solo se unen en los viajes rápidos. Pero eso daña la relación.

Ya que los hombres por lo general entran en la intimidad por medio de la interacción física, los momentos de hacer el amor que se concentren en el amor más que en los bebés son especialmente importantes para la conexión emocional del esposo. Las mujeres tienden a llegar a la intimidad por medio de la interacción verbal y una esposa puede abrumar a su hombre con la necesidad de ser escuchada, pero evita la intimidad sexual, el acto que le ayuda a él a sentirse cerca de ella. Al hacer un esfuerzo extra en el área dominante de cada uno (usualmente la esposa satisfaciendo necesidades sexuales y el esposo las necesidades verbales) las parejas pueden fortalecer su salud marital durante estas épocas difíciles.

Ya que la ventana de la fertilidad permanece abierta solo durante un tiempo breve, el resto del mes ofrece vastas oportunidades para lo despacio y pintoresco, lo erótico y lo apasionado. Ningún hombre quiere pensar que está ahí solo como un donante de esperma, para proporcionar material genético para «el bebé». Él preferiría mucho más ser el esposo amante de una esposa receptiva y hasta agresiva.

Animamos a las parejas a que se pregunten: «¿Estoy haciendo todo lo que puedo para satisfacer tus necesidades físicas?» y «¿Estoy haciendo todo lo que puedo para satisfacer tus necesidades relacionales?» Ambas necesidades son legítimas. (El cuaderno de trabajo en el apéndice 1 tiene ejercicios que le ayudarán con la intimidad sexual.)

El sexo y la Biblia

No tenemos que leer mucho en la Biblia para encontrar el tema del sexo. Está implícito en el capítulo uno con el primer mandamiento: «[Dios] los bendijo con estas palabras: "Sean fructíferos y multiplíquense"» (Génesis 1:22). Esa es una manera poética de decirles a los humanos: «Hagan bebés».

Si vamos a asumir que «Sean fructíferos y multiplíquense» es un mandato que requiere que los fieles busquen por todos los medios —gasten todos los recursos y usen toda la tecnología, incluyendo la clonación— para cumplir con esta orden, parecería que todo el mundo tiene que casarse. Sin embargo, sabemos que no es así según lo que leemos en el Nuevo Testamento (1 Corintios 7:8).

Unos pocos capítulos después del primer mandamiento en Génesis leemos sobre el primer encuentro romántico: «Conoció Adán a su mujer Eva, la cual concibió» (Génesis 4:1, RVR 1960). Las traducciones más modernas dicen que Adán «se unió a su mujer» o que «tuvo relaciones» con ella, pero las más antiguas estaban más cerca del original: «conoció». El fundamento de la intimidad sexual es cuestión de «conocer».

Vaya a Levítico donde Dios instruyó a Israel a abstenerse del sexo durante la menstruación y en los siete días siguientes. Algunos han asumido erróneamente que este período de espera prolongado hacía a los hombres más fértiles pero en realidad la calidad del semen disminuye después de cinco o más días de abstinencia, lo que se debe a la acumulación de esperma muerta. (Sin embargo, una vez que ha ocurrido la eyaculación, rápidamente se dispone otra vez del esperma bueno.)

Las instrucciones de Dios movían el tiempo del acto sexual más cerca de la mitad del ciclo cuando la fertilidad en realidad aumenta. De esa manera, si el pueblo escogido de Dios seguía sus leyes, habrían sido dirigidos a una época más fértil del ciclo y para las mujeres, gracias a las hormonas, un tiempo por lo general más placentero (aunque las medicinas modernas pueden destruir esa química en las mujeres infértiles). Esto era contrario a la «ciencia» de la antigüedad. Durante siglos se creyó que las féminas humanas eran fértiles durante el tiempo de su menstruación.[2] Sin embargo, la Biblia prohibía estrictamente las relaciones sexuales durante el *supuesto* tiempo fuerte.

El Antiguo Testamento incluye períodos adicionales de abstinencia, incluyendo la noche antes de la adoración y entre cuarenta y ochenta días después del nacimiento de un hijo. No obstante, volver a estas leyes alimenticias y ceremoniales del Antiguo Testamento niega la libertad de la vida en el nuevo pacto. (Véase Hechos 10:13-15, 1 Corintios 8:8 y 1 Timoteo 4:3-4.)

Si seguimos adelante a los Cantares de Salomón, encontramos un libro de la Biblia dedicado por completo al amor sexual en el matrimonio sin la mención de los hijos. Parece ser que Dios, además del plan para que pobláramos el planeta, tuvo la intención de que el sexo fuera para el placer. En el Nuevo Testamento se exhorta a los maridos y a las mujeres a entregarse mutuamente por completo para que no fueran tentados a causa de demasiada abstinencia (1 Corintios 7:5). Este texto no menciona la procreación, en cambio implica un deber o responsabilidad de satisfacer las necesidades sexuales diarias de cada uno.

Un estudio sobre la opinión de la iglesia con relación al sexo a través de los siglos revela que muchos líderes enseñaban: «Cada vez que tengan relaciones sexuales concebir bebés debe ser una posibilidad». A esto se le llama formalmente el vínculo «unitivo-reproductivo». El acto unificador de las relaciones sexuales estaba relacionado con el potencial de la procreación. Al ver aquí un vínculo inseparable, algunos líderes de la iglesia decretaron que era inmoral que cualquier cosa artificial bloqueara la posibilidad de la concepción. Después de una interpretación ampliada se añadió a esta directriz: nada puede *prohibir* la concepción de manera artificial. Esta adición permitía que las mujeres embarazadas y posmenopáusicas —las mujeres que no podían concebir— tuvieran relaciones sexuales sin violar el principio unitivo-reproductivo ya que no estaban prohibiendo la concepción.

Muchos líderes de la iglesia primitiva interpretaban que las Escrituras hacían énfasis en la familia en cuanto a las generaciones futuras y llegaron a la conclusión de que el objetivo principal del matrimonio era la procreación. Para muchos la vida eterna significaba tener hijos que continuaran la línea familiar para siempre. La reproducción era vista como un vínculo con la eternidad. La procreación era el camino más prometedor hacia la inmortalidad, ya que los hombres y las mujeres pasaban sus genes y sus valores y por lo tanto continuaban viviendo. De manera interesante, esta idea de inmortalidad es el mismo argumento que usan algunos que defienden la clonación con fines reproductivos.

Aún más extremista era la creencia que tenían algunos padres de la iglesia de que el *único* propósito de la intimidad sexual en el matrimonio era la reproducción. Muchos pensaban que el sexo en sí, incluso con la posibilidad de la concepción, era pecaminoso; después de todo, ¿querría Dios que la gente tuviera *ese* tipo de diversión con todas esas exclamaciones y todo ese sudor? Lo veían solo como un mal necesario para la continuación de la raza humana.

Hay un líder que sobresale en contraste con esta línea de pensamiento. Un padre de la iglesia del tercer siglo, Lactanio (alrededor de 250-325 d.C.), apreciaba el «gozo de la unión» y creía que Dios le daba el deseo de los cónyuges, del uno por el otro. Él sostenía que la expresión sexual dentro del matrimonio tenía la dimensión añadida del placer.[3] Sin embargo, Agustín, el más conocido, consideró la intimidad sexual mediante la rejilla de su estado promiscuo previo a su conversión, y destacaba la necesidad de siempre, en cada encuentro, de tener una conexión entre las relaciones sexuales y la posibilidad de concepción.

Mientras que Lactanius sostenía el punto de vista de la minoría de su tiempo, en la actualidad la mayoría de las personas de fe están de acuerdo con él. Aunque muchos predicadores en el Renacimiento decían que los cristianos solo debían tener relaciones sexuales para procrear y solo en la «posición del misionero», el punto de vista que prevalece hoy es que las relaciones sexuales dentro de los lazos del matrimonio son algo bueno. No obstante, el vínculo unitivo-reproductivo sigue permeando gran parte del pensamiento de la iglesia e influye en muchas de las enseñanzas de la iglesia con relación a las tecnologías reproductivas. (Tales enseñanzas incluyen la prohibición de los anticonceptivos, el sexo manual, el sexo oral, la inseminación por donante y la inseminación usando el semen del esposo.)

En la actualidad las parejas que sostienen el concepto unitivo-reproductivo, cuando se buscan tratamientos de infertilidad a veces tienen relaciones usando condones especialmente diseñados, sin espermicidas para que después el semen pueda tomarse y usarse para la inseminación. En dichos casos, los condones (es decir, método para el control de la natalidad) se consideran aceptables porque su uso en realidad está dirigido a ayudar en la procreación.

Solo procreación versus placer y procreación

Los eruditos del pasado carecían del beneficio que tenemos ahora de conocer la fisiología moderna, esa ciencia maravillosa que estudia el diseño de Dios en la humanidad. Ellos hicieron lo mejor que podían sin el conocimiento de la complejidad anatómica y la diversidad neurológica que causa la satisfacción sexual para los hombres *y* para las mujeres que no tienen nada que ver con la procreación. He aquí algo de lo que sabemos ahora.

Cómo funcionan nuestros cuerpos. La mujer tiene un centro de placer maravilloso que se llama clítoris. Este tiene un enorme número de terminaciones nerviosas y a diferencia de cualquier otra parte del cuerpo, masculino o femenino, su único propósito es el placer sexual. En los siglos pasados se sabía muy poco sobre el clítoris, tal vez por la rapidez con que los hombres podían satisfacerse sexualmente. Sin embargo, la mera existencia del clítoris de la mujer sugiere que Dios creó el sexo para el placer.

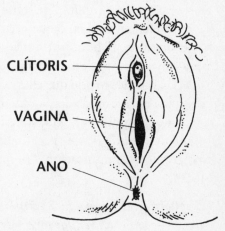

CLÍTORIS

VAGINA

ANO

Endorfinas. Otro diseño único

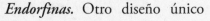

que vincula el sexo con el placer y no con la procreación es el fenómeno que ocurre tanto en los hombres como en las mujeres cuando se produce un orgasmo. Luego de la estimulación adecuada, la conexión neural del cerebro causa espasmos explosivos de placer y libera endorfinas, sustancias químicas poderosas semejantes a la morfina.

Ubicación del clítoris. La ubicación del clítoris sugiere que Dios diseñó el sexo para el placer (véase la figura). Más de la mitad de las mujeres encuestadas no pueden alcanzar la ola de endorfina sin estimulación además del coito. El estudio de mayor autoridad hecho hasta la fecha demuestra que aproximadamente el 67 por ciento de todas las mujeres sexualmente activas no pueden llegar al orgasmo solo por medio de la penetración vaginal. Incluso después de alterar las posiciones y controlar el ritmo de las relaciones sexuales, la mayoría de las mujeres necesitan más estimulación directa del clítoris para poder experimentar un orgasmo. En un estudio de mujeres cristianas el 59 por ciento dijo que eran incapaces de tener un orgasmo durante el coito. La mayoría de las que alcanzan un orgasmo lo logran mediante la estimulación del clítoris con la mano de su cónyuge o por estimulación oral. Otras usan vibradores. Un pequeño porcentaje informó que dependen de la estimulación externa del pene. Todo esto es para decir que si la intención de Dios con el sexo era solo para hacer bebés, debiéramos esperar que el clítoris estuviera dentro de la vagina (¡aunque eso sin dudas añadiría un reto extra al parto!).

El ciclo de respuesta sexual. La posibilidad de orgasmos múltiples en la mujer también sugiere que nuestro Creador nos diseñó para disfrutar el placer sexual así como para propagar la especie.

Y el orgasmo nos enseña algo sobre el diseño divino. Los hombres y las mujeres difieren en el tiempo que necesitan entre la estimulación previa al coito y el orgasmo. El hombre promedio puede ir de la excitación al clímax de tres a cinco minutos. Sin embargo, en un estudio de 2,000 mujeres cristianas, el 62 por ciento dijo que ellas necesitaban al menos quince minutos de estimulación adecuada después de la excitación para llegar al orgasmo. Un pequeño porcentaje dijo que necesitaba más de cuarenta y cinco minutos y uno por ciento dijo que necesitaba una hora o más.[4] Tal diferencia en tiempo requiere comunicación y desinterés para que ambos cónyuges se satisfagan.

Después de leer algunos textos cristianos antiguos yo me quedé con la impresión de que cada vez que mi esposo y yo nos acercáramos, teníamos que terminar en relaciones sexuales. Y no solo eso, me llevé la idea de que yo era menos mujer si experimentaba el orgasmo de cualquier forma que no fuera en el coito. Como resultado, cada vez que yo me «acercaba», nos movíamos rápidamente al coito. Tristemente, cada vez yo me perdía la estimulación necesaria y me quedaba frustrada. Esto siguió así durante diez años. Pasé de ser multi-orgásmica a tener un total de dos orgasmos en toda una década.

Considere ahora el impacto de las vidas amorosas de tipo «solo viaje rápido» de muchas parejas infértiles. Cuando la esposa es más fértil, tanto el esposo como la esposa prefieren las relaciones «de tres minutos para la poderosa erupción de esperma». Ella elige no concentrarse en sus propias necesidades físicas porque la búsqueda del bebé es una gran distracción. Al principio puede que él disfrute el «viaje rápido». Pero después de un tiempo puede que se sienta usado. Ella no se está «uniendo con él» porque lo desea sino porque quiere algo. Puede que entonces él se sienta menos inclinado «fuera de temporada» como para querer invertir el tiempo que toma que ella experimente un orgasmo. Sin embargo, eso es precisamente lo que se necesita. Una pareja debe hacer del «viaje lento» una prioridad para mantener saludable su matrimonio.

El enfoque femenino de las relaciones sexuales versus el enfoque masculino.

Por lo general las mujeres abordan el sexo en busca de la máxima experiencia de amor y los hombres lo hacen en búsqueda de la máxima sensación erótica. Una mujer típica desea el sexo después de sentirse cerca de su esposo; un hombre típico se siente cerca de su esposa después de tener relaciones con ella. Aunque la comunicación verbal, más que un encuentro sexual, pudiera funcionar como la puerta inicial a la intimidad para ella, no obstante, el sexo es importante y agradable para ella y es un factor en su grado de satisfacción marital.

Los humanistas seculares han argumentado durante mucho tiempo que la razón por la cual los hombres se satisfacen sexualmente tan rápido es debido a la ventaja evolutiva. La base ha sido: «Tenían que entrar y salir rápido porque los hombres eran vulnerables a los depredadores externos durante el acto sexual». ¿Por qué entonces las mujeres han persistido en el «modo lento»? ¿Por qué las mujeres tienen una respuesta sexual? ¿Por qué las mujeres pueden salir embarazadas sin tener un orgasmo? El enfoque más lento y relacional de las mujeres sugiere un Diseñador cuya intención fue una dimensión añadida al sexo más allá de la procreación: la intimidad.[5]

Es a quién usted conoce

Las implicaciones de ver el propósito del matrimonio como unitivo-reproductivo versus «conocer» son enormes. Los que se concentran en «conocer» nos recuerdan que Dios es un ser relacional y él creó a los seres humanos con el propósito de una relación. Para aquellos bendecidos con una relación matrimonial, llegamos a «conocer» a nuestro cónyuge íntimamente. Esta intimidad no solo incluye una relación física sino también una conexión espiritual y emocional.

¿Blanco o integral? ¿Café con o sin azúcar? ¿Extrovertido o introvertido? ¿En función de las tareas o de las personas? Estas son algunas preguntas iniciales a las que uno encuentra respuesta en la primera etapa de «conocer» en una relación. Entonces dentro del matrimonio están las preguntas profundamente íntimas: «¿Cuáles son tus zonas erógenas?» «Te gustan los besos secos o húmedos?» «¿Lo prefieres ligero de ropa o al desnudo?»

El modelo «conocer» aprecia la expresión sexual dentro del matrimonio como el camino feliz al conocimiento íntimo como Dios lo diseñó. Animamos a las parejas infértiles que están concentradas en las relaciones sexuales para hacer bebés que se concentren en conocerse mutuamente. Aunque el «viaje rápido», por la autopista o en la lancha rápida carece por completo de campanas, silbatos y fuegos artificiales, las parejas bajo tratamiento necesitan el «crucero de placer», el viaje en góndola o la ruta panorámica para una relación saludable. Cuando las parejas pueden ir más lento y disfrutar el paisaje, ellos sacan fuerzas de sus tiempos íntimos los cuales pueden amortiguar el estrés del tratamiento.

Aunque nosotros podemos sostener con firmeza que «conocer» es el propósito principal de la intimidad sexual, respetamos y reconocemos la coherencia de aquellos que ven un vínculo inseparable entre el sexo (el acto reproductivo) y las relaciones sexuales (el acto unitivo). Antes de la inseminación artificial, las parejas tenían que tener relaciones sexuales para reproducirse. Desde el desarrollo de las TRA (tecnologías reproductivas asistidas), ahora las parejas deben decidir si pueden separar legítimamente el acto de la procreación del acto unitivo de las relaciones sexuales. Por lo tanto, aquellos que ven un vínculo reproductor-unitivo inseparable consideran las técnicas TRA como poco éticas. Aquellos que ven el propósito del sexo como «conocer» se sienten más libres de usar las TRA. Para los que creen esto último, consideraremos algunos asuntos éticos adicionales en los capítulos siguientes.

No *todo* sobre la infertilidad y el sexo es deprimente. Algunas parejas que hacen de la expresión física una prioridad en otros momentos que a mitad del ciclo, encuentran un aprecio renovado por lo que pueden crear juntos: un hermoso cuadro de unidad.

Después de todo lo que hemos pasado, tener relaciones es una manera de sentirnos protegidos, de hacerme sentir deseada y amada. Mi esposo tiene tanto cuidado que a veces cuando gimo de placer él se detiene y me pregunta si siento dolor.

Al principio, después de adoptar, pensamos que nuestra vida amorosa sufría debido a los efectos que quedaron de la infertilidad. Entonces hablamos con parejas que tenían recién nacidos y nos dimos cuenta de que las parejas fértiles también estaban experimentando retos similares. Tal vez tenía más que ver con estar despiertos en medio de la noche, ¡estábamos cansados! Hoy nos gusta el sexo y raramente pensamos en aquellos encuentros bajo tanta presión en el pasado, así que me imagino que uno se puede recuperar.

PREGUNTAS PARA COMENTAR

Solo para parejas

1. ¿Cuáles son tus zonas erógenas? ¿Te gustan los besos secos o húmedos? ¿Lo prefieres ligeros de ropa o desnudos?
2. Pregúntense el uno al otro: «¿Estoy haciendo todo lo que puedo para satisfacer tus necesidades físicas?»
3. Pregunte: «¿Estoy haciendo todo lo que puedo para satisfacer tus necesidades relacionales?»
4. ¿Está feliz con su vida amorosa? ¿Por qué o por qué no?
5. ¿Sigue siendo una prioridad el «viaje lento»? ¿Por qué o por qué no?
6. ¿Se ha concretado su vida sexual solo al «viaje rápido»? ¿Cómo puede cambiar eso?
7. ¿Qué pasos pueden dar para profundizar el nivel de intimidad física entre usted y su cónyuge?

Para parejas o para comentarios en grupo

1. ¿Se inclina usted hacia el unitivo-reproductivo o hacia el «conocer» como el propósito de Dios para la intimidad sexual? ¿Cuál es su trasfondo religioso y cuáles son las implicaciones éticas de las TRA a la luz de lo que a usted le han enseñado?
2. ¿A cuáles de estos dos conceptos (unitivo-reproductivo o «conocer») se adhiere su iglesia?
3. ¿Puede usted, con una conciencia limpia, proceder con una práctica que viola claramente las enseñanzas de su iglesia? ¿Qué opina usted del aspecto ético de la masturbación para obtener una muestra? ¿En cuanto a la inseminación intrauterina (IIU) o la fertilización in Vitro (FIV)?

    Para más información sobre este tema, véase el apéndice 1 que incluye una sección sobre la intimidad sexual.

Capítulo 9

El estudio médico

Reúna las pistas

~~~

Finalmente reuní el valor para ver a mi ginecólogo porque no había concebido después de intentarlo durante más de un año. De cualquier modo hacía tiempo que tenía que hacerme la citología (prueba Papanicolaou). Durante todo el examen no dije nada de mis preguntas con respecto a la infertilidad. Entonces, el médico, percatándose de que llevábamos cinco años de casados preguntó si habíamos considerado «si o cuándo» tener niños. Para sorpresa de los dos, yo rompí a llorar.

Como tenía más de treinta y cinco años, llamé al médico después de llevar seis meses intentándolo. Yo sabía que no tenía tiempo que perder y tenía un millón de preguntas. ¿Éramos infértiles? Si era así, ¿qué nos esperaba? ¿Cuánto nos costaría? ¿Sería doloroso?

Los pacientes llegan a mi consulta (Dr. Bill) de ginecología y obstetricia buscando ayuda para diversos problemas. A veces dicen los problemas reales, otras yo descubro sus razones durante la historia y el examen físico. A menudo llega una mujer para su cita anual de citología y casi a punto de concluir la visita menciona que ella y su esposo tienen preguntas sobre la concepción. Estas tímidas declaraciones «a propósito» siempre suenan como una advertencia.

Tal vez los pacientes tienen miedo de escuchar: «Bueno, parece que algo anda mal» o peor, quizá pensaron que yo les diría: «Es todo un problema mental». La mayoría de los pacientes tienen que armarse de valor para contarle a sus médicos: «Hemos estado intentándolo pero no pasa nada». Muchos casos comienzan con pacientes que se niegan a reconocer la realidad.

Algunas mujeres sí me piden información antes de concebir pero la mayoría de las parejas entienden lo básico de «hacer bebés». Así que el tópico raramente surge al menos que lo hayan intentado sin éxito.

Por lo general yo tomo los comentarios informales en serio pero también sé que la mayoría de las mujeres simplemente quieren que las tranquilicen, la bendición del médico de que todo está bien. Después de todo, habíamos terminado un examen físico completo luego de una exploración detallada de quejas e historia familiar. Si yo no encuentro nada y digo que están bien, ¿no implica eso fertilidad?

No necesariamente. El examen físico anual o el examen de rutina con la citología es un chequeo médico en busca de muchas enfermedades crónicas o enfermedades agudas. El objetivo de esta visita es descartar enfermedades que podemos manejar con éxito con un diagnóstico y tratamientos tempranos. Por lo tanto, el examen es más cuestión de salud y bienestar que sobre las cosas específicas de la fertilidad.

La concepción es un hecho notablemente complejo que involucra la anatomía, fisiología y endocrinología femenina *y la masculina*. Y aunque puede que el esposo acompañe a su esposa al chequeo anual, sin dudas a él no se le chequea en ese momento. Si el médico es un conocido especialista en infertilidad es más probable que las parejas programen las consultas de infertilidad y vayan juntas.

A menudo el primer clínico que realiza un estudio de infertilidad es el ginecoobstetra. De hecho, es muy probable que cuando por fin los pacientes compren un libro sobre la infertilidad, ya hayan pasado por los exámenes iniciales. Para la mujer eso incluye un examen de tiroides, una evaluación de la distribución del pelo, un examen de mamas y un examen pélvico. Estos exámenes pueden proporcionar pistas mientras buscamos crecimientos anómalos, infección, úlceras o secreciones. También chequeamos el moco cervical en búsqueda de infección. Podemos encontrar muchas pistas sutiles sobre el estado de las hormonas por medio de un examen cuidadoso del paciente. Y cualquier descubrimiento sospechoso da lugar a otra evaluación del nivel de una hormona determinada.

A partir de aquí, aunque depende de muchos componentes, el estudio sigue un orden lógico que el paciente puede entender. Sin importar la edad del paciente cuando se comience el estudio, los pasos para el diagnóstico de infertilidad son los mismos para todos. Sin embargo, en el caso de mujeres mayores o de mujeres con historias de menstruaciones irregulares y problemas pélvicos, aceleramos el proceso porque el tiempo es fundamental. Puede que requiera tres o cuatro ciclos para terminar el estudio de la mujer porque algunas pruebas deben hacerse en momentos específicos durante el ciclo.

El precio de un estudio de infertilidad puede ser de varios miles de dólares. Más compañías de seguro cubren el estudio de diagnóstico que el tratamiento, ya que la infertilidad puede ser el síntoma de varios problemas. Yo recomiendo que cada pareja en esta etapa busque conocer la jerga y familiarizarse con los exámenes y procedimientos disponibles.

La información que se obtiene del estudio lleva a más pruebas o a un plan definitivo para el tratamiento. Todo el tiempo tratamos de evitar arribar a conclusiones basadas en poca información. De lo contrario el equipo médico-paciente puede pasar por alto evidencias importantes y por lo tanto pierden un tiempo precioso.

Tal vez la intervención más sencilla implica educación sobre los detalles del ciclo reproductivo humano. Los esposos y esposas que entienden cuándo ocurre el período de la concepción, pueden descubrir su momento óptimo para la concepción.

La historia

Como un buen detective, el que hace el diagnóstico busca pistas y las evalúa para guiar las decisiones que tome. Comenzamos obteniendo una historia completa lo cual implica investigar el trasfondo de la salud del paciente. Algunas clínicas obtienen esta información por medio de una entrevista con la enfermera o el médico, mientras que otras usan un formulario escrito que el paciente completa. La mayoría de las clínicas usan una combinación de ambos métodos. Toda la información pertinente se vuelve parte de la historia clínica, el registro permanente del paciente.

Cirugías anteriores, infecciones, embarazos y alergias, todos pueden dar pistas. También investigamos la historia de la menstruación, el uso de métodos anticonceptivos en el pasado, los patrones sexuales actuales, problemas significativos de salud, el estilo de vida y el medio ambiente (especialmente la exposición a toxinas). Los pacientes deben traer a la visita inicial la información pertinente como fechas de las cirugías y hospitalizaciones, expedientes médicos y listas de las alergias que puedan tener. También deben traer información sobre cualquier medicamento que estén tomando o que hayan tomado en el pasado. Con el tiempo, al revelarse el misterio, esto puede llegar a ser de mucho valor.

Una historia completa incluye preguntas sobre historia de endometriosis (hablaremos de esto más adelante), problemas hormonales, infertilidad, fibromas y anomalías genéticas en la familia de la mujer. También es importante informar al equipo médico acerca de cualquier exposición sexual que pueda haber tenido como resultado una enfermedad de transmisión sexual (ETS). La clamidia y la gonorrea tienen un gran impacto en la fertilidad. Otras enfermedades comunes de transmisión sexual como el herpes o el VPH (virus del papiloma humano o las verrugas venéreas) por lo general no disminuyen la fertilidad pero sí afectan el manejo del embarazo una vez que ha ocurrido la concepción.

Además de la historia pasada, el equipo médico necesitará saber lo que está sucediendo ahora. ¿Son los ciclos menstruales regulares y predecibles? ¿Ha cambiado la cantidad de flujo menstrual o el número de almohadillas y tampones en el último año? ¿Ha habido algún cambio en la intensidad o el carácter de los dolores? Cada mujer tiene derecho a un ciclo irregular al año pero cuando ella no puede identificar un patrón en sus ciclos, esto es significativo. ¿Siente dolor el esposo o la esposa durante la relación sexual? ¿Es dicho dolor nuevo en cuanto a ubicación o carácter? Los cambios en la función intestinal o de la vejiga apuntan a una endometriosis o un tumor fibrilar. ¿Hay algún flujo vaginal nuevo o inusual? ¿Cuáles son los patrones de la pareja, si es que tienen, en cuanto a fumar y al consumo del alcohol?

Al esposo se le hacen preguntas sobre cualquier problema que pueda ser pertinente como infecciones, (ETS, paperas de niño), enfermedad genética o miembros infértiles en la familia. Esta historia, incluyendo medicamentos en el presente o en el pasado, ofrece pistas que pueden añadir peso al foco de uno en la evaluación o alterar el tiempo para la introducción de procedimientos más complicados e invasivos.

Examen del hombre

Una pista inicial muy importante en el examen del hombre implica la disponibilidad y descarga de un esperma normal y saludable. *El investigador experto evaluará el esperma por medio de un análisis del semen temprano en el proceso.* Buscar tratamiento para la esposa sin esta sencilla evaluación del esposo le puede costar a la pareja mucho tiempo y dinero.

Durante décadas, muchas personas creían que si un hombre podía lograr erección y eyaculación, la infertilidad era un problema de la mujer. Pero una vez que comenzamos a analizar el semen, descubrimos que los problemas de fertilidad eran tan comunes en los hombres como en las mujeres. Y la infertilidad masculina ha ido en aumento. Además del envejecimiento están los factores ambientales. Por ejemplo, se han vinculado las medicinas que les dieron a los soldados en la Guerra del Golfo con la infertilidad masculina. Se sabe que los disolventes industriales ponen en riesgo la fertilidad.[1] Afortunadamente en la última década hemos visto un progreso singular en el tratamiento de la infertilidad masculina que se había quedado rezagado con relación al tratamiento de la infertilidad femenina.

El examen del hombre puede revelar testículos no descendidos o varicocele, una vena dilatada en el escroto lo cual es la causa más común de la infertilidad masculina. También buscamos el modelo del crecimiento del pelo en el área genital (el modelo del pelo es un fenómeno que depende de las hormonas) y hacemos un examen general del pene y escroto en busca de anomalías.

Llevábamos un año intentando la concepción antes de descubrir que yo tenía testículos no descendidos. Nuestro médico se sorprendió de que nunca nadie me lo hubiera diagnosticado. Yo soy completamente estéril. Fue una terrible impresión.

Si yo fuera hombre, detestaría pasar por esto. Aunque he soportado procedimientos más invasivos durante el estudio, mi esposo tuvo que alcanzar un orgasmo a petición. Yo no podría hacer eso.

Yo fui a entregar mi muestra, yo pensé que el médico quería orina y no semen. Llamé a la enfermera a través de la puerta para preguntarle si tenía que llenar todo el vaso. Cuando escuché su enfático «no» me percaté de mi error.

Tuvimos que cambiar la fecha del análisis de semen un par de veces. Yo no podía lograrlo bajo presión.

En mi caso, nosotros animamos al esposo a que obtenga la muestra de semen en su casa con la ayuda de su esposa si viven a una hora de la consulta. Entonces les pedimos que traigan la muestra de inmediato, debe estar en la oficina antes de las 3 p.m. De esa manera si la presión de obtener la muestra causó alguna demora, tenemos cierta flexibilidad para lograr que la muestra llegue al laboratorio antes de que este cierre.

En un caso, yo había terminado el examen y le dije al esposo que necesitaríamos evaluar su cuenta espermática y otros factores relacionados con la fertilidad masculina. Mientras mi enfermera le entregaba el vaso estéril para la muestra, él salió del cuarto de examen y caminó por el pasillo hasta el baño de los pacientes. Minutos después le entregó el vaso a mi sorprendida enfermera quien rotuló la muestra para el laboratorio como si todo el mundo lo hiciera de esa manera. Que conste, los hombres, en su mayoría, encuentran que no son capaces de concentrarse lo suficiente en un baño en medio de una consulta médica para obtener una muestra en un período tan corto.

Un conteo normal de esperma es de alrededor de 40 millones aunque muchos hombres con un conteo de alrededor de 20 millones fecundan a sus esposas sin la intervención de alta tecnología y hay hombres con un esperma de más de 40 millones que pueden tener factores enzimáticos que los hacen infértiles. Además de evaluar la cuenta espermática, también consideramos el volumen del esperma, el movimiento (motilidad), la formación (morfología), los glóbulos blancos, floculación anormal y la fructuosa.

Una encuesta de 1,300 hombres y mujeres descubrió que la mitad de estos consideraba que las pruebas de la fertilidad masculina es un tema embarazoso.[2] Hace poco recibimos un mensaje a través de nuestro sitio Web de una mujer preguntando por qué los hombres se ponen tan confundidos y molestos con los problemas de la infertilidad. No todos los hombres responden de esta manera. Sin embargo, a menudo la fertilidad es algo que define el ego, especialmente para los hombres, la mayoría de ellos la relacionan con la virilidad y su rendimiento. Por ello, un diagnóstico de infertilidad a veces se siente como una amenaza a la hombría. Esto se refleja en una investigación que indica que los hombres infértiles reportan un 42 por ciento de la disminución en su nivel de satisfacción sexual.

Por lo general el estudio es menos costoso y menos invasivo para los hombres que para las mujeres. Al principio yo me negaba a que me estudiaran pero después de considerar todo lo que mi esposa tuvo que pasar —todas las preguntas, los pinchazos y los análisis de sangre— lo menos que podía hacer era llevar mi muestra al laboratorio.

Fue devastador descubrir que mi conteo de esperma era bajo. Estoy tratando de no retirarme y estoy tratando de ver esto como «nuestro» problema en lugar de solo «mi» problema. Al final del camino puede que terminemos con un hijo que tal vez no habríamos tenido de otra manera. Cuando recuerdo eso, vale la pena.

Además de sentir que su privacidad ha sido violada, algunos hombres luchan con un dilema ético, como lo describió la esposa de un pastor:

Una de las parejas en nuestra congregación fue al médico para un estudio inicial de infertilidad y les dijeron que el esposo tendría que masturbarse. Una enfermera le dio al esposo un montón de revistas pornográficas y le dijo que obtuviera una muestra de semen. Esto les hizo preguntarse si podrían continuar con el tratamiento desde el punto de vista ético. ¿Qué les digo?

Muchas clínicas tiene «cuartos de recolección» equipados con literatura y videos pornográficos para ayudar al esposo a obtener una muestra por medio de la masturbación. Muchos cristianos se oponen a este proceso debido a su asociación con la lujuria.

Algunos cristianos sostienen convicciones adicionales de que la eyaculación fuera del acto de las relaciones sexuales en el matrimonio en pecaminosa. Esta posición puede sostenerse dentro de un concepto enteramente ético y consecuente. Sin embargo, esa creencia no tiene que impedir el estudio. Una paciente escribe cómo ella y su esposo continuaron con su objetivo de tener hijos al tiempo que eran sensibles a las preocupaciones de su esposo:

Mi esposo tenía una fuerte convicción en contra de la masturbación, lo que causaba mucha frustración cuando eran tan importantes los asuntos de la recolección de esperma para las pruebas y la inseminación. Resolvimos esto pidiéndole a nuestro médico que nos recetara un «condón de fertilidad» especial y estéril o «condón para inseminación» lo que nos permitió tomar la muestra durante el acto amoroso del coito.

Como se mencionó anteriormente, los condones especiales sin espermicidas están disponibles a través de diversas fuentes. Las parejas pueden perforar estos condones con un alfiler si creen que es importante permitir la posibilidad de la concepción al tiempo que obtienen la muestra para la evaluación. Aunque el látex está lejos de ser lo ideal, este método ofrece una alternativa para obtener una muestra por medio de la masturbación. Ahora los investigadores están desarrollando un kit para el conteo de esperma en el hogar que permitirá a los hombres saber por sí mismos si su cuenta espermática es adecuada para la concepción.

Sin dudas que el esposo puede obtener esperma sin recurrir a la pornografía. Algunas esposas van con sus esposos al cuarto de recolección para ayudarlos. O si su esposa no está presente, un esposo puede llenar su mente con imágines de ella, evitando el asunto de la lujuria. Otras parejas obtienen la muestra en la casa (irónicamente, un pomo de cristal de comida para bebés es ideal para transportar la muestra) antes de llevarla de inmediato al laboratorio. Es importante mantener la muestra cerca de la temperatura del cuerpo y dejarle saber al laboratorio a qué hora se tomó el esperma. Las muestras de esperma tienen que estar frescas al llegar al laboratorio y por ende hay que hacer arreglos previos con la oficina del médico.

Una vez que el equipo médico tiene los resultados del análisis del semen, proceden de acuerdo a las conclusiones. Para el hombre con una infección en la próstata, puede que todo lo que se requiera sea un simple ciclo de antibióticos. Otros pacientes necesitan terapias hormonales como tiroides y testosterona. Los andrógenos bajos (hormonas masculinas como la testosterona y las DEHA) pueden afectar la calidad del esperma así como la libido. Los antidepresivos y los bloqueadores beta pueden causar problemas con la eyaculación, la erección y la libido, así que dejar de tomar los medicamentos o cambiarlos pudiera ser la respuesta para otros.

Como parte del análisis de esperma, algunas clínicas requerirán el examen postcoito (EPC, también conocido como el examen Sims-Huhner o el examen Huhner). Este evalúa la interacción entre el esperma y el moco cervical. El cronometraje de esta prueba es crucial; debe hacerse en aproximadamente veinticuatro horas de la ovulación o después de las relaciones sexuales. Por consiguiente las parejas «se unen» y luego corren a la oficina del médico. Entonces el clínico, con el uso de un espéculo, toman una pequeña muestra del moco cervical y la pone en un portaobjetos bajo un microscopio y la examina en busca del número de espermatozoides viables y que nadan activamente. Otros descubrimientos significativos incluyen los glóbulos blancos, los cambios de estrógenos en el moco, la calidad del esperma y la capacidad del esperma de «nadar» en el moco.

Algunos médicos le tienen una fe ciega a esta prueba mientras que la mayoría de los pacientes la detestan. Como dijo un esposo: «Es bastante difícil hacer el amor cuando su esposa espera una representación a petición real». Otro paciente observó: «Es como donarle el cuerpo a la ciencia estando vivo todavía». Algunas veces las esposas llegan coloradas, el aire lleno de feromonas, con los latidos del corazón todavía elevados. Al no tener tiempo para «disfrutar la gloria» tienen que cambiar el «lecho del placer» por la mesa de reconocimiento, con la esperanza desesperada de que la prueba dé normal ¡para así no tener que pasar por eso otra vez! Algunas parejas consideran que esta muestra es el abuso máximo a su vida amorosa.

No hay ningún lugar recóndito en mí que quede sin explorar. Las relaciones sexuales solían ser bellas y muy privadas. Ahora son degradadas y públicas. Dígame, ¿pasé? ¿Ovulé? ¿Tuvimos relaciones en el momento adecuado como usted nos indicó?

Normalmente mi esposo era el incitador del sexo. Ahora yo sentía que tenía que seducirlo y en lugar de hacer el amor, terminábamos peleando.

En mi oficina, sabiendo que este examen es difícil para las parejas, esperamos algunas llegadas tardes y algunos «fallos» totales y permitimos flexibilidad para volver a programar las citas. Aunque los estudios sugieren que no hay correlación absoluta entre «pasar» esta prueba y la habilidad de concebir, el EPC sigue proporcionando algunas pistas y cualquier pista nos ayuda a unir piezas que pueden resolver el misterio.

Si el análisis del semen revela un problema con el hombre, podemos seguir adelante para descubrir la causa. Una cirugía de diagnóstico puede revelar causas escondidas de la infertilidad masculina y una cirugía correctiva puede reparar el problema. Un varicocele puede corregirse quirúrgicamente. En otros la «tubería» no se ha desarrollado correctamente lo que impide que el esperma pase. Y algunos hombres, debido a que falta una enzima, tienen unas espermas que se coagulan y no se licuan debidamente. El lavado de esperma en la inseminación intrauterina (IIU) —un procedimiento en el cual el esperma se «lava» y luego se inyecta directamente en el útero— puede corregir este problema. Los cirujanos también pueden revertir las vasectomías o reparar un daño estructural.

Evaluación de la mujer

Obviamente, tanto el esperma como el óvulo son cruciales. Aunque evaluamos la calidad y la cantidad del esperma, también evaluamos la función ovular de la esposa. Mientras que el análisis de semen es relativamente sencillo, la prueba de la ovulación es más compleja, a menudo requiere distintos métodos. Cada clínica puede tener su propia preferencia en cuanto a cómo reúnen esta información y el orden en que se recopila. La edad del paciente también puede influir sobre el ritmo.

Evaluamos la anatomía básica de la mujer mediante un examen y mediante la ecografía. También hacemos pruebas del moco cervical en busca de glóbulos blancos que indican la presencia de una infección. Y hacemos cultivos buscando clamidia. Si identificamos problemas, puede que lo siguiente sea una intervención médica o quirúrgica.

Muchos pacientes comienzan anotando la temperatura matutina de la esposa en la tradicional tabla de temperatura basal.[3] Estas tablas, cuando se revisan al final de los ciclos infructuosos, pueden indicar la presencia o ausencia de ovulación. En lugar de ayudar a la pareja a predecir cuándo «unirse», estas tablas nos ayudan a saber si la mujer está ovulando. Aunque las tablas de temperatura basal no son exactas ni mucho menos, involucran a la mujer en una mejor comprensión de cómo funciona su cuerpo y pueden sumarse a la efectividad de otras pruebas y recomendaciones.

Teníamos suficientes tablas de temperatura para forrar una tienda de mascotas llena de jaulas de pájaros antes de descubrir que no tenía que indicar las «flechas del coito» durante todo el mes. El médico solo necesitaba saber de esto en mi tiempo fértil. Esto me ayudó a entender por qué estaba haciendo las tablas.

En un momento llegamos al punto de casi una abstinencia total. Yo ponía una X ocasional en el gráfico para que la enfermera no tuviera la impresión de que algo andaba mal en nuestro matrimonio.

Para obtener una lectura exacta, uno tiene que tomarse la temperatura temprano en la mañana antes de levantarse. Un sábado se me cayó el termómetro y rodó por debajo de la cama. Como no me podía mover mucho, tuve que despertar a mi esposo para que él se arrastrara y me lo alcanzara. Comenzó el día con un humor pésimo.

Me he tomado la temperatura durante tantos meses que la semana pasada, cuando una amiga me preguntó cuál era la temperatura, yo le dije: «Esta mañana era 36.7». Ella me aclaró que se refería al tiempo.

La temperatura matutina de una mujer, cuando se toma antes de levantarse, tiene un cambio ligero después de la ovulación. Un ciclo menstrual normalmente será bifásico en cuanto a que la temperatura basal es baja, quizá entre los 36.1 y los 36.7 grados en la primera parte del ciclo (fase folicular) y luego sube cerca de tres décimos de grados centígrados después de la ovulación (fase luteal).

La evidencia sugiere que la temperatura aumenta paralela a la liberación de progesterona en la ovulación. Por eso, cuando los ovarios cambian a la dominación de progesterona, la temperatura sube. La suma de flechas en la tabla para mostrar cuándo hubo relaciones sexuales ayuda a la pareja a determinar en retrospectiva si las relaciones ocurrieron en la ventana de la fertilidad.

No todas las clínicas usan las tablas de temperatura basal. Algunos en su lugar recomiendan los kit de ovulación.[4] Algunas clínicas usan los ultrasonidos a mitad del ciclo y otras usan una combinación de estos métodos. Si a una paciente se le está evaluando por medio de ultrasonidos, las tablas de temperatura basal son menos importantes. Algunas mujeres experimentan cierta molestia en los senos y malestar pélvico a mitad del ciclo en el tiempo de la ovulación.

Una de mis pacientes llevaba casi un año tratando de concebir cuando vino buscando ayuda. Su historia revelaba un dolor considerable cada mes en el tiempo de la ovulación. Debido a la molestia, por lo general ella evitaba el coito en esa fecha. Le sorprendió enterarse de que ese era su tiempo más fértil.

La mayoría de las mujeres también nota un cambio en el flujo vaginal por el tiempo de la ovulación. Esto sucede cuando el moco cervical responde a las hormonas fluctuantes. Cuando el estrógeno aumenta a mitad del ciclo en preparación para la ovulación, el moco cervical aumenta en cantidad y se hace más resbaloso. Si una mujer chequea su flujo vaginal notará un aumento en la «humedad» o una sensación resbalosa si coloca una pequeña cantidad del moco entre sus dedos pulgar e índice. En un ciclo normal, este moco transparente y resbaloso indica que la ovulación es inminente. (Las pacientes con ovarios poliquísticos siempre tienen este aumento de estrógeno y de sensación resbaloso y, sin embargo, nunca ovulan.)

Después que se libera el óvulo, la progesterona aumenta y la cantidad de moco disminuye. También este se vuelve turbio y pegajoso. Al evaluar el aumento del moco cervical muchas mujeres pueden cronometrar las relaciones sexuales para que coincidan con el período de mayor fertilidad. El esperma puede vivir varios días en el cuerpo femenino así que las parteras pueden estar tranquilas porque no tienen que «unirse» en el momento exacto de la ovulación.

La tabla de temperatura basal también indica si la temperatura se mantiene alta después de la ovulación, como debe ser, y cuántos días transcurren entre la ovulación y el comienzo de la menstruación. Estos pequeños hallazgos pueden ofrecer pistas para el tratamiento.

El óvulo que ya ovuló vive en la trompa de Falopio y de alguna manera atrae al esperma de doce a veinticuatro horas aproximadamente. Durante años los investigadores se han preguntado cómo el esperma puede llegar desde el útero hasta las trompas y hasta el óvulo. (Como respuesta alguien invariablemente cuenta el chiste de que el 90 por ciento de lo eyaculado permanece en la vagina porque los hombres detestan pedir direcciones.) Sin embargo, ahora tenemos algunas ideas de cómo sucede esto. Los investigadores, usando conejos, han descubierto que el esperma, como misiles en busca del calor, se dirige hacia el óvulo usando sensores de temperatura. Al parecer el lugar donde ocurre la ovulación es más cálido que otros lugares en el tracto vaginal femenino. Por ende se especula que el esperma se orienta hacia el óvulo «caliente». Estudios similares usando cerdos han mostrado que no hay diferencia de temperatura así que nadie sabe si los óvulos humanos despiden calor. Otros investigadores han descubierto que el óvulo envía un mensaje químico que los espermatozoides pueden percibir cuando están lo suficientemente cerca.[5] Sin importar cómo el espermatozoide encuentra al óvulo, este puede vivir hasta siete días dentro del cuerpo de la mujer y es capaz de fertilizar al óvulo durante los primeros tres o cuatro días.

Las pistas sobre la función de los ovarios representan una evidencia considerable para el equipo médico. Los médicos pueden evaluar la ovulación usando diferentes métodos, algunos más invasivos y precisos que otros. Sin embargo, la única prueba absoluta de la ovulación es la cosecha de óvulos durante la fertilización in Vitro o el embarazo en sí.

El estudio por lo general va de pruebas menos costosas y sencillas a exámenes más complejos y quirúrgicamente invasivos. Piense en la investigación de la infertilidad como un misterio para el cual el esposo y la esposa traen su propia cartera de evidencias y con la ayuda del equipo médico todos tratan de resolver el misterio. No todos los pacientes necesitan todas las pruebas disponibles. Los resultados de cada prueba seleccionada cristalizan el diagnóstico. Algunos resultados guiarán al equipo directamente a la terapia.

Los pacientes observadores pueden reconocer cambios sutiles y alertar al equipo médico quienes entonces determinan cuáles pruebas hacer. Síntomas como cambios en la textura del pelo, sentir frío, aumento de peso sin cambios en la dieta e incluso el estreñimiento pueden apuntar a un problema de tiroides. Esto también puede causar menstruaciones irregulares. Incluso pequeñas anomalías hormonales pueden tener ramificaciones significativas. Por ejemplo, niveles bajos de tiroides (hipotiroidismo) pueden afectar la fertilidad de manera negativa aunque los valores estén cerca de lo normal. Los distintos tipos de hormona tiroidea pueden compensarse. No obstante, el medio de ovulación puede ser inadecuado. Los exámenes de sangre proporcionan aquí la evidencia necesaria. Los problemas de tiroides se corrigen fácilmente.

Las hormonas masculinas (andrógenos), que las mujeres producen en pequeñas cantidades, también pueden tener un impacto sobre la infertilidad. Si los andrógenos están ligeramente elevados, como resultado puede haber problemas de fertilidad. Las mujeres con andrógenos elevados pueden notar una piel grasosa, acné, crecimiento del pelo en lugares inusuales e incluso cambios en el apetito sexual. A menudo los síntomas se desarrollan durante un período largo y permanecen desapercibidos. Una vez más los exámenes de sangre revelarán los niveles y si es necesario, el paciente puede tomar esteroides orales para normalizar los andrógenos.

La prolactina, una hormona involucrada en la producción y liberación de la leche materna, es alta en las madres lactantes. Sin embargo, en ocasiones una mujer intentando concebir tendrá un nivel elevado de prolactina. La prolactina, cuando está suficientemente elevada, bloquea la ovulación y en casos raros pueden indicar la presencia de un tumor pequeño en la glándula pituitaria. El médico generalmente chequeará el nivel de esta hormona, le preguntará al paciente si ha notado alguna secreción lechosa en el pezón y buscará alguna secreción lechosa o sanguinolenta en el seno. Los medicamentos orales pueden normalizar el nivel de esta hormona; solo en raras ocasiones los pacientes requieren procedimientos más invasivos.

Descubrir que yo tenía la prolactina elevada era como la máxima ironía. ¡Yo no podía tener un bebé porque mi cuerpo pensaba que estaba lactando!

El estrógeno y la progesterona reciben la mayoría del foco cuando se trata de las hormonas femeninas. El ovario produce estas hormonas de una manera compleja y sincronizada. Cuando los niveles de estrógenos y/o progesterona son anormales o no están sincronizados, la ovulación o no se produce o se produce de una manera que inhibe la concepción. Si descubrimos que la esposa no está ovulando, chequeamos los niveles de tiroides y de azúcar en la sangre. Usamos medicamentos orales para tratar los problemas de tiroides y Glucophage para estabilizar los niveles de azúcar. En este momento, asumiendo que no haya complicaciones, podemos iniciar a las pacientes en citrato de clomifeno, una sustancia inductora de baja tecnología (productos de marca: Clomid, Serophene, Milophene).

Las «hormonas mensajeras», llamadas hormonas luteinizantes (HL) y las hormonas estimulantes del folículo (HEF) regulan todas las hormonas femeninas. La glándula pituitaria segrega estas hormonas y le dice al cuerpo de la mujer qué hormonas producir durante su ciclo. El cerebro regula las hormonas mensajeras y nosotros las evaluamos por medio de exámenes de sangre. La producción anormal o las proporciones exageradas garantizan investigación y tratamiento. Estas hormonas que también están presentes en el hombre son vitales para la producción de testosterona y la maduración del esperma. Mientras que el estrógeno y la progesterona pueden suplementarse, la mayoría de los tratamientos de fertilidad se concentran en la estimulación de la ovulación al trabajar con las hormonas mensajeras.

Después de revisar todos los niveles de hormonas, si es necesario, podemos indicar la inducción de la ovulación, lo cual estimula la liberación del óvulo. Si parece que la paciente está ovulando, entonces buscamos evidencias de endometriosis (hablaremos más de esto en el capítulo siguiente).

Un tratamiento efectivo para la infertilidad requiere un diagnóstico exacto seguido de la terapia adecuada. Los sistemas reproductores masculinos y femeninos son grandemente complejos y tienen el potencial para muchos problemas. Ya que cada aspecto de este panorama general pudiera ser un capítulo en sí, animamos a los lectores a que consulten con su equipo médico y a que lean los apéndices para ver recursos adicionales de información actualizada y exhaustiva.

En un estudio de infertilidad, las investigaciones deben ser metódicas y completas antes de que podamos recomendar el tratamiento adecuado. Ocasionalmente podemos comenzar planes de tratamiento cuando todavía estamos realizando más investigaciones. Si el semen parece bueno y la ovulación parece regular y precisa y no obstante la concepción todavía no ha ocurrido, proseguimos a pruebas más invasivas y costosas.

PREGUNTAS PARA COMENTAR

1. Mientras leía este capítulo, ¿recordó usted síntomas adicionales que necesita comunicarle a su médico? Si es así, ¿cuáles son?

2. ¿Qué información omitió usted durante los exámenes iniciales porque la consideraba sin importancia?

3. ¿Qué opinión tiene en cuanto al intercambio de información entre ustedes como pareja y su equipo médico? ¿Qué cambios se necesitan?

4. ¿Están usted y su cónyuge comprometidos con lo que sea necesario para completar la investigación de la infertilidad? ¿Por qué o por qué no?

Capítulo 10

El estudio continuado

Todos los años, cuando en los EE.UU. se acerca el 15 de abril, tenemos que llenar las planillas para pagar impuestos sobre los ingresos y nos volvemos a familiarizar con las «progresiones si-entonces». La línea veintitrés pudiera decir que si usted desembolsó más de $10,000 en gastos médicos, entonces usted salta a la línea treinta y nueve. La línea cuarenta y uno dice que si usted no tiene dependientes, entonces vaya a la cuarenta y siete. Pocas veces usted va de la primera línea a la número cien en el orden numérico establecido. El orden que usted sigue depende de muchas variables.

Lo mismo sucede en el estudio de la infertilidad. Puede que usted no vaya directamente del análisis del semen a las pruebas de sangre y de ahí a los medicamentos para la fertilidad. Si el examen del semen resulta normal, el equipo médico procede a examinar a la mujer. Si los exámenes muestran que ella tiene un nivel anormal de tiroides, no hay necesidad de entregarle una receta de medicamentos para la fertilidad. Aquí haremos un bosquejo de la «progresión del uno al cien», pero entienda que dependiendo de qué pistas se encuentren en cada paso, su plan de tratamiento individual tomará un curso diferente.

Procedimientos comunes de diagnóstico

Al continuar el estudio para la mujer, el equipo médico procede a hacer varios procedimientos comunes de diagnóstico. Primero buscamos problemas estructurales. Si parece que la paciente está ovulando, puede que sospechemos algún tipo de oclusión o problema uterino, especialmente si hay una hemorragia anómala.

Histerosalpingograma

Un histerosalpingograma (HSG) puede confirmar la presencia de cicatrices dentro de las trompas de Falopio o anomalías en la cavidad uterina. El procedimiento implica inyectar un colorante a través de la vagina y el cuello del útero hasta el útero. Una vez que la cavidad uterina se llena del colorante, si las trompas de Falopio están abiertas, el fluido las llena y se derrama en la cavidad abdominal. Entonces tomamos varias radiografías que pudieran decirnos si las trompas están obstruidas y si es así, dónde. También podemos ver si la cavidad uterina tiene una forma anormal y si hay pólipos o fibromas. Según los resultados, es posible que siga una cirugía.

> *Yo tenía una hemorragia anormal así que la consulta de mi médico me hizo una cita en el hospital para un histerosalpingograma. (Supe que yo era verdaderamente infértil cuando aprendí a pronunciar esa palabra.) El procedimiento demoró menos de veinte minutos y era incómodo pero no doloroso. Pero yo me sentía como un pollo en un asador cuando me introdujeron algo y tuve que virarme. Después la prueba mostró que aunque mis trompas estaban abiertas, mi útero tenía una forma anormal lo cual explicaba por qué yo seguía perdiendo los embarazos.*

El HSG generalmente se hace en la ofician de un radiólogo o en un centro de diagnóstico de rayos X. Usualmente al paciente no se le dan los resultados en el momento de la prueba. Un radiólogo (y a veces el especialista en infertilidad) revisa después las placas y llama al paciente con los resultados. Debido a los espasmos de las trompas, en ocasiones el HSG da información falsa.

Ahora, algunas clínicas usan ecografía transvaginal (un ultrasonido transvaginal que se hace en la consulta del médico usando una sonda vaginal) e inyecta líquido en el útero para obtener el mismo tipo de información que se obtiene por medio del HSG.

Biopsia Endometrial

Otra herramienta para diagnosticar varias anomalías uterinas es la biopsia endometrial. Por medio de esta prueba podemos evaluar el tejido y el revestimiento uterino (*endo* significa «dentro» y *metrio* significa «músculo»). El endometrio o revestimiento uterino crece mensualmente en reacción a los aumentos de los niveles de estrógenos. Después de la ovulación, la hormona progesterona madura este tejido haciendo que esté exuberante y listo para el implante del embrión. En ausencia de un embarazo, el revestimiento se elimina como flujo menstrual y comienza a crecer tejido nuevo para el próximo ciclo.

Para evaluar el endometrio, el médico inserta un catéter de plástico flexible para succionar el endometrio a través del cuello del útero. Entonces se aspira una pequeña porción del tejido uterino (se genera una pequeña succión con una jeringuilla que se adjunta) en el catéter y se quita. A menudo se minimiza la molestia de la paciente con un spray que entumece ya que la colocación del catéter puede producir calambres. Las pacientes pueden tomar ibuprofeno con algún alimento alrededor de una hora antes del procedimiento. El proceso completo demora unos pocos minutos y la mayoría de los pacientes lo toleran bien.

El tejido se envía a un patólogo quien determina si el endometrio está «en fase» lo que significa que los efectos hormonales parecen adecuados para la etapa del ciclo. Los resultados anormales usualmente están asociados con hormonas y por lo general tienen que ver con la producción de progesterona. Por desgracia, a veces la muestra es inadecuada y debe repetirse.

El ultrasonido transvaginal, a veces junto con una biopsia, también se usa para obtener pistas sobre la salud endométrica del paciente. Un grupo relativamente pequeño de pacientes tiene un revestimiento fino del endometrio lo cual afecta su fertilidad. El grosor del endometrio puede medirse con un ultrasonido y compararse con los resultados del patólogo con relación al efecto de las hormonas.

El diagnóstico de la endometriosis

Para descartar los problemas anatómicos el médico busca evidencia de endometriosis, otra causa común de la infertilidad. Cuando el tejido normal de endometrio se encuentra en un lugar anómalo, la paciente tiene una enfermedad llamada endometriosis. Alrededor de 5.5 millones de mujeres en Estados Unidos tienen endometriosis y un 30 por ciento de estas sufren de infertilidad.

En la endometriosis el tejido endométrico, que debe encontrarse solo en el útero, aparece a veces en la superficie del ovario, los órganos pélvicos e incluso en los intestinos. En estos lugares el tejido endométrico no se puede desprender como en las menstruaciones normales así que se queda, crece y a menudo desencadena una reacción inflamatoria. Esta reacción puede ocasionar tejido cicatrizado o adhesiones (que es tejido que se pega donde no debiera). Una biopsia endometrial no ofrece ninguna pista con respecto a la presencia de endometriosis, ya que la biopsia se hace en tejido de dentro del útero y estos implantes ocurren fuera del útero. Por ende, el diagnóstico generalmente requiere una cirugía por laparoscopia para determinar si hay endometriosis y para evaluar el alcance y el daño de la enfermedad.

Yo le dije a mi jefe que podía ser que necesitara tomarme algún tiempo para tratar la endometriosis. Él levantó la mano y me dijo: «¡No lo quiero saber! Solo dime si es transmisible».

Desde los catorce años yo he tenido dolores abdominales frecuentes. Durante años los médicos me dijeron que el dolor era solo ideas mías. Un médico dijo que el dolor era algo natural en todas las mujeres y me sugirió que tomara Tylenol. A los diecisiete años tuve mi primera laparoscopia diagnóstica. Los resultados mostraron que yo tenía una endometriosis leve que se eliminó con láser. El dolor cesó durante un tiempo pero gradualmente regresó. Ya me han hecho cuatro laparoscopias. Ahora que soy adulta y estoy casada, vuelvo a ver al médico, esta vez por infertilidad.

Nunca he tenido ninguna molestia pero durante mi laparoscopia diagnóstica el médico descubrió que tenía una endometriosis «mediana». Yo pensaba que se suponía que las personas con esa enfermedad tuvieran un dolor que les advirtiera.

Según donde ocurra el implante, la endometriosis puede causar un dolor debilitante. Sin embargo, cerca de un tercio de las mujeres con endometriosis no tiene síntomas. La enfermedad se desarrolla con el tiempo aunque las mujeres mayores son más propensas a tenerla. Si la madre o hermana de una paciente tiene endometriosis, las probabilidades de que la paciente la tenga aumentan siete veces.

Como si todos los mitos sobre la infertilidad no fueran lo suficientemente malos, las que padecen de endometriosis enfrentan las falsas ideas de que «es la enfermedad de la mujer que trabaja», y se dice que llega por posponer el tener hijos. La verdad es que el 60 por ciento de las mujeres con endometriosis experimentan sus primeros síntomas antes de los veinticinco años, antes de que la fertilidad comience a declinar.

La conexión exacta entre la endometriosis y la infertilidad sigue siendo controversial. En algunos casos, como cuando las trompas están cerradas, podemos ver que estas impiden que el esperma llegue a su destino. Sin embargo, los pacientes con mínima enfermedad a menudo tienen problemas de fertilidad. No sabemos exactamente por qué. Algunos creen que el tejido renegado causa inflamación, lo que hace que el cuerpo llame a las «células de limpieza» que también atacan al esperma. Otra teoría es que la endometriosis afecta el interior de la trompa de Falopio. Las proyecciones diminutas, semejantes al cabello que recubren la trompa interior, parecen actuar diferente cuando se exponen al fluido de mujeres con endometriosis que cuando se exponen al fluido de mujeres sin la enfermedad. Esta teoría, de la cual hay cierta evidencia, se enfoca en una causa química.[1] Aunque no sabemos exactamente por qué las mujeres adquieren endometriosis, sí sabemos que son más propensas a padecer también de artritis reumatoidea, lupus, síndrome de fatiga crónica, fibromialgia y alergias.[2]

Las mujeres con endometriosis a menudo tienen dolores menstruales que aumentan con la edad. También pueden quejarse de que un punto en particular en su cuerpo les duele cada vez que levantan algo, hacen ejercicio o tienen relaciones sexuales.

Los índices de infertilidad están correlacionados con la gravedad de la enfermedad. Cualquiera que sea la causa, el tratamiento implica deshacerse de los implantes endométricos mediante cirugía o con medicamentos. La mayoría de los especialistas clasifican la endometriosis (mínima, leve, moderada, severa) durante la cirugía por laparoscopia. Los índices de embarazo generalmente mejoran después del tratamiento.

En algunas mujeres los implantes anómalos en realidad están dentro del músculo del útero, una enfermedad llamada adenomiosis. Esta enfermedad a menudo se presenta junto con la endometriosis clásica. Una mujer con adenomiosis puede experimentar dolores menstruales que empeoran con el tiempo. Su útero tiende a agrandarse y puede sentirse particularmente sensible durante el examen.

Algunas pacientes con endometriosis leve o moderada son candidatas a tomar medicamentos. Por lo general la concepción es imposible durante este tratamiento. El médico del tratamiento pesará los riesgos y beneficios y decidirá el mejor método para cada caso en particular. Si una paciente de infertilidad tiene síntomas significativos de endometriosis, el equipo médico puede decidir ir directo a la intervención quirúrgica.

Se ha descubierto que la fertilización in Vitro (FIV) es superior a la inseminación intrauterina (IIU) para el tratamiento de pacientes con endometriosis, especialmente para aquellas con una enfermedad severa (fase 4).[3]

Diagnóstico del síndrome del ovario poliquístico

Otra causa común de la infertilidad es el síndrome del ovario poliquístico (SOP), un problema de desequilibrio hormonal que afecta la ovulación así como otros sistemas del cuerpo. Es el problema endocrino más común de todas las mujeres en edad reproductiva, que afecta entre el 5 y el 10 por ciento de las mujeres durante sus años en edad fértil. Las mujeres con SOP o no ovulan o no ovulan frecuentemente. También tienen muestras de altos niveles de hormonas masculinas, que pueden reflejarse en acné, pelo facial y/o niveles elevados de las pruebas de sangre. Un número considerable de mujeres con SOP tienen sobrepeso.

El citrato de clomifeno (a continuación verá algo más sobre esto) es un medicamento excelente para el tratamiento del SOP. Aunque un número considerable de pacientes con SOP ovularán, solo el 40 por ciento concebirá. Los ensayos clínicos informan que para la inducción de la ovulación asociada con el SOP, es más efectiva la metformina (marca: Glucophage) más el citrato de clomifeno (de aquí en adelante Clomid) que el Clomid solo. Para el tratamiento de períodos irregulares asociados con SOP, la terapia con Glucophage puede restaurar la ovulación en la mayoría de las mujeres, aunque estas por lo general requieren alrededor de seis meses de dicha terapia antes de lograr períodos ovulatorios.

El diagnóstico de problemas inmunológicos

La inmunología reproductiva es un subénfasis relativamente nuevo, controversial y que se está expandiendo rápidamente en el campo de la infertilidad. La infertilidad inmunológica puede involucrar anticuerpos específicos que se generan para oponerse a los antígenos en el esperma o en el embrión en desarrollo. El sistema inmune del cuerpo en general protege contra bacterias invasoras, virus y otras amenazas al equilibrio normal. Pero algunas mujeres fabrican antibióticos que atacan no solo a su propio tejido (enfermedades autoinmunes) sino también el tejido que contiene el material genético del padre, como el esperma y el embrión, que el cuerpo de las mujeres reconoce como extraños y por lo tanto como una amenaza. Los anticuerpos pueden destruir estas células extrañas o pueden interrumpir el suministro de sangre al embrión, lo cual resulta en una pérdida recurrente de embarazos.

Los especialistas en infertilidad inmunológica han identificado un número de categorías de respuesta inmune que pueden dañar un embarazo. En el momento en que se escribe esto, los tratamientos para problemas inmunológicos diagnosticados han demostrado éxito limitado. Los tratamientos actuales incluyen: la terapia anticoagulantes (Heparina, aspirina) para impedir la coagulación de los vasos sanguíneos minúsculos que son cruciales al principio del embarazo; la infusión (suero intravenoso) de glóbulos blancos del padre para insensibilizar el sistema inmune de la madre de manera que no fabrique anticuerpos contra el material genético de él; y la terapia intravenosa de gamma globulina para cubrir los antígenos y así impedir que el sistema inmune de la madre acelere su acción.[4] Si su cuerpo no eleva la respuesta inmune, un embarazo puede progresar normalmente.

Si su médico sospecha la posibilidad de problemas inmunológicos, a menudo los problemas de sangre suministrarán el diagnóstico. Lo más probable es que las muestras de sangre, así como las de su esposo, sean enviadas a un laboratorio especial para evaluarse. Los resultados pueden demorar semanas.

Inducción de la ovulación

Si descubrimos que el hombre tiene un esperma saludable pero la mujer tiene períodos irregulares o no está ovulando, usualmente comenzamos con medicamentos para la ovulación. El primer medicamento que se receta es Clomid. Aunque el Clomid es un medicamento para la fertilidad, y por lo tanto un tratamiento, a veces lo usamos como parte del proceso de estudio para poder evaluar cómo el paciente responderá a este. Comparado con otros medicamentos que inducen la ovulación, el Clomid es fácil de tomar (es oral más que por inyección), es relativamente barato y no requiere una receta emitida por un especialista en infertilidad. Tiene un buen índice de respuesta. Para muchos pacientes el Clomid soluciona los problemas, hay un embarazo como resultado y todo el mundo está feliz.

El mes pasado yo comencé mi segunda vuelta con el medicamento para infertilidad llamado Clomid. El otoño pasado hice tres ciclos de estas y ahora estoy tomando una dosis doble, el placer es doble. ¿Ha oído usted el jingle para el chicle Doublemint de Wrigley? Como dice mi esposo: «Doble Clomid, la bruja es doble». Yo no puedo descubrir hoy si todos en el mundo son unos tarados o si esto es solo habladuría de la medicación.

Con el Clomid yo no me siento como loca, pero sí tengo sofocaciones.

Mi médico ni tan siquiera me refería a un especialista para hacerme más pruebas hasta que comencé el segundo ciclo de Clomid. Incluso los especialistas a menudo hacen dos ciclos de Clomid antes de probar el Clomid. Estos médicos están en las nóminas de las compañías de esta medicina.

Yo tuve una crisis de identidad. Siempre me había enorgullecido de ser estable desde el punto de vista emocional y no sabía cómo lidiar con la intensidad de la emoción. Uno ni siquiera entiende por qué llora todo el tiempo. Todavía me sorprende... las veces cuando creo que estoy bien y hablo con alguien y eso solo lo provoca. Me vuelve loca.

El Clomid, un antiestrógeno, le dice al cerebro que los ovarios están holgazaneando y entonces este envía más hormonas mensajeras a los ovarios y les dicen que produzcan más folículos con óvulos. La mayoría de las mujeres que responden al Clomid producen uno o dos folículos maduros entre siete y diez días después de la última tableta. Es aconsejable que a una paciente que esté tomando Clomid (o cualquier medicamento que induzca la ovulación) se le dé seguimiento con ultrasonido para monitorizar el número de folículos que maduren. Esto confirma que el medicamento y la dosis están funcionando y ayudando a evitar la hiperestimulación, un problema (raro con el Clomid) en el que los ovarios reaccionan excesivamente, aumentan a un tamaño peligroso y ponen en riesgo la salud de la mujer.

Aunque la gente a menudo asocia los partos múltiples con los medicamentos para la infertilidad inyectables y de más potencia, a veces puede culparse al Clomid. Pero los partos múltiples pueden prevenirse al monitorizar mediante el ultrasonido cada nueva dosis. La producción excesiva de folículos puede observarse y es posible que se le recomiende a las parejas que eviten las relaciones sexuales durante un ciclo en el que haya presentes numerosos folículos.

El Clomid tiene un largo historial de efectividad y seguridad. En un 5 y un 10 por ciento de los pacientes que usan Clomid, sí vemos un incremento en partos de gemelos aunque los partos múltiples (cuatro o más) es extremadamente raro.

Aunque los protocolos de Clomid pueden variar, la mayoría de los médicos comienza un ciclo de cinco días del medicamento entre los días tres y cinco del ciclo de una mujer donde el día uno marca el comienzo de la menstruación. Las pacientes toman tabletas de 50 miligramos diarios durante cinco días con una dosis máxima de cinco pastillas al día. Es raro que una mujer ovule con cuatro o cinco pastillas al día si no ovuló con tres pastillas al día. Así que, si una mujer no responde a los 150 miligramos por día, durante cinco días, normalmente reevaluamos y volvemos a mirar las pistas para descubrir por qué sus ovarios no están respondiendo.

El Clomid puede causar anomalías en el moco cervical (en lugar de ser transparente, copioso, resbaloso y elástico, puede ser blancuzco, menos copioso y no tan resbaloso, haciendo que este sea menos favorable para la concepción). Por eso es una buena política evaluar el moco a mitad del ciclo al menos una vez mientras la paciente esté tomando el Clomid. Además, las mujeres que han estado tomando Clomid durante muchos meses consecutivos pueden volverse un tanto resistentes a este y de hecho este se puede volver contraproducente e inhibir el proceso de ovulación. Así que, incluso si hay ovulación aparente, la paciente que ha tomado Clomid de tres a seis meses, sin que se presente un embarazo, necesita que se le reevalúe y quizá que deje de tomar el medicamento durante un mes. Un estudio ha descubierto que entre las mujeres más jóvenes de cuarenta y tres, el beneficio máximo del Clomid con la inseminación intrauterina (IIU) se alcanzó después de cuatro intentos.[5]

Inseminación artificial

El orden de las pruebas y tratamientos en el estudio de la infertilidad dependerá de qué pistas reúna el equipo médico. Por ejemplo, las parejas con un factor masculino o con problemas en el moco cervical pudieran evitar los medicamentos que inducen la ovulación e ir directo a la inseminación artificial usando el esperma del esposo. La inseminación artificial consiste sencillamente en depositar esperma en la vagina cerca del cuello del útero o directamente en el útero (IIU) con el uso de una jeringuilla. LA IIU se usa a menudo en los ensayos terapéuticos, especialmente en parejas que tienen infertilidad inexplicable.

> *Una ventaja de la fría y distante IIU es que creó una dicotomía clara en nuestra vida amorosa. Podíamos reservar las relaciones sexuales para hacer el amor. Fue bueno asociar otra vez el sexo solo con el amor.*

> *Yo detestaba tratar de concebir cuando mi esposo no estaba ni tan siquiera en el mismo código postal. Él dejaba su muestra una hora antes de que yo llegara a la consulta del médico y yo llegaba después de que ellos habían lavado el esperma. Cuando mi médico terminaba el procedimiento yo acallaba la necesidad de preguntar: «¿Fue bueno para usted? ¿Tiene un cigarrillo?» A veces era difícil no ser cínica.*

> *Un domingo por la mañana fuimos de la oficina del médico directo para la iglesia, después de una IIU. Cuando llegamos allí, un amigo preguntó: «¿Lo levantaste?» Nos quedamos petrificados de que hubiera hecho una*

pregunta de tan poco tacto hasta que nos dimos cuenta de que estaba hablando del árbol de navidad que habíamos cortado la tarde anterior.

En la IIU el hombre proporciona una muestra de esperma. Luego se centrifuga la mezcla para concentrar la esperma en una bolita, se suspende nuevamente en un medio líquido especial y se centrifuga otra vez. Este procedimiento puede repetirse varias veces y se obtiene como resultado un esperma que ha sido «centrifugado y lavado». El propósito de este proceso es para eliminar de la muestra cualquier material que pueda perjudicar el progreso del esperma o provocar una infección en el útero una vez que se inyecte. (Abundan los chistes de cómo el esperma se entrega «lavado y seco» y cuán difícil es colgar cada esperma en el cordel para que se seque.)

Cuando una pareja tiene relaciones sexuales, solo una fracción del número de espermatozoides llega al útero. La IIU aumenta ese número. El esperma lavado se coloca en un catéter que se pasa por el cuello del útero. Entonces se inyecta el esperma dentro del útero. El proceso puede hacerse en la oficina de un médico y solo demora unos minutos aunque la esposa debe permanecer acostada después alrededor de quince minutos.

Las parejas sincronizan la IIU para que coincida con la ovulación y programan una cita tan cercana como sea posible al momento más fértil de la esposa.

Después de la IIU la paciente puede tener unos dolores ligeros y/o unas manchas mínimas de sangre pero puede regresar a las actividades normales. El porcentaje de éxito depende del número de folículos maduros presentes (lo cual se puede observar por medio de un ultrasonido) y los índices de embarazo más altos provienen de aquellos que han combinado la IIU con un medicamento que induzca la ovulación.

Una vez más consideramos el escenario si-entonces. El médico pudiera recomendar Clomid con la IIU antes de hacer una laparoscopia. Pero si una paciente tiene síntomas de endometriosis o fibromas, el médico puede sugerir ir directo a la intervención quirúrgica.

Laparoscopia, histeroscopia, fertiloscopia

La última etapa del estudio de la infertilidad implica una laparoscopia diagnóstica. Atrás quedaron los días en los que los telescopios solo miraban al espacio. Ahora los cirujanos pueden observar las regiones internas usando un telescopio pequeñito, un laparoscopio.

La laparoscopia ofrece imágenes directas de la cavidad abdominal, los ovarios y las áreas externas de las trompas de Falopio. Normalmente las pacientes tienen muchas preguntas como: «¿Qué implica la cirugía?» «¿Qué nos puede decir?» «¿Cuáles son los riesgos?» «¿Es dolorosa?» Y las pacientes más dramáticas preguntan: «¿Me moriré?»

La laparoscopia es un procedimiento quirúrgico común. Por lo general se hace de manera ambulatoria, demora entre treinta minutos y varias horas, dependiendo de si hay endometriosis y de si se va a hacer algún otro procedimiento a la misma vez como la histeroscopia (mediante el cual vemos el interior del útero).

Durante la laparoscopia el cirujano inserta una aguja en la parte inferior del abdomen y se inyecta cuidadosamente dióxido de carbono en gas con el uso de un instrumento que chequea la presión. Dicho de manera simple, ponemos una burbuja de gas en el abdomen. Normalmente, los órganos abdominales se empujan hacia arriba unos a otros, así que sin la burbuja de gas, el cirujano realmente no puede ver ni hacer nada. El anestesista inclinará al paciente con la cabeza un poco hacia abajo para que el gas suba a la pelvis.

El laparoscopio es lo suficientemente fino como para insertarse a través de una pequeña incisión (aproximadamente 0.6 centímetros) cerca del ombligo. El aparato está equipado con un lente y un acoplamiento especial que transmite la luz a través del tubo. Por medio de una segunda o tercera pequeña incisión en el área de la línea de nacimiento del vello púbico, el cirujano inserta instrumentos adicionales para mover estructuras, recogerlas o estabilizarlas para una observación adicional. Cuando todo esto está en su lugar, el cirujano evalúa meticulosamente cada estructura: las trompas, los ovarios y el recubrimiento pélvico (peritoneo). El médico busca pruebas de una infección, endometriosis, cicatrices de cirugías anteriores o incluso irregularidades estructurales que la paciente puede tener desde su nacimiento.

En casi la mitad de las laparoscopia de diagnóstico el cirujano descubre anomalías, la mayoría de las cuales pueden corregirse. Hay diferentes opciones para tratar las anomalías cuando se encuentran. Si se encuentran implantes endométricos o adhesiones, algunos médicos usan láser para vaporizarlos; otros prefieren extirparlas. Según la naturaleza del problema, puede usarse la cauterización eléctrica además del láser. Puede hacerse biopsias de áreas sospechosas y los quistes del ovario pueden eliminarse o drenarse.

En ocasiones las trompas de Falopio están obstruidas lo que impide que el esperma y el óvulo se unan. Esto puede confirmarse con una de dos pruebas sencillas: la irrigación de las trompas o la cromoperturbación. Ambas pruebas implican la inyección de un colorante en las trompas para determinar si están abiertas u obstruidas. Si las trompas están abiertas, el fluido sale del final de las trompas hacia el abdomen.

A veces los ovarios desarrollan quistes o bolsas de líquido que pueden ser inocuas y solo causan un dolor leve. Pero algunos quistes causan infertilidad o problemas menstruales. Si los quistes no desaparecen después de un tiempo breve, puede que el médico quiera hacer una laparoscopia para averiguar de qué tipo son ya que algunos quistes ováricos pueden requerir que se eliminen quirúrgicamente. Los tumores del útero también pueden examinarse por medio de una laparoscopia.

La laparoscopia se puede conectar a un equipo de láser y permitir que se realice una cirugía abdominal sin tener que hacer una incisión tan grande como para que quepan las manos. El láser o rayo de luz funciona evaporando agua. Ya que los tejidos suaves son entre un 85 y un 90 por ciento agua, el láser también evapora tejidos. Con el uso del láser los cirujanos pueden quitar adhesiones, cortar fibromas del útero, vaporizar una endometriosis entre leve y moderada, abrir trompas obstruidas y destruir estructuras císticas, asumiendo que ninguno de estos sea demasiado grande o inaccesible.

La laparoscopia a menudo se combina con la histeroscopia, un procedimiento en el cual una cámara pequeña en la punta de un tubo le permite al médico mirar dentro del útero de una mujer. Con el uso de la histeroscopia el cirujano puede ver estructuras irregulares, pólipos, fibromas, adhesiones o rarezas congénitas.

La laparoscopia es el paso final en un estudio de infertilidad y muchos médicos coinciden en que el estudio está incompleto sin esta.

Una nueva herramienta investigativa es el fertiloscopio que es un visor semejante a una aguja que pasa por la pared trasera de la vagina a la cavidad pélvica. Ligeramente más grande que una aguja de hueco grande, el fertiloscopio puede usarse en la oficina del médico en conjunción con la anestesia local. Se inyecta una solución salina en la cavidad pélvica que le permite al operador examinar partes de la pelvis que pueden verse naturalmente. Si no hay adhesiones, el médico puede ver la parte de atrás del útero, los ovarios y a veces incluso los extremos de las trompas. La fertiloscopia todavía es experimental así que su utilidad todavía está por determinarse.

En este momento es importante destacar que aunque muchas consultas de médicos pueden estar equipadas para hacer el grupo inicial de pruebas y evaluaciones, puede que no estén equipadas para hacer la IIU, el lavado de esperma o ultrasonidos en serie. (Los ultrasonidos en serie son un grupo de ultrasonidos que se hacen diariamente o en días alternos para chequear la maduración del folículo hasta la ovulación o para determinar cuándo inducir la ovulación con una inyección de hormona gonadotrópica humana, (HGH). Son menos las oficinas que tienen un laboratorio que funcione los siete días de la semana. Aunque muchas parejas no comienzan la investigación inicial con un especialista de infertilidad, si pasan los meses sin un embarazo, la cuestión de qué tipo de médico deben ver se vuelve más importante. ¿Cómo sabe la pareja si necesitan un ginecoobstetra, un urólogo, un especialista en fertilidad o un endocrinólogo reproductivo? Antes de pasar a hablar del tratamiento de alta tecnología, exploraremos cómo escoger y trabajar con la tercera parte en su vida amorosa: el médico.

PREGUNTAS PARA COMENTAR

1. Después de leer sobre estas pruebas, ¿cuál, si fuera el caso, parece que pudiera beneficiarle? ¿Por qué?

2. Si usted se ha hecho alguna de estas pruebas, ¿cómo ha sido su experiencia?

3. ¿Ha tomado usted medicamentos que crea que le hayan alterado su personalidad? Si es así, ¿cómo le afectaron?

4. ¿Alguna de las citas de este capítulo coincide con su experiencia? ¿Por qué o por qué no?

5. La información que se ofrece aquí es una panorámica rápida. Para obtener información actualizada y a fondo sobre cualquiera de estos problemas, le recomendamos www.inciid.org.

Capítulo 11

El médico

El tercero en la vida amorosa de una pareja

Llevo diecisiete meses viendo a un ginecoobstetra y a veces me pregunto si sus credenciales son suficientes. Al investigar la infertilidad por mí misma descubro información que él parece no conocer. Mi esposo piensa que yo necesito «confiar en el médico» pero puede que nuestro caso vaya más allá de su capacitación. ¿Cómo puedo saber?

Esta paciente hace una pregunta importante, una pregunta que todo paciente debe sentirse libre de hacer e investigar. Hay varias razones por las cuales buscar una segunda opinión o cambiar de médico. Puede que un paciente escoja un médico con credenciales excelentes pero entonces descubre que la química médico-paciente carece de un elemento esencial. O quizá con frecuencia el personal auxiliar se queda corto. O son tan buenos que el médico les permite manejar todo el contacto con el paciente de manera que el paciente nunca ve al médico. Existen diversas razones legítimas que pueden motivar que un paciente busque a otro médico.

A menudo lo único que se necesita es una segunda opinión que le dé un vistazo fresco a todos los datos. Pero muchos médicos que comienzan el estudio de la infertilidad carecen de la instrucción especializada para darle a la pareja la mejor oportunidad de concebir cuando el tratamiento se vuelve más complicado. Al saber esto, algunas veces los amigos —especialmente otros pacientes de infertilidad— rápidamente recomiendan que se cambie de médico. Parte de lo que puede hacer que un paciente dude en cambiar de médico es la negación asociada con la infertilidad: «Seguro que nuestro problema no es tan grave». Así que hacer semejante recomendación es cuestión de arte y ciencia.

«Muchos médicos dicen que son expertos en infertilidad cuando no lo son», dice Theresa Venet Grant, cofundadora y directora de información pública del Consejo Internacional de Información y Difusión sobre la Infertilidad (CIDIDI). ¿Cómo sabe uno la diferencia entre un médico familiar, un ginecoobstetra, un urólogo y un endocrinólogo reproductivo? ¿Y cuál de estos es mejor para uno?

Requisitos para diversas especialidades

Las diversas especialidades relacionadas con la infertilidad difieren de los requisitos educacionales. En los Estados Unidos, después de cuatro años de estudios universitarios relacionados con la ciencia, un estudiante por lo general toma cuatro años más en la facultad de medicina para recibir su título de Doctor en Medicina. Después de la graduación ese estudiante se convierte en *médico*. Para especializarse en ginecología y obstetricia el nuevo médico completa cuatro años más, con muy poco énfasis en la infertilidad. Sin embargo, en este momento, el médico puede legalmente colocar una placa sobre su puerta que diga Ginecoobstetra-Especialista en infertilidad.

Entonces el *ginecoobstetra* demuestra competencia al tomar un examen escrito y puede que tome exámenes orales con el tribunal después de dos años de ejercicio de la profesión. Estos exámenes incluso pueden excluir los temas de infertilidad ya que ahora la infertilidad es una subespecialidad separada en el campo de la ginecoobstetricia. Después de aprobar el examen, el médico se convierte en un *especialista certificado en ginecología y obstetricia*. Estos médicos por lo general están bien equipados para manejar evaluaciones básicas y realizar procedimientos como la terapia con Clomid, la IIU y la cirugía por laparoscopia.

Para convertirse en *urólogo*, el graduado de la facultad de medicina debe completar cinco años de capacitación en la especialidad que se concentra en los problemas del tracto urinario del hombre y de la mujer y en los órganos reproductivos masculinos. Por otro lado, los estudios de rutina no hacen mucho énfasis en la evaluación de los pacientes de infertilidad. Para la infertilidad masculina, los urólogos con una subespecialidad en andrología son los expertos más calificados ya que han completado dos años de estudios y han pasado los exámenes para estar certificados en andrología.[1]

Un *endocrinólogo reproductivo* (ER) es un subespecialista en ginecoobstetricia con capacitación avanzada en endocrinología reproductiva e infertilidad. Mientras que el típico especialista en ginecoobstetricia recibe entre cinco y doce semanas de capacitación enfocada en la infertilidad, el subespecialista pasa de dos a tres años en el campo después de completar la residencia. Los endocrinólogos reproductivos se capacitan en procedimientos avanzados como cirugías complicadas, reversión de ligaduras de trompas y cirugías difíciles por laparoscopia. También reciben instrucción avanzada en el uso de medicamentos inyectables para la infertilidad (por ejemplo: Pergonal, Follistim, Repronex) y en procedimientos de reproducción asistida (FIV y transferencia intrafalopiana de gametos, GIFT por sus siglas en inglés). Después de un año de investigación y luego de publicar en una revista médica de fertilidad, el subespecialista se convierte en «candidato a certificarse». Entonces viene un examen escrito y uno oral para convertirse en un subespecialista certificado en el campo de la endocrinología reproductiva y la infertilidad. Por lo general vemos estos médicos altamente especializados dirigiendo clínicas de FIV. Muchos de ellos solo aceptan pacientes con referidos luego de un estudio de infertilidad.

Como usted puede apreciar, hay una diferencia enorme entre los estudios de un ginecoobstetra «especialista en infertilidad» y un endocrinólogo reproductivo candidato a certificarse o certificado.

Muchos pacientes, como aquellos en áreas rurales, no tienen acceso a un endocrinólogo reproductivo. Los grupos de ayuda al consumidor recomiendan que luego de completar el estudio inicial, si los pacientes no pueden encontrar un médico tan especializado, deben intentar encontrar un médico que dedique al menos 30 por ciento de su trabajo al tratamiento de la infertilidad.

El director de una clínica acreditada de FIV sugiere que algunos ginecoobstetras entienden y pueden evaluar bien la infertilidad; otros no. Ya que su trabajo implica trabajar con mujeres, la mayoría de los ginecoobstetras saben mucho menos de la infertilidad masculina. Él sugiere que «si usted ha estado con un médico de seis a doce meses sin un diagnóstico o un embarazo, parece razonable que busque otra opinión». Siempre es razonable buscar una segunda opinión y preguntarle a su médico si la consulta es el mejor lugar para manejar su caso.

Una vez que usted encuentre un médico cuyas calificaciones satisfagan su necesidad, pregunte el nombre del contacto en esa consulta. A veces los pacientes insisten en hablar solamente con el médico cuando hay miembros del personal altamente calificados que pueden responder muchas preguntas y son más accesibles. Llame a la persona encargada para discutir cualquier preocupación, dar seguimiento a los resultados del laboratorio, volver a chequear fechas y confirmar citas. Los laboratorios pueden cometer errores, los informes pueden perderse y de hecho se pierden o se archivan mal y las fechas cruciales pueden pasar inadvertidas. Estos errores son un tanto raros pero el proceso del tratamiento implica dolor suficiente sin los sentimientos añadidos de falta de atención o temor innecesario.

La última vez que vi a mi ginecólogo, él dijo que me iba a mandar a un especialista. Esta vez parece que se le olvidó lo que dijo. Las últimas tres veces que lo he visto él se preguntó en voz alta: «¿Ya hemos chequeado a su esposo?» Cada una de las veces le recuerdo que sí y cuáles fueron los resultados. ¿Por qué él parece no recordar una información importante?

¡Mi médico me mandó reposo en cama con ovarios hiperestimulados y luego se olvidó de mí! Después me pidió disculpas pero no fue hasta que falté un par de días extra al trabajo donde me pagan por el número real de horas trabajadas. Yo sé que los errores ocurren pero es difícil no estar un poco amargado. Para él yo solo soy una de muchos pacientes pero el tratamiento es cuestión de mi vida entera.

Un paciente informado puede ser muy valioso y puede añadir mucho a la eficiencia de la evaluación e incluso al éxito de la terapia. Nadie conoce su cuerpo o sus síntomas como usted, y nadie podrá llevar sus datos tan meticulosamente como usted.

Las consultas de los médicos y las clínicas de infertilidad pueden ser lugares ocupados, que parecen impersonales. Aunque la mayoría de los profesionales involucrados en esta especialidad desean un resultado victorioso, seguir la pista de un gran número de resultados de laboratorio y de los días del ciclo, constituye un desafío. Así que infórmese y haga preguntas con libertad para comprender el plan y los procedimientos.

Solía ofenderme cuando mi médico no podía recordar mi caso sin mirar la historia clínica. Después de todo, yo me aferraba a cada palabra que él decía y rumiaba nuestra conversación completa hasta su próxima visita. ¿Cómo podía él olvidarme tan fácilmente? Entonces comencé a trabajar en un lugar donde yo entrevistaba a cientos de personas en una semana. Vi cuán difícil era intentar recordar tantos nombres y situaciones sin consultar mis notas.

Yo escuché a una paciente dándole una reprimenda a su médico porque

este planeaba estar fuera de la ciudad durante el tiempo en que ella ovula-
ría. Él dijo que su socio estaría presente para ocuparse de sus necesidades
pero a ella no pareció importarle. Lo irónico del asunto era que él estaría
fuera de la ciudad para asistir a una reunión profesional de médicos.

La investigación de información sobre la infertilidad les da a muchos
pacientes una sensación de autoridad y ellos leen solo pensando en sí mismos, algo que un médico nunca podría hacer. Esto puede llevar a buenas
preguntas y a informar cambios importantes en los síntomas lo cual ayuda
al médico a hacer adaptaciones efectivas en el tratamiento. Sin embargo,
los pacientes deben reconocer que no todo el consejo de los libros, amigos
o la Internet son realmente pertinentes a su circunstancia en particular. Las
revistas médicas están mucho más actualizadas que la mayoría de las publicaciones populares así que mantenga un tono interrogativo más que insis-
tente con su equipo médico. El equipo bien calificado que está examinando y evaluando sus resultados de laboratorio es por lo general la mejor
fuente de información médica. Aprender a evaluar y aplicar los datos de
publicaciones médicas bien acreditadas requiere una preparación considerable; intentar hacer un diagnóstico certero usando información anónima
de alguien que escribe para una revista es una verdadera locura.

Aunque es adecuado que los pacientes tengan grandes expectativas
para con la persona a quien ellos creen que le están financiando los pagos
mensuales de un Jaguar, también es importante tener expectativas realistas
con respecto a lo que cualquier médico puede hacer. Las relaciones médico-paciente mejoran a menudo cuando tanto el esposo como la esposa hacen que ver al médico juntos sea un prioridad. Dos pares de oídos pueden
escuchar la misma conversación de manera diferente, por lo general con
mejores resultados. Los pacientes tienen la responsabilidad de cuidar de sí
mismos, de buscar cuidado cuando tienen problemas, de mantener al médico informado de cualquier síntoma y de seguir el tratamiento recetado. Al
final el esposo y la esposa son los administradores de su propio cuidado.

Según las preguntas surjan a lo largo del mes, anótelas y traiga la lista
consigo. Solo recuerde que hacer una lista de preguntas de cuatro páginas, a
un solo espacio, ordenada de manera aleatoria y «pasar solo para conversar»
hará que su médico quiera ir en dirección contraria cuando usted aparezca.
Hágale al médico solo las preguntas que sean más importantes para usted.

Deje las preguntas restantes para una llamada a la enfermeras o progra-
me una cita solo para hacer consultas. En dicha sita, usted no tiene que quitarse la ropa ni sentarse en la camilla, no le hacen ninguna prueba ni tiene

que pasar por ningún procedimiento. En cambio, es su oportunidad de pedirle al médico que examine su tratamiento y responda a sus muchas preguntas. Aunque hay un honorario para dicha visita, vale la pena que se traten sus preguntas y preocupaciones sin la ansiedad de un procedimiento pendiente o de un examen invasivo. A algunos pacientes les resulta útil programar una cita así cada dos o tres meses.

Los pacientes también tienen derechos. En la actualidad no hay una ley oficial, ejecutable que detalle los derechos de los pacientes. Pero, sin dudas, usted puede prescindir de sus servicios si recibe un cuidado de calidad inferior.

¿Cuáles son algunos de sus derechos? Usted tiene el derecho a una atención respetuosa. Usted tiene derecho a recibir información sobre su tratamiento y pronóstico. Usted tiene derecho a rechazar un plan de atención y a esperar que su caso se maneje con confidencialidad. Y usted tiene derecho a saber cuánto costarán las opciones de su tratamiento antes de que llegue la factura. Usted también tiene derecho de revisar y hacer copias de su historial médico.

> *Mi médico me recetó progesterona. Cuando leí el embalaje me quedé aterrada. Uno de los posibles efectos secundarios era «deformaciones en los hijos». Otra paciente de infertilidad me sugirió que buscara otro médico. Al final, el embalaje estaba haciendo una advertencia contra la progesterona sintética y mi médico me había recetado la progesterona natural, se sabe que es perfectamente segura. Un médico más cuidadoso me hubiera advertido. Pero no valía la pena dejarlo por eso.*

> *Yo recibí alguna literatura anti-FIV que decía que el 70 por ciento de todos los embriones mueren durante el proceso de la FIV. El autor había tomado la tasa de éxito del 30 por ciento —sin tomar en consideración los ciclos en los que no ocurrió fertilización— y asumió que esos significaban una tasa del 70 por ciento de la muerte en los embriones. En la calle hay mucha información incorrecta.*

Mejorar la fertilidad sin medicina

Es muy probable que surjan preguntas de los que usted lea o escuche y es perfectamente adecuado que usted traiga sus preguntas al equipo médico en busca de aclaración. Sin embargo, usted puede dar algunos pasos por su cuenta para mejorar su fertilidad. Las preguntas y respuestas siguientes pudieran ayudarle a hacerlo.

¿Debo cambiar mi dieta?

Cada mes, al comenzar mi período, piensa en todas esas barras de chocolate y en todas las Pepsis a las que renuncié para…¿qué? Nada. Parece un desperdicio tan grande.

Comer bien siempre contribuirá a la salud general de su cuerpo. Si la grasa de su organismo es muy alta o muy baja, hacer ajustes mejorará su fertilidad.[2] Además, la cafeína afecta la fertilidad. Los estudios difieren en cuán prejudicial es su efecto —si los pacientes pueden consumir dos tazas de café al día o si necesitan limitarse solo a una— pero sin dudas que tres o cuatro tazas es demasiado si usted está tratando de concebir. Recuerde que el chocolate, el cacao, algunos refrescos, el té negro y el verde contienen cafeína. Científicos en Dinamarca descubrieron que las mujeres embarazadas que tomaban ocho o más tazas de café al día tenía un riesgo dos veces mayor de tener niños nacidos muertos en comparación con las mujeres que se abstenían de tomar café.[3] Las mujeres que intentan concebir también deben limitar su consumo de atún.

Las mujeres que consumen alcohol deben dejarlo. Incluso las tomadoras moderadas tienen menos índices de fertilidad que las mujeres que se abstienen.

¿Los alimentos naturales mejoran la fertilidad?

Algunas hierbas que se venden sin receta en realidad pueden disminuir la fertilidad tanto en los hombres como en las mujeres que las toman. Los investigadores han descubierto que altas dosis de equinácea, ginkgo y corazoncillo (*St. John's Wort*), en particular, afectan la capacidad del esperma de penetrar el óvulo y también parecen causar mutaciones genéticas en el esperma.[4] Los investigadores usaron óvulos de hámster en lugar de óvulos humanos y los datos de los animales no siempre coinciden con los de los humanos. El estudio también tuvo varios fallos. No obstante, solo porque algo provenga de una tienda de alimentos naturales, no quiere decir que sea bueno para nosotros. Debido a cuestiones del control de la calidad, muchos médicos dudan en recomendar o apoyar el uso de remedios homeopáticos antes de que se hayan estudiado por completo. El contenido exacto de dichos remedios puede ser todo un misterio y algunos ingredientes pudieran ser malos para su salud.

No obstante, si la baja fertilidad está vinculada a un desequilibrio hormonal o a deficiencias nutricionales, los suplementos nutritivos pueden desempeñar un papel importante en el tratamiento. En este momento se está investigando, particularmente con el ácido fólico, las vitaminas E, B6 y B12; el hierro, el magnesio, el zinc, la L-arginina; el chasteberry, el té verde y el selenio para determinar exactamente qué ingredientes o combinación de ingredientes pudiera ser mejor para aumentar la fertilidad.

¿Debo tomar vitaminas? Unas buenas multivitaminas serán un suplemento a su dieta pero no deben reemplazar a los hábitos saludables de comer. Asegúrese de tomar vitaminas que *no excedan* las 5,000 unidades internaciones de vitamina A, pero que sí incluyan tanto ácido fólico como vitamina B12. Los niveles altos de ácido fólico en la sangre en las mujeres embarazadas pueden disminuir el riesgo de abortos. Se aconseja a las mujeres que tomen suplementos de ácido fólico antes y durante el embarazo para prevenir los defectos de nacimiento.

Advertencia: Proceda con cuidado cuanto encuentre alguna compañía que venda vitaminas y que diga que hay relación entre su producto y un aumento de la fertilidad.

> *Todo mi estilo de vida cambió cuando entré en el tratamiento de la infertilidad. Comencé a comer de forma totalmente saludable, a tomar vitaminas, ningún refresco gaseosos, cero cafeína, cero comida chatarra, dejé de cargar cosas pesadas, químicos de limpieza, dejé de limpiar la caja del gato, no más colcha eléctrica. Hice lo habido y lo por haber. Yo quería hacer todo lo que pudiera para estar saludable.*

¿Aumentan la fertilidad los suplementos de zinc? El zinc se usó en el pasado para tratar algunos tipos de infertilidad y aunque el zinc no siempre puede funcionar, es posible que ayude a algunos hombres.[5] Carecemos de información fidedigna pero un suplemento multivitamínico que contenga zinc, no megadosis de zinc, pudiera tener algunas ventajas. Típicamente, cuando aumentan los niveles de plomo en la sangre, los niveles de zinc disminuyen. Y la exposición al plomo pudiera causar algunos casos de la infertilidad masculina inexplicable al afectar el esperma. Los hombres con niveles altos de plomo pueden disminuir dichos niveles al tomar suplementos de zinc. La exposición al plomo puede ocurrir mediante el contacto con tuberías de plomo, pinturas, vidriado de cerámicas, peltre y algunos tipos de utensilios metálicos. Además del plomo, hay otros peligros ambientales que deben evitarse como la exposición a pesticidas y los esteroides. Y

consulte con su médico con relación a cualquier medicamento que usted esté tomando.

¿Hay otros factores ambientales que yo debiera evitar? Cuando coma fuera, considere pedir otra cosa que no sea tiburón, aguja o pez espada. Un grupo de investigadores descubrió que el 35 por ciento de las mujeres con infertilidad inexplicable y casi un 40 por ciento de los hombres cuyo análisis de semen mostró anomalías, tenían niveles más altos de mercurio en la sangre que sus contrapartes fértiles. También descubrieron que los hombres y las mujeres con mayores niveles de mercurio en la sangre comían la mayor cantidad de mariscos.[6]

Un equipo de investigadores canadienses y estadounidenses ha vinculado un disolvente de amplio uso industrial y doméstico con la infertilidad masculina. Los investigadores sospechan que el tricloroetileno (TCE) —un disolvente que se usa industrialmente para limpiar metales (los mecánicos de carro lo usan para quitar la grasa) y que se encuentra con frecuencia en productos de consumo como diluyentes de pinturas, quitamanchas y líquidos para limpiar alfombras— se concentra en el sistema reproductivo masculino donde impide el crecimiento de un esperma saludable y viable.[7]

Los perfumes también pueden contener toxinas. Se descubrió que treinta y cuatro artículos de perfumería contenían ftalatos, los cuales aumentan la capacidad de la fragancia del perfume para que este dure. Los cosméticos que usan las formas más potentes de ftalatos se han prohibido en algunos lugares por la preocupación de que causen anomalías en hasta un 4 por ciento de los bebés masculinos. Los científicos creen que los ftalatos pueden absorberse en la corriente sanguínea de la mujer por medio de la piel o por inhalación.[8]

¿Puede ser dañino el ejercicio? Usted necesita hacer el ejercicio adecuado pero las mujeres que ejercitan demasiado tienen períodos leves o inexistentes y dejan de ovular. Las mujeres bajo tratamiento deben hacer ejercicios de manera moderada. Los hombres parecen tolerar más ejercicio sin los resultados negativos que las mujeres. Sin embargo, los hombres a los que les gusta montar bicicleta, deben prestar atención. Un número creciente de estudios vinculan el ciclismo de montaña y el ciclismo de larga distancia con un descenso en la fertilidad. Lo mismo se cumple con manejar camiones por largas distancias. En el caso de los hombres la conexión entre ejercicio-infertilidad está más relacionada con una elevada temperatura testicular. Y permanecer sentado durante mucho tiempo hace que la próstata sea

más vulnerable a una infección. Aquí entra en juego el estrés físico de carreras de bicicleta. En un estudio que se hizo utilizando ultrasonido, 88 por ciento de los ciclistas tenía anomalías del escroto incluyendo quistes, calcificaciones y venas varicosas. Compare eso con aproximadamente el 25 por ciento del grupo de control.

¿Qué pasa con el hábito de fumar? Además de tener un efecto negativo en su salud en general, fumar tabaco también aumenta el riesgo de infertilidad en la mujer. Los efectos de fumar y de aspirar el humo de otros fumadores en la fertilidad masculina son menos claros pero la evidencia apunta a que también afecta la fertilidad en el hombre. Y el fumar marihuana, ya sea por parte de un hombre o de una mujer, tiene un efecto negativo sobre la fertilidad.[9]

¿Dañará mi cuenta espermática el usar un jacuzzi? Cada vez que aumente la temperatura de los testículos durante períodos de tiempo prolongados, usted tiene un riesgo más alto de infertilidad, ya que el calor cambia el proceso de la formación del esperma. Evite las duchas largas, calientes y el uso frecuente de jacuzzis y saunas. Puede ser de ayuda usar calzoncillos tipo short en lugar de los calzoncillos ajustados o shorts de spandex. Sin embargo, no espere resultados instantáneos porque el proceso de producción de esperma toma varios meses.

¿Causa infertilidad la píldora anticonceptiva? Parece no haber relación entre los problemas de fertilidad y los anticonceptivos orales usados durante cualquier cantidad de tiempo. En efecto, los que usan estas pastillas tienen una incidencia reducida de embarazos ectópicos (en las trompas), lo cual puede tener riesgo de muerte, así como una incidencia reducida de cáncer en los ovarios y en el útero.[10]

¿Es posible tener relaciones sexuales con demasiada frecuencia? —es decir, cuando se está intentando concebir? En el momento de la ovulación, la recomendación general es tener relaciones sexuales cada treinta y seis horas. Un número más frecuente de relaciones sexuales pudiera reducir el número de espermatozoides saludables. Una cuenta espermática robusta que sea ligeramente inferior debido a las relaciones sexuales frecuentes por lo general no representa un problema. Pero si el conteo de esperma del esposo es alrededor de 20 millones y las relaciones sexuales diarias lo bajan a 15 millones, pudiera haber razón para una verdadera preocupación.

Algunas parejas evitan las relaciones durante las primeras dos semanas del ciclo para «ahorrar» más esperma. Pero ya que el esperma muere después de varios días, esta práctica en realidad reduce el número de espermatozoides saludables en cada muestra.

En otros momentos del mes, la frecuencia de las relaciones no tiene ningún efecto sobre la fertilidad.

¿Tenemos que tener ambos un orgasmo para que ocurra la concepción? No. En la concepción normal solo el esposo tiene que tener un orgasmo para que ocurra la concepción. La eyaculación es crucial para la fertilización, pero se han concebido muchos bebés en ausencia de un orgasmo femenino.

¿Dañan los lubricantes nuestras posibilidades de concebir? Tal vez. Así que evite los lubricantes y las duchas vaginales en las épocas de fertilidad. Los lubricantes pueden dañar la capacidad del esperma de nadar hacia el tracto reproductivo femenino.

¿Es verdad que la reversión de la vasectomía raramente tiene éxito? No. Con la llegada de la cirugía microscópica, las estadísticas de la reversión de la vasectomía son bastante alentadoras. Un informe de las Instituciones Médicas Johns Hopkins sugirió que los pacientes tienen una posibilidad de engendrar un hijo mayor que cincuenta-cincuenta después de una reversión de vasectomía. Las personas que han tenido procedimientos de esterilización seguidos de circunstancias de la vida como el divorcio o la muerte de un cónyuge, a veces quieren expandir su familia. Sin embargo, mientras más el hombre espera para hacerse la reversión, menores son sus posibilidades de que el procedimiento funcione».[11]

¿Hay un vínculo científico entre la fertilidad y la oración? Parecería que sí. Los investigadores de un estudio descubrieron que en una clínica de FIV tenían índices más altos de embarazo cuando, sin que ellas lo supieran, perfectos desconocidos oraban por su éxito.[12] En el estudio los investigadores descubrieron que de las 199 mujeres involucradas aquellas por las que se oró salieron embarazadas el doble de las veces con respecto a aquellas que no eran el foco de la oración. Los investigadores dijeron que inicialmente dudaron en informar sus resultados pero al final decidieron que la información era demasiado significativa como para ocultarla. Ninguna de las pacientes conocía del estudio ni tampoco el personal médico que las trataba.

Aunque la información es demasiado preliminar para nosotros como para que sea dogmática, sin dudas apoya el pedirle a sus amigos, familia y miembros de la iglesia que oren por usted. Y, por supuesto, siga orando por usted mismo. Esto no solo profundiza su relación con Dios sino que tiene el beneficio extra de mejorar la salud y el funcionamiento del cerebro.

El trabajo con compañías de seguro

Una faceta de trabajar con el equipo médico es manejar los problemas de seguro. Aprender todo lo que pueda sobre sus opciones de seguro puede ahorrarle mucho dinero.

> *Antes de buscar ayuda médica supimos que nuestra póliza de seguros cubría el diagnóstico pero no el tratamiento de la infertilidad. Ya que estábamos en la etapa del diagnóstico, asumimos que nos cubrirían, así que mi esposo fue al urólogo. El código de diagnóstico asignado fue «infertilidad», lo cual no supimos hasta que las facturas comenzaron a llegar. Sin embargo, mi esposo tenía un problema médico subyacente que estaba causando la infertilidad. Después de que habíamos pagado más de $2000.00, el médico hizo un diagnóstico final: «Obstrucción, enfermedad genital masculina». Si yo hubiera estado más involucrada desde el comienzo, quizá no hubiéramos tenido que pagar todo ese dinero.*

Según el Centro Nacional para Estadísticas de la Salud (NCHS, por sus silgas en inglés), aproximadamente 5.4 millones de parejas experimentan infertilidad cada año. De esos, menos de dos millones buscan ayuda en la comunidad médica. Sin embargo, si usted está entre esos 2 millones que buscan ayuda, se le van a acumular unas cuantas facturas médicas.

El dolor del tratamiento es lo suficientemente malo, y entonces el estrés financiero comienza a aumentar. No hay ley federal que requiera cobertura de seguro para los tratamientos de infertilidad. Sin embargo, en el momento en que se escribe este libro, quince estados requieren que los planes de salud ofrezcan algún tipo de beneficios para la infertilidad. Algunos estados solo requieren cobertura para las FIV; otros la requieren para el diagnóstico pero específicamente excluyen la FIV. Recursos como RESOLVE (www.resolve.org) y el Consejo Internacional de Información y Difusión sobre la Infertilidad (www.inciici.com) ofrecen información sobre la defensa del seguro.

> *Mi compañía de seguro se rehusaba a pagar algunos de mis exámenes de sangre porque la infertilidad no estaba cubierta. Cuando les dijimos que*

estábamos tratando de descartar problemas de tiroides, que es la verdad, revocaron su decisión e hicieron el cheque.

Si yo me puedo ahorrar un peso, ahí estoy. Me he sentido tan impotente al ver a mi esposa llorar cada mes. Pero manejar las batallas con el seguro es algo que yo puedo hacer.

Yo representé a una mujer que se había hecho una laparoscopia debido a dolor pélvico. La compañía de seguro negó la reclamación argumentando que era por tratamiento de infertilidad. Al llevar la reclamación al proceso conciliatorio, al final, la compañía pagó los beneficios. Pudimos demostrar que la laparoscopia no se hizo por infertilidad sino por dolor pélvico. Lo que es más importante, el contrato solo excluía el «tratamiento» de infertilidad. Ya que el procedimiento era de diagnóstico, la compañía de seguro determino que le correspondía hacer el pago.

Mi plan de seguro cataloga la infertilidad «electiva», poniéndola en la misma categoría que las cirugías para quitar la barriga. Creo que es especialmente triste que cubran los abortos pero no la infertilidad.

Al trabajar con la consulta del médico y con las compañías de seguro, usted, el consumidor, tiene derechos. Y con los derechos vienen las responsabilidades. Permanezca informado para que pueda manejar su propia atención médica. Sea honesto en todos sus tratos. Puede que no tenga tanto control como quisiera sobre su infertilidad, pero sí lo tiene con respecto a obtener la mejor atención posible. Hacerse cargo de su fertilidad le ayudará a reducir algunos de los sentimientos de impotencia que acompañan al proceso tan estresante del tratamiento.

También es importante tener expectativas realistas, un desafío particularmente difícil cuando hay tanto en juego. Como escribió una paciente: «Yo quiero que mi médico sea lo suficientemente joven para tener toda la instrucción nueva pero lo suficientemente viejo como para tener mucha experiencia. Quiero que él siempre esté disponible, sin embargo, espero que tenga equilibrio suficiente para llevar a su familia de vacaciones, siempre y cuando las vacaciones no coincidan con la mitad de mi ciclo. ¡Sin dudas yo detestaría ser mi médico!» Cuán adecuada es la oración del rey David: «Sean mi protección la integridad y la rectitud, porque *en ti he puesto mi esperanza.*» (Salmos 25:21, énfasis del autor).

PREGUNTAS PARA COMENTAR

1. ¿Cuáles son las credenciales de su médico?
2. ¿Qué cubre su seguro y qué está excluido?
3. ¿Ha sentido usted o su esposo que su médico no estaba calificado o era incompetente para manejar su caso? Si es así, ¿cómo?
4. ¿Tiene usted confianza en la atención que se le brinda? Si no, ¿por qué no? Si la respuesta es sí, ¿por qué?
5. ¿Ha buscado usted una segunda opinión? En base a lo que acaba de leer, ¿vale la pena una segunda opinión? ¿Por qué o por qué no?
6. ¿Qué preguntas tiene usted para su médico? ¿Necesita hacer una cita solo para consultar?
7. ¿Qué espera usted de su equipo médico? ¿Son sus expectativas razonables?
8. ¿Por lo general toma usted un rol pasivo o activo en su tratamiento? ¿Por qué? ¿Respondería su cónyuge esta pregunta de la misma manera que usted?
9. ¿Necesita usted dar pasos para mejorar su salud en sentido general? Si es así, ¿cuáles?

Capítulo 12

LO MÁS NOVEDOSO

TRATAMIENTO DE ALTA TECNOLOGÍA

La mayoría de las parejas que llegan hasta el punto de usar tecnologías reproductivas asistidas lo hacen habiendo enfrentado ya las estribaciones de una vida amorosa dañada, traumas emocionales y crisis espirituales. Ahora deben enfrentar el monte Everest de dilemas financieros, relacionales, sociales, espirituales y éticos que acompañan a estos tratamientos de alta tecnología. En este momento del tratamiento, casi toda la vida se examina bajo la perspectiva del tratamiento de la infertilidad.

Después que una pareja ha soportado el estudio de la infertilidad y quizá lleva meses con tratamiento, si no años, y todavía no tienen un embarazo viable, puede que el médico recomiende opciones de tratamiento de alta tecnología, conocidas como tecnologías reproductivas asistidas (TRA). Ya hemos hablado de la inseminación intrauterina (IIU), una de ese tipo de tecnologías. Ahora iremos al siguiente nivel de opciones que incluye medicamentos inyectables y las diversas formas de la fertilización in Vitro (FIV).

Los «pejes gordos»

Cerca del 40 por ciento de los pacientes de infertilidad padecen de problemas ovulatorios. El proceso de ovulación comienza con la glándula pituitaria —que se localiza en la base del cerebro, directamente sobre la parte de atrás de la garganta— la cual produce hormonas que estimulan al ovario (véase la fig. 1). El hipotálamo, una parte del cerebro que regula la pituitaria, le dice a esta que libere dos hormonas pertinentes: la hormona luteinizante (HL) y la hormona de estimulación de folículo (HEF), también llamada gonadotrópicas. Estas hormonas le dan una señal al óvulo para que se

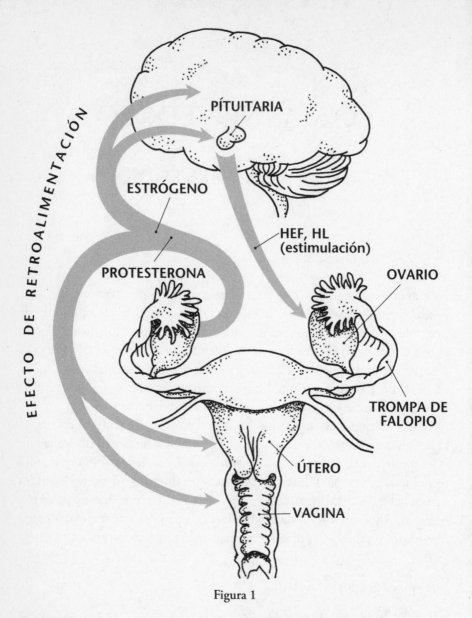

Figura 1

desarrolle en el ovario, un acontecimiento que va acompañado por el aumento del nivel de estrógenos en la sangre.

Aunque el óvulo es microscópico, crece dentro de un folículo que podemos ver y medir con un ultrasonido transvaginal (véase la fig. 2). Las pacientes pueden reconocer el folículo como un círculo negro en la pantalla y a menudo preguntan: «¿Eso es normal?» y de hecho es tanto normal como esencial.

Cuando el óvulo se desarrolla completamente y el estrógeno llega a un punto crítico, un impulso de HL, una de las dos hormonas mensajeras clave, le indica al folículo que libere el óvulo. Ese acto de «liberación» es la ovulación. Entonces el óvulo viaja del ovario y, asumiendo que una trompa de Falopio esté funcionando, unos dedos delicados (fimbria) lo recogen o se pega a estos y lo arrastran por el pasillo abierto de la trompa. El folículo vacío que sostenía el óvulo entonces comienza a producir progesterona, la hormona que se necesita para sostener un embarazo. Si no ocurre un embarazo, los niveles de progesterona caen y provocan que comience la menstruación.

La inducción de la ovulación implica el uso de una serie de hormonas para simular el proceso natural de estimulación de los ovarios para producir un óvulo(s) maduro(s) que entonces puede ser fertilizado. Tanto aquellas mujeres que no ovulan o cuya ovulación es irregular y aquellas con infertilidad inexplicable, son candidatas para un método de tratamiento agresivo que produzca la ovulación.

El médico puede comenzar con una opción de baja tecnología: Clomid. Si eso no funciona, llegó el momento de los «pejes gordos»: los medicamentos inyectables para inducir la ovulación, algunas veces se les llama «los inyectables».

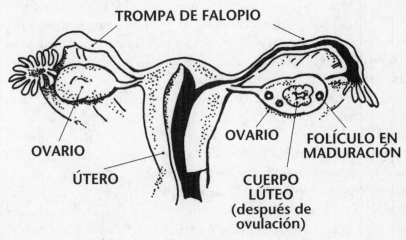

TROMPA DE FALOPIO

OVARIO

ÚTERO

OVARIO

FOLÍCULO EN MADURACIÓN

CUERPO LÚTEO (después de ovulación)

Figura 2

Bancarrota por inyección

Aunque un ciclo de ovulación normal requiere la liberación ajustada de las cantidades precisas de HEF y HL, las compañías farmacéuticas han purificado y sintetizado estas hormonas mensajeras de una manera inyectable.[1] Estos medicamentos originalmente requerían una inyección intramuscular (aguja grande, inyección profunda); ahora se pueden administrar de manera subcutánea (aguja pequeña, inyección superficial).

Los inductores de la ovulación pueden usarse con varios métodos. El método de la estimulación, usando gonadotrópicas (HL, HEF) puede usarse solo, junto con la IIU o como parte de la «receta» para las tecnologías reproductivas asistidas, como la FIV. Con el uso de estos medicamentos se puede estimular directamente el ovario como si la pituitaria no existiera.

Este método poderoso, costoso, debe emprenderse con mucho cuidado.[2] En la ovulación normal el cuerpo tiene mecanismos que apagan la Pituitaria cuando se segrega suficientes hormonas mensajeras (HL, HEF). Sin embargo, cuando pasamos por alto estas válvulas de seguridad al inyectar directamente las hormonas, debemos evitar posibles complicaciones por medio de un seguimiento detallado de los niveles de hormona en la sangre junto con la monitorización a través del ultrasonido. Una paciente que reciba estos medicamentos puede desarrollar diez, veinte o más óvulos que alcancen la madurez en un solo ciclo.

Varios productos contienen o bien HEF y HL o HEF pura. Cada equipo médico tiene sus propias preferencias en cuanto a qué usar cuándo, así que difiere en lo que su médico opine que sea lo mejor en su caso.

Por lo general, los inyectables se administran diariamente en un período recomendado del siclo. Por comodidad, muchas pacientes se ponen ellas mismas las inyecciones, hacen que sus esposos lo hagan o buscan una enfermera o amiga que esté dispuesta a ayudar. El equipo médico observa el desarrollo de los folículos mediante el uso único de ultrasonidos en serie o en conjunción con los niveles de estrógeno en la sangre.

El equipo médico puede ajustar la dosis de HEF/HL diariamente para que un número óptimo de folículos alcance la madurez. Una vez que los quistes que contienen los óvulos sean del tamaño adecuado (y/o el estrógeno llega al nivel apropiado), la paciente recibe una inyección que simula el impulso natural de HL para que comience la ovulación. Por lo general, la ovulación ocurre entre veinticuatro y treinta y seis horas. La mayoría de las clínicas usan gonadotropina crónica humana (GCH) para esta inyección. Sería útil saber que esta hormona es idéntica a la que se chequea cuando se hace una prueba de embarazo, así que si usted se hace una prueba doméstica de embarazo en este momento y durante algún tiempo después, dará positiva. ¡Esto no quiere decir que usted está embarazada!

Después de la inyección, las pacientes reciben instrucciones específicas con respecto al momento de las relaciones sexuales o la IIU.

Mi esposa y yo bromeábamos sobre los lugares incómodos donde «lo hemos hecho». No, no me refiero a las relaciones sexuales. Me refiero a los lugares donde le he puesto su inyección diaria de hormona. Hasta la fecha, el lugar más apretujado fue en el baño de un avión.

Cuando comencé el tratamiento por infertilidad secundaria mi médico me recetó Clomid. Cuando eso no funcionó, pasé al Pergonal y después al Metrodin. Parecía raro preocuparme de que nunca tendría otro hijo y a la misma vez temer que terminaría con seis en un embarazo. El tratamiento implicaba inyecciones diarias además de ultrasonidos y análisis de sangre. Dio lugar a programarme pesadillas en el trabajo. Afortunadamente el seguro cubría mucho, de lo contrario, nos hubiera costado varios miles de dólares al mes.

Contar el precio de los inyectables

Típicamente las parejas consideran dos factores fundamentales cuando cuentan el precio de los inyectables. El primero es el precio monetario y el segundo es el posible riesgo de cáncer.

Yo tengo amigos que no han podido hacer el tratamiento por cuestión de dinero y es devastador. Los tratamientos de alta tecnología han quedado relegados para la gente de mejor posición y las personas con seguro. Es injusto que alguien no pueda hacer el tratamiento solo porque no pueda pagarlo.

Precio. Algunos pacientes han encontrado medicinas de calidad a menor precio en farmacias estadounidenses en línea, de buena reputación. La Asociación Nacional de Juntas de Farmacia verifica la licencia de las farmacias en línea a través de su programa VIPPS (Sitios verificados del ejercicio de farmacia en la Internet), así que busque su aval en cualquier farmacia en línea que esté considerando.

Varios negocios ofrecen préstamos a bajo precio para parejas en tratamiento.[3] Además, los fabricantes de medicamentos para la fertilidad ocasionalmente ofrecen ayuda para parejas con ingresos limitados.

Si el precio de la inducción de la ovulación solamente es alto, el precio de la FIV es enorme. El precio promedio por ciclo de FIV está cerca a los

$10,000. Como promedio, los pacientes pagan un estimado del 85 por ciento del precio de la FIV.[4] En los estados en que se requiere cobertura de seguro para las FIV, las parejas se someten a FIV tres veces más pero en cada ciclo se transfieren menos embriones lo cual trae como resultado menos partos múltiples.[5] Los expertos especulan que en los estados en los que no se requiere la cobertura hay más partos múltiples porque los médicos están bajo mayor presión para tener resultados «exitosos» cuando las personas pagan por los procedimientos de su propio bolsillo.[6]

Riesgo de cáncer. Algunas parejas dudan en usar medicamentos inyectables para la fertilidad debido a su preocupación de que estos puedan causar cáncer. En el pasado cierta evidencia ha sugerido una relación entre los medicamentos para la fertilidad y el cáncer del ovario. Pero estudios recientes más amplios no encuentran dicha conexión. Otro estudio pequeño demostró que las mujeres que usaron gonadotropina menopáusica humana (GMH, comercializada como Pergonal) durante seis o más meses o ciclos, tenían un riesgo superior de cáncer de mama. Este estudio no estaba dirigido específicamente a medicamentos para la infertilidad ni se verificaron los informes de los pacientes con sus historiales médicos.[7] Se necesitan estudios adicionales más grandes antes de que se conozca el verdadero riesgo. Algunos grupos de mujeres infértiles, especialmente aquellos con endometriosis e infertilidad inexplicable, parecen tener un riesgo de cáncer en los ovarios más alto de lo normal pero ese riesgo aumentado pudiera tener que ver con causas subyacentes que requerían los medicamentos más que con los medicamentos en sí.[8]

FIV y los procedimientos relacionados con esta inducción de la ovulación

Si el uso de los inyectables con relaciones sexuales o IIU no resulta en un embarazo viable o si se encuentra presente una enfermedad de las trompas, puede que el médico recomiende probar las tecnologías de reproducción asistida (TRA). Aunque aproximadamente el 13 por ciento de las mujeres estadounidenses recibirán servicios de infertilidad en su vida,[9] solo del 1 al 2 por ciento de la población femenina total se someterá a un tratamiento con TRA, lo que representa alrededor de uno por ciento del total de los nacimientos en los Estados Unidos. A pesar de ese pequeño porcentaje, desde 1985 han nacido en el mundo cerca de un millón de niños mediante el uso de tecnologías de reproducción asistida.[10]

El número total de clínicas de TRA en los Estados Unidos aumentó de 30 en 1985 a 421 en 2001.[11] Y el número de niños nacidos como resultado de procedimientos de TRA se elevó de 1,875 en 1987 (el primer año en que se registraron estadísticas) a 40,687 en 2001. La proporción de los procedimientos que dieron como resultado un embarazo también ha aumentado de 11.5 por ciento en 1985 a 32.8 por ciento en 2001.[12] No todas las parejas que son candidatas sienten que la FIV y todas sus variantes sea lo correcto para ellas. Pero para otras, esta ofrece una última oportunidad de «ser fructíferos y multiplicarse».

¿Pero cuán exitosas son la FIV y los procedimientos relacionados con esta? Los Centros para el Control del Enfermedades (CDC, por sus siglas en inglés) y la Sociedad Estadounidense de Medicina Reproductiva (ASRM, por sus siglas en inglés) publican el índice de FIV que salen bien dos años después de los hechos. Esta demora es porque el embarazo demora nueve meses desde la concepción hasta un «resultado mensurable». Y toma tiempo después de eso para recopilar la información y procesarla. En sentido general los índices de éxito han ido en aumento desde el inicio de la FIV y el promedio es de alrededor del 25 por ciento por ciclo en los Estados Unidos en todos los procedimientos y grupos de edades. Los pacientes que estén considerando la FIV deben estudiar los últimos informes específicos de cada clínica acorde a su edad y caso en particular.[13]

De los 107,587 ciclos de TRA que se reportaron en 2001, 32.8 por ciento de aquellos en los que se usaron óvulos frescos no provenientes de un donante o embriones, resultaron en embarazos clínicos y en 40,687 niños nacidos.[14] El doce por ciento fueron embarazos múltiples.

El riesgo de partos múltiples es una preocupación considerable para las parejas que enfrentan la FIV. Además de los riesgos físicos, los partos múltiples han tenido como resultados «una disminución considerable de la calidad de vida, la salud y el funcionamiento materno y la satisfacción matrimonial». De hecho, algunas madres se arrepienten de haber buscado tratamiento de FIV después de tener que lidiar con más de un bebé».[15] Esta es una razón importante para limitar el número de óvulos que se fertiliza en un ciclo de TRA. Además, comparados con los bebés solos concebidos naturalmente, los bebés solos de FIV son dos veces más propensos a nacer antes de las treinta y siete semanas de gestación y tres veces más propensos a nacer antes de las treinta y dos semanas. Los bebés solos FIV son tres veces más propensos a tener bajo peso cuando nacen y son un poco más dados a encontrar otras complicaciones al nacer. No obstante, el riesgo de un bebé solo de FIV que nazca antes de treinta y dos semanas es pequeño, uno o dos de cada cien nacimientos.[16]

> *No nos sentíamos cómodos probando con las tecnologías de reproducción asistidas y la FIV era la única opción recomendada. Ambos llegamos a la conclusión de que era el momento de parar. Esa fue la decisión más difícil que yo haya tomado jamás. Me parecía que estaba desgarrando mi cuerpo con mis propias manos.*

> *Probamos la FIV y descubrimos para nuestra sorpresa que el esperma aparentemente saludable de mi esposo no penetra mis óvulos. En ese momento podríamos haber probado otras opciones pero ninguna nos atraía. No obstante, no sentimos haber malgastado el dinero. Por fin tuvimos una respuesta a por qué no nos sucedía.*

> *Al primer intento de concebir usando TRA, yo quedé embarazada. ¡Y con un solo embrión! Extrajeron quince óvulos, solo cuatro estaban maduros, dos se fertilizaron y uno solo creció. Pero hoy ese único embrión tiene cuatro meses y está empezando a darse vuelta.*

El proceso de la FIV

La fertilización in Vitro es el procedimiento base de la tecnología de la reproducción asistida. El protocolo es relativamente sencillo, implica tres etapas: ovulación (ya sea por inducción con medicamentos o monitorizando el proceso de la ovulación natural), extracción (o cosecha) y transferencia. Los pacientes deben saber que hay alguna variación dentro del proceso de FIV, ya que puede que los médicos no receten ninguna medicina o que receten varias y ellos ejercerán cierta flexibilidad en las recomendaciones diarias.[17]

Inducción de la ovulación

En un caso típico, antes de que comience la estimulación de los ovarios, en realidad los «apagamos» usando un método que disminuye las hormonas mensajeras de la pituitaria. Los protocolos pueden incluir pastillas anticonceptivas, una hormona que libere gonadotropina (HLGn) o ambas. El examen de los ovarios mediante ultrasonido se usa para verificar que no haya folículos madurando lo que significa que el cuerpo de la mujer está listo para la estimulación de los ovarios. Después el laboratorio le hace un análisis de sangre en busca de estradiol (un tipo de estrógeno) lo que será monitorizado para determinar cuándo el nivel de estradiol es satisfactorio.

Entonces la paciente comienza a recibir uno de los inyectables. El equipo médico determina el tipo y la dosis diaria. Se inyectan entre una y tres ampollas diarias durante varios días y luego se chequea nuevamente el nivel de estrógeno en sangre. Se monitorizará este nivel y el tamaño y número de folículos mientras los óvulos de la mujer maduran y se preparan para la ovulación. La mayoría de los pacientes se administran inyectables durante aproximadamente diez días.

Cuando los folículos alcanzan el tamaño suficiente, entonces la paciente recibe una inyección de GCH para simular el impulso natural de HL. Esta inyección usualmente dispara la ovulación en unas treinta y seis horas.

Extracción del óvulo

Alrededor de treinta y cuatro horas después de la inyección de GCH, se realiza la extracción o cosecha del óvulo usando ultrasonido y aspiración por aguja.[18] La sonda de ultrasonido que se inserta en la vagina para este procedimiento está equipada con una aguja con guía. Esto le permite al operador tanto ver las estructuras pélvicas como deslizar la aguja en los pequeños quistes del folículo al tiempo que observa el proceso en la pantalla. Al inyectar una pequeña cantidad de fluido en el folículo por medio de la aguja y luego succionando el fluido, el operador puede «lavar» o «purgar» el óvulo maduro fuera del folículo con notable competencia.

Una vez que el operador ha aspirado cada folículo, el fluido recolectado se pasa al laboratorio. El fluido colectado de cada folículo se examina para buscar la presencia de un óvulo. Cada óvulo se coloca en su propio recipiente estéril en un medio de apoyo adecuado y se incuba en un ambiente estéril. Se colecta, evalúa y procesa la muestra de semen del esposo.

Un protocolo requiere que se expongan los óvulos a un esperma saludable de cuatro a seis horas después de la extracción del óvulo. En los casos en que la cuenta espermática es baja o el número de espermatozoides que se forma normalmente es limitado se pueden programar procedimientos adicionales (como la inyección intracitoplasmática de esperma o IICE).

El día después de que los óvulos se exponen al esperma, se evalúan en busca de señales de fertilización. Aproximadamente dos de tres óvulos se fertilizarán. A estos óvulos fertilizados les llamamos embriones o «cigotos», seres humanos en la etapa de una sola célula. Aunque hay un debate continuo sobre el carácter humano de los cigotos,[19] todas las partes concuerdan en que cada ser humano comienza como un cigoto y se diferencia desde ese punto. En esta etapa no se añade material genético adicional. El único cambio es en la maduración, crecimiento, división celular y diferenciación de los diferentes tejidos y estructuras de apoyo del cuerpo.

Un embriólogo identifica y da su opinión o «evalúa» los embriones de A a D o de 1 a 4 basándose en su apariencia y en la evidencia de trauma en las estructuras de alrededor o de apoyo. Los embriones de grado A (ó 1) son perfectos, los de grado D (ó 4) tienen desarrollo retardado. Los embriones B y C ó 2 y 3) caen en el medio.

El segundo día después de la FIV, los embriones viables ha sufrido la división celular.[20] Ahora son seres de dos o cuatro células. El embriólogo los puede observar en el microscopio e identificar los embriones que están creciendo y son saludables. No todos los cigotos sobreviven.

Transferencia del embrión

Para el segundo día, la paciente puede regresar para la transferencia del embrión. Este proceso es bastante rápido y no causa dolor. Para bloquear la respuesta normal del organismo, los calambres, la paciente puede tomar ibuprofeno o incluso recibir un sedante moderado. También recibe su primera inyección de progesterona. La progesterona es la hormona del cuerpo que «prepara el útero» para evitar que este se contraiga y expulse un embarazo temprano. A menudo se le pone el día de la extracción del óvulo y se continúa durante las diez o doce primeras semanas del embarazo o hasta que se confirme que no ha ocurrido ningún embarazo.

Los embriones se transfieren al útero usando un catéter pequeño que los deposita con sumo cuidado en la cavidad uterina. Algunos investigadores han descubierto mayores índices de embarazo cuando los médicos miden la longitud y la profundidad de la cavidad uterina mediante un ultrasonido transvaginal antes de transferir el embrión para así colocar el embrión con precisión.[21]

La mayoría de los pacientes informan una molestia mínima pero se requiere que descansen durante varias horas después de la transferencia. Muchos se preguntan si más reposo en cama aumentaría las probabilidades de un embarazo, pero varios estudios han confirmado que después de un período inicial de reposo de veinte minutos, más reposo en cama no aumenta las posibilidades de un embarazo.[22]

Un número creciente de clínicas ofrecen transferencia del blastocisto (TB) para lograr mayores índices de embarazo en casos difíciles. Esto significa que deben esperar más antes de realizar la transferencia del embrión. La razón principal de este método es que permite la selección de los embriones más competentes, desde el punto de vista del desarrollo y morfológicamente (estructuralmente) normales. El cigoto continúa dividiéndose en los primeros días de la vida y puede mantenerse en el laboratorio durante varios días. Para el quinto día después de la fertilización, el minúsculo humano ha llegado a la etapa del blastocisto que tiene la apariencia de una pelota hueca de células con un grupo secundario de células en la pared interior en un extremo. El grupo interior de células se desarrollará en bebé mientras que la espera exterior se convierte en las estructuras de apoyo como la placenta y la bolsa amniótica. En la actualidad solo entre el 20 y el 40 por ciento de los embriones humanos sobreviven a la etapa del blastocisto en el laboratorio pero cuando los blastocistos son transferidos al útero, tienen un índice de éxito más alto.[23]

Nosotros hicimos transferencia del blastocisto pero descubrimos que hay muchos asuntos «grises» alrededor de esto. Tomar estas decisiones sin dudas es difícil para las parejas que tienen un conocimiento mínimo de lo que está sucediendo. Nuestro médico no era cristiano, así que se le hacía difícil entender por qué nosotros luchábamos con esto. Él seguía usando la frase «embriones no viables» y nosotros no podíamos entender si eso significaba que realmente no vivía o si los embriones sencillamente no lucían lo suficientemente buenos según sus normas.

Por lo general, es difícil obtener un buen número de blastocistos de alta calidad en las condiciones actuales de cultivo, así que en este momento se están desarrollando nuevos medios de cultivo. Una mejora en los medios podría hacer la transferencia de blastocistos una opción viable para todas las clínicas de FIV. Una opción que se está estudiando es el co-cultivo. Esto implica cultivar embriones en una capa superior de células (como las de la trompa de Falopio de la paciente o del recubrimiento uterino) y no directamente en el fondo de una cápsula de Petri. Estas células de la paciente podrían ayudar a estimular el desarrollo de los embriones. En este momento el co-cultivo y las técnicas para el crecimiento de blastocistos todavía son experimentales pero varios estudios publicados han demostrado un aumento en los índices de embarazo y de parto (incluyendo un aumento en los nacimientos de gemelos idénticos)[24] con la utilización del co-cultivo para la FIV.[25]

La edad promedio de las mujeres que se someten a la FIV es treinta y cinco, un 12 por ciento de las mujeres tratadas tiene más de cuarenta años. Ya que con la edad los índices de embarazo disminuyen y los índices de aborto aumentan, los costos de la FIV por nacidos vivos es más del triple en las mujeres de cuarenta o más en comparación con las mujeres de treinta o menos.[26] Los índices de embarazo por FIV dependen mayormente de la edad de los óvulos. Nuestra intención al dar estas estadísticas no es desanimarla si usted tiene cuarenta o más sino informarle mientras usted en oración decide qué procedimiento encaja mejor con su ética y cómo usar mejor los recursos que tiene disponibles.

Los estudios en los que se usan donantes de óvulos más jóvenes para mujeres mayores demuestran la gran trascendencia de la edad del óvulo.[27] Como resultado, algunas clínicas ofrecen óvulos de donantes, lo cual aumenta los índices de bebés netos para las candidatas mayores. Las mujeres que conciben usando óvulos de un donante tienen que tener presente que el hijo no tiene conexión genética con la madre biológica (o de nacimiento). En los próximos capítulos exploraremos la ética de la reproducción con terceros.

Cuando considere los índices de éxito de una clínica en específico, tenga en cuenta si esa institución trata a pacientes de más de cuarenta y el número promedio de embriones que se transfieren en un ciclo. Las clínicas que traten a mujeres mayores de cuarenta tendrán un índice de éxito inferior aunque su pericia sea de primer grado. El alto índice de éxito de una clínica puede sencillamente reflejar una concentración en el tratamiento de pacientes más jóvenes y un rechazo de los casos más difíciles.

En la actualidad, la congelación del esperma y los procesos de descongelación son efectivos. Aunque un número significativo de espermatozoides muere en el proceso, por lo general los espermatozoides son tan numerosos que incluso con la pérdida de muchos, los que quedan son muy capaces de fertilizar los óvulos. Por desgracia, la tecnología actual es mucho menos eficiente en la congelación y descongelación de óvulos, a pesar de los esfuerzos considerables por resolver este problema.

En el curso de la fertilización humana normal, la concepción ocurre en la trompa y la primera división celular ocurre mientras el embrión todavía está en la trompa. Se ha sugerido que alguna comunicación química vital que facilita la implantación tiene lugar en la trompa mientras el embrión en desarrollo viaja a la cavidad uterina. El embrión pasa varios días en la trompa y luego varios días más en el útero antes de implantarse. Por tanto, aunque algunos investigadores concentraron su atención en explorar las complejidades de la FIV, otros exploraron la posibilidad de usar las trompas de la mujer (suponiendo que sean saludables) para ayudar en el proceso y presentaron procedimientos diferentes pero relacionados con esta. El resultado fue GIFT y ZIFT.

GIFT (transferencia intrafalopiana de gametos). GIFT (pos sus siglas en ingles), implica el mismo proceso de inducción de la ovulación que describimos anteriormente. El médico cosecha los óvulos mediante aspiración dirigida por ultrasonido y se prepara una muestra de esperma. Los gametos (espermatozoide y óvulo) se colocan entonces en un aparto con una jeringuilla-catéter. El médico, usando la técnica de la laparoscopia, inyecta en la trompa de Falopio el líquido que contiene el esperma y un número designado de óvulos. Esto ofrece la oportunidad de que la fertilización ocurra naturalmente en la trompa. Cuando el procedimiento funciona, ocurre la división celular normal en las trompas y el embrión llega en el momento previsto para la implantación en el útero que espera. Se usa el apoyo hormonal adecuado para optimizar el ambiente.

Mientras que el paciente de GIFT puede ser sometido a hiperestimulación de los ovarios para producir más óvulos, el número de óvulos que se inyecta puede controlarse lo que por consiguiente disminuye el riesgo de partos múltiples. Aunque un cigoto puede dividirse en dos gemelos idénticos o incluso en trillizos, con GIFT se minimiza la incidencia de nacimientos múltiples.[28]

ZIFT (Transferencia intratubárica de cigotos, por sus siglas en inglés). Con GIFT, no sabemos con certeza que la fertilización ocurrió hasta que obtenemos una prueba de embarazo positiva. Con ZIFT, el equipo médico obtiene el esperma y el óvulo de la misma manera pero los óvulos se exponen al esperma fuera del cuerpo, en la placa de cultivo. Una vez que ocurre la fertilización y se establece un ser humano de una célula (cigoto), el médico usa la cirugía por laparoscopia para inyectar lentamente este cigoto en la trompa de Falopio. Se ofrece apoyo hormonal y la división celular ocurre en la trompa y en el útero antes de la implantación normal.

En manos expertas, tanto la GIFT como la ZIFT son métodos efectivos. El índice de embarazo para estos procedimientos es relativamente bueno pero ambas requieren la presencia de trompas de Falopio normales.

¿Cuál es mejor? En casos de daño, enfermedad o ausencia congénita de las trompas, GIFT y ZIFT son totalmente imposibles. La mayoría de los centros de fertilidad alcanzan pericia en un método u otro y se especializan en ese método. Cada pareja necesita evaluar sus circunstancias en particular y escoger el mejor método con ayuda de su equipo médico. La tendencia actual está alejándose de GIFT y ZIFT y acercándose más a la FIV.

Hoy día el negocio de la infertilidad es una industria de $2.7 mil millones de dólares. Comenzó en 1978 con el primer «bebé probeta», Louise Brown. Desde entonces, el proceso de permitir que la unión del espermatozoide y el óvulo ocurra in Vitro (es decir, en vidrio) se ha hecho más común. El espermatozoide del papá de Brown fertilizó el óvulo de su mamá en un cultivo de tejidos en una placa Petri. En treinta y seis horas los científicos transfirieron el óvulo fertilizado al vientre de su madre (fertilización in Vitro-transferencia embrionaria, FIV, TE) y el embrión creció. En las décadas que siguieron los médicos han ideado muchas variaciones al proceso.

Micromanipulación

Además de la FIV, la GIFT y la ZIFT, tenemos las siguientes técnicas de manipulación para vencer la infertilidad.

IICE (Inyección intracitoplasmática de espermatozoide). Quizá el proceso más dramático de micromanipulación es la IICE, el cual puede ayudar a los esposos con cuentas espermáticas bajas o a hombres cuyos espermatozoides tienen dificultad para penetrar el óvulo. Han nacido más de 20,000 bebés por IICE desde que se desarrolló en Bélgica a principio de los años 90.

En la IICE, el médico extrae los óvulos en estado de maduración de la mujer y prepara una muestra de esperma. Entonces el embriólogo selecciona un único espermatozoide de apariencia normal, que nade vigorosamente y lo carga en una pipeta que sirve como un aparato de inyección microscópico. Después de estabilizar al óvulo, el embriólogo perfora el fino tejido e inyecta el espermatozoide en el citoplasma del óvulo.

En este momento, el material genético del espermatozoide debe alinearse con el del óvulo. De alguna manera el óvulo sabe que la penetración ha ocurrido y su material genético que se encuentra en el núcleo se desenreda y se alinea con los cromosomas masculinos.

Los médicos que usan este procedimiento tienen control absoluto sobre el número potencial de embriones creados así que no presenta las preocupaciones usuales de embarazos múltiples no planeados y las parejas no tienen que enfrentar la decisión de si criopreservar o congelar embriones «extra».

Vemos alguna evidencia contradictoria con respecto al riesgo de los niños nacidos por medio de la IICE, lo cual ha dado lugar a ciertas preocupaciones con respecto a este método. Mientras que en la concepción normal solo el espermatozoide más fuerte hace el viaje largo y rompe la membrana del óvulo para fertilizarlo, la IICE pasa por alto este proceso natural y los espermatozoides más fuertes y los más débiles nunca se separan.

Un estudio hecho en 2002 descubrió que los hombres infértiles que tienen un esperma de apariencia normal pueden en realidad tener un daño oculto en el ADN. Se cree que este daño interfiere tanto en los intentos de concebir un hijo como en la salud futura del niño. Los investigadores llegaron a la conclusión de que los especialistas en infertilidad necesitan mirar detalladamente los espermatozoides de los hombres que han tenido problemas para concebir. Aunque alrededor de un cuarto de los hombres infértiles estudiados tenían un esperma de apariencia normal, un alto porcentaje de estos espermatozoides tenían daños en el ADN. Si se usa dicho esperma dañado para fertilizar un óvulo, el resultado puede ser desde un fracaso para concebir, un aborto hasta un niño con anomalías. El grupo de prueba era relativamente pequeño pero los resultados sugieren la necesidad de más investigación.[29] Está claro que la selección del esperma es una responsabilidad enorme.

Además, la colocación del esperma dentro del óvulo puede ser riesgosa. Pero se está desarrollando una técnica —un instrumento que ilumina la estructura interior de un óvulo— pudiera permitir a los especialistas de fertilidad mejorar los resultados. Ya que los científicos no pueden ver los cromosomas dentro de un óvulo, las células del esperma a veces se inyectan de una manera que daña el ADN del óvulo. Sin embargo, los médicos están descubriendo que un equipo de luz polarizada puede revelar la ubicación del material genético dentro del óvulo sin dañar al óvulo mismo.[30]

ROSNI (Inyección intracitoplásmica de espermas redondas) y AMEE (aspiración microepididimaria de esperma).   Un hombre puede tener una cuenta espermática cero y no obstante producir esperma. Eso es porque las «tuberías» —los conductos que traen el esperma de los testículos— pueden no desarrollarse adecuadamente. De hecho, una parte fundamental de los conductos llamados vasos deferentes pueden que no se desarrollen del todo y siempre dejan el esperma en los testículos donde muere y se disuelve. En la actualidad los médicos pueden cosechar ese esperma inmaduro con aspiración por aguja, ya sea de los testes (ROSNI, por sus siglas en inglés)[31] o de los conductos existentes (AMEE). El esperma resultante puede usarse con IICE para lograr la fertilización.

Eclosión asistida. Otra opción lleva por nombre «eclosión asistida». El óvulo humano tiene una cáscara —no una estructura gruesa de calcio como el cascarón de un huevo sino una capa más gruesa y fuerte de células a su alrededor. Cuando la mujer envejece, los óvulos que libera tienen cáscaras más duras. Al principio de la década de 1990 surgió una teoría que planteaba que algunas pacientes no tenían resultados exitosos después de una FIV porque el embrión no podía escapar (eclosionar) de su cáscara. Así que los médicos comenzaron a ayudar en este proceso de «escape» al hacer de manera mecánica o química una pequeña incisión en la cáscara justo antes de la transferencia embrionaria.

Las candidatas para esta técnica son las mujeres que tienen más de treinta y ocho años, tienen altos niveles de HEF, han tenido fracasos en ciclos previos de FIV, están bajo IICE y/o están usando embriones congelados y descongelados. Hay alguna evidencia de que en estos casos seleccionados, la eclosión asistida aumenta el número de embriones que se implantan.

> *Cuando estudié las técnicas de reproducción asistida disponibles, me sentí sobrecogida con algo que parecía una sopa de letras: FIV, GIFT, ZIFT, ROSNI, IICE.*
>
> *Es difícil leer los índices de éxito de las clínicas. Si un programa se especializa en casos difíciles, los índices pueden parecer menos admirables aunque están en realidad ejerciendo medicina de vanguardia. Es por eso que es importante relacionarse con grupos de consumidores como RESOLVE e CIDIDI. Estos pueden ayudar a interpretar las cifras.*

Fraude en la infertilidad

Además de las preguntas que las parejas tienen sobre ética y procedimiento con relación a las TRA, hay otras preocupaciones. ¿Cuán éticas y «seguras» son las clínicas? Todos hemos escuchado historias de horror sobre clínicas de infertilidad. He aquí algunas muestras:

- Se declaró culpable a un embriólogo de falsificar ocho veces los datos en dos clínicas y luego de una auditoría, también se le declaró culpable de almacenar treinta y nueve embriones que él pretendía transferir.
- Un médico ofrecía tratamientos gratis de FIV a mujeres que estaban desesperadas por tener un bebé con la condición de que donaran óvulos a su clínica.

- Una mujer tuvo dos niños, uno blanco y el otro negro, después de que fuera fecundada con el embrión de otra pareja más su propio embrión. Los padres del niño negro ganaron la custodia de este. La mujer perdió una apelación en la que pedía derechos de visita.
- Una pareja tuvo gemelos después de que la mujer fue fecundada con lo que ella creía eran los embriones de sus óvulos y los espermatozoides de su esposo. Luego se descubrió que ambos niños tenían tipos de sangre positiva, una imposibilidad genética para padres que tienen el mismo tipo de sangre O-positiva. Los óvulos de la mujer fueron fertilizados con el esperma incorrecto.

Aunque estos informes ganan nuestra atención, son relativamente raros. Se estima que la probabilidad de tal confusión es de una en seiscientos (basado en uno de seis ciclos que produzcan un bebé y asumiendo un error cada cien ciclos). Solo los traemos a colación para recordarles a las parejas la necesidad de estar completamente informados de los riesgos cuando consideren procedimientos de alta tecnología.

También hay otros riesgos. Abundan las historias sobre parejas divorciadas que demandan porque se les destruyeron los embriones o se los descongelaron y transfirieron en contra de los deseos de parejas anteriores. También están los riesgos que ya mencionamos —por ejemplo, el riesgo de defectos de nacimiento en niños concebidos mediante IICE. ¿Y qué del grupo más amplio de bebés nacidos mediante FIV? Estudios incipientes de instituciones reconocidas han descubierto una evidencia preliminar de defectos de nacimientos y anomalías genéticas. Se necesitan estudios más amplios para determinar de manera concluyente si existe un riesgo mayor y de hecho, se están haciendo. investigaciones. Los expertos están examinando varios informes que expresan preocupación de que la IICE, la congelación de óvulos y la congelación de embriones puedan estar ligadas a niveles más altos de defectos de nacimientos que en la concepción natural. Hasta la fecha, cualquier incidencia mayor de riesgo adicional ha demostrado ser muy pequeña.

Mientras que algunos grupos se han apresurado a usar estos estudios como prueba concluyente de que las parejas deben evitar la FIV, muchos al otro extremo del espectro descuentan dichos estudios. Tal vez la verdad radica en algún punto entre ambos polos. Los estudios preliminares son solo eso: preliminares.

Sin embargo, hay una noticia evidentemente buena. La investigación sugiere que las familias de los bebés por FIV son estables y fuertes. En efecto, las parejas que han tenido un hijo con ayuda de alta tecnología tienen matrimonios tan o más fuertes que las parejas que no han luchado con la infertilidad. Y los niños concebidos mediante TRA parecen tener un desarrollo de conducta normal. Un equipo de investigación en Australia comparó niños de cinco años concebidos mediante FIV e IICE con niños concebidos naturalmente y no encontraron diferencias en la conducta o desarrollo entre los dos grupos.[32]

Existen miles de parejas que probaron la FIV usando sus propios óvulos y espermatozoides, y el resultado fue llevar a casa un bebé. Sus fotos cubren las paredes de las clínicas de FIV.

PREGUNTAS PARA COMENTAR

1. ¿Cree que usted y su esposo sean buenos candidatos para la FIV? ¿Por qué o por qué no?
2. ¿Pertenece la clínica que usted está considerando a la Asociación de Tecnología de Reproducción Asistida (SART, por sus siglas en inglés)?
3. ¿Cuánto tiempo lleva la clínica utilizando TRA?
4. ¿Cuál es su índice de éxito para personas de su misma edad y categoría de tratamiento?
5. ¿Cuántas transferencias al mes se realizan en la clínica?
6. ¿Respetan los médicos sus convicciones personales con respecto al estatus del embrión humano?
7. ¿Qué porcentaje de los pacientes de la clínica tienen partos múltiples? ¿Cuál es su sentir con respecto a partos múltiples?
8. ¿Tiene la clínica una lista de espera? Si es así, ¿cuán larga es?
9. ¿Qué le costará a usted hacer un ciclo completo de FIV? ¿Qué le costaría tener que cancelar después de un ciclo parcial?
10. ¿Hay consejería disponible?
11. ¿Puede usted conversar con otros pacientes que han estado en el programa de la clínica?
12. ¿Cómo pagará usted por un ciclo de FIV? ¿Tiene usted cobertura de seguro? ¿Tiene apoyo de su familia?

Capítulo 13

UN POLVORÍN MORAL

PODEMOS HACERLO PERO, ¿DEBERÍAMOS?

Yo tenía toda una cadena de pérdidas al principio del embarazo. El médico recomendó análisis de los cromosomas y los anticuerpos, pero no salió nada. Comenzamos a investigar las tecnologías de reproducción asistida (TRA). Aunque los índices de éxito parecían bajos, incluso si no lográbamos un embarazo, nos preguntábamos qué podríamos aprender en el proceso. Tal vez nuestros embriones se quedaban dentro de la trompa y no llegaban al útero. ¿Puede un cristiano usar tales tratamientos médicos o eso es «tomar el asunto por nuestra cuenta»?

No pensamos mucho en «lo bueno y lo malo» de lo que estábamos haciendo. Queríamos un bebé. Queríamos darnos el uno al otro el regalo de un hijo y probablemente cualquiera de nosotros hubiera sacrificado lo que fuera necesario si creíamos que traería el éxito como resultado.

Cuántos fertilizar, qué hacer con los «embriones que sobraran», si consideraríamos usar un donante, destruir los embriones sin pensar... Responder esas preguntas de antemano nos ahorró a mi esposo y a mí mucho estrés mientras estábamos en medio de la fertilización in Vitro (FIV).

El deseo profundo de tener hijos es parte del diseño divino. Sin embargo, la Biblia no toca el tema de las tecnologías de reproducción asistida. ¿Entonces estamos solos sin ninguna dirección bíblica? Las parejas bajo tratamiento enfrentan opciones morales difíciles que tienen el potencial de añadir una culpa enorme al dolor de la infertilidad. ¿Hasta dónde puede o debe ir una pareja con la tecnología para tener un hijo? ¿Cuáles son los aspectos morales? Cuando exploramos estas preguntas entramos en el reino de la bioética, la ética de la asistencia médica que está relacionada con «lo bueno y lo malo» de ciertas opciones médicas. Mientras que la medicina a menudo plantea la pregunta: «¿Podemos hacerlo?», la ética y la moral pregunta: «¿Debemos?»

Bueno o malo, ¿quién decide?

En nuestra era postmoderna muchas personas niegan la existencia de la verdad absoluta. Es decir, creen que nunca ha existido un bien o un mal absoluto, lo que una persona ve como ético otra puede verlo como inmoral y ambos pueden tener la razón a la misma vez ya que nada es absoluto. (Irónicamente, «nada es absoluto» es en sí una declaración absoluta.) Los cristianos toman las Escrituras, inspirada por el Dios Creador, como absoluta. Entonces, aquellas prácticas que la Biblia declara que están mal, como el asesinato, son obviamente malas.

La mayoría de nosotros se siente competente para discernir el bien del mal, lo correcto de lo incorrecto. Sin embargo, rápidamente descubrimos que en esferas más sencillas como la música, las películas e incluso la apariencia, es imposible alcanzar un consenso. Si les pidiéramos a las personas que nombraran películas buenas y malas del año pasado, obtendríamos muchas respuestas, sobre algunas de las cuales se discutiría con energía.

Cuando consideramos las opciones médicas, la gente buena, incluso aquellos que sostienen los absolutos bíblicos, estarán en desacuerdo. ¿Cuán lejos es demasiado lejos? ¿Cómo pueden aquellos que creen en Cristo y en su Palabra arribar a conclusiones diferentes? ¿Puede Dios guiar a una pareja en una dirección y a otra a que tomen un camino completamente diferente? ¿Cómo conciliamos declaraciones opuestas de personas guiadas por el Espíritu?

¿Cómo podemos encontrar respuestas a estos asuntos complejos y significativos? Las Escrituras revelan algunos aspectos claros no negociables como la santidad de la vida humana y «Traten a los demás tal y como quieren que ellos los traten a ustedes» (Lucas 6:31). Pero, y ¿qué de las áreas donde no encontramos absolutos? Encontramos un ejemplo de una situación semejante en Romanos 14, donde aprendemos que los cristianos del siglo primero discrepaban en si podían comer carne. Algunos creyentes consideraban que estaba mal comer carne, quizá porque en esta cultura se ofrecía tanta carne a los dioses falsos; otros consideraban que estaba bien demostrar su fe al comer carne. El apóstol Pablo se refería a estos últimos como los cristianos más fuertes pero concluyó que cada cual debía vivir según le dictara su conciencia. Los miembros de la iglesia no debían juzgarse entre sí sino mostrar deferencia a otros con quienes no estaban de acuerdo.

La gente de fe va a tener desacuerdos. Y los tendrán, a veces de manera enfática, sobre prácticas que se relacionan con el tratamiento de la infertilidad. Algunas iglesias tienen enseñanzas claras sobre asuntos relacionados con la reproducción, otras permiten el discernimiento individual. Nosotros animamos a cada lector a que entienda la instrucción de su iglesia en particular como parte del proceso de tomar decisiones. Cuando interactuamos con personas de tradiciones diferentes a las nuestras es importante evitar hacer declaraciones dogmáticas como: «Ningún cristiano haría alguna vez (llene el espacio en blanco con…) FIV, congelaría embriones, contrataría un sustituto».

Yo fui a consultarme con mi médico en relación a hacer una FIV. ¡Hasta los cristianos tienen puntos de vista diferentes sobre ciertos temas! Debido a problemas con mi útero, él quiere fertilizar tantos óvulos como podamos, poner tres y congelar el resto. Yo le dije mis inquietudes con relación a la congelación. Él dijo que de todas formas los que sobreviven al proceso de descongelación son los que probablemente sobrevivirían naturalmente. Dijo que sería raro que tuviéramos que congelar alguno. Debido al día del ciclo en que me encuentro, él quería «comenzar inmediatamente» pero yo todavía no me siento cómoda con esto. Mi esposo quiere hacerlo de la manera en que recomienda el médico. Pero, ¿por qué los médicos no respetan lo que estoy diciendo? Yo creo que «debemos poner nuestras límites morales. Al menos no tendré nada moral de lo cual arrepentirme».

En la ausencia de mandamientos bíblicos claros con respecto a un asunto en particular, buscamos los principios subyacentes. El profeta Miqueas del Antiguo Testamento resumió para el pueblo de Dios lo que el Señor espera: «Practicar la justicia, amar la misericordia y humillarte ante tu Dios» (Miqueas 6:8). Jesús resumió la ley judía al decir que todo se reduce a: «Ama al Señor tu Dios con todo tu corazón, con toda tu alma y con toda tu mente» y «Ama a tu prójimo como a ti mismo» (Mateo 22:37-39). Estos mandamientos ponen el fundamento para tomar nuestras decisiones; nos preguntamos si nuestras decisiones demuestran amor hacia Dios y hacia los demás.

¿Cómo descubrimos qué demuestra ese amor? Descubrimos ambos, los absolutos y los principios para tomar decisiones en la Biblia. El Salmo 19 habla de cómo la Palabra de Dios es perfecta, que hace al sencillo sabio y restaura el alma. En el Nuevo Testamento leemos que «Toda la Escritura es inspirada por Dios y útil para enseñar, para reprender, para corregir y para instruir en la justicia, a fin de que el siervo de Dios esté enteramente capacitado para toda buena obra» (2 Timoteo 3:16-17), así que las personas piadosas están preparadas para hacer buenas obras. La palabra «útil» también podría traducirse como «beneficiosa». Esto sugiere un grado de flexibilidad al dirigirse a varias eras y culturas. Por ello las Escrituras ofrecen las historias, principios y preceptos que necesitamos para que nos ayuden a vivir vidas que honren a Dios. Los cristianos tienen el beneficio adicional del Espíritu de Dios que mora en ellos y los guía (véase Juan 16:13).

La mayoría de las personas bajo tratamiento desea hacer lo que es correcto pero carece de dirección al saber qué significa hacer lo correcto durante un tratamiento de infertilidad. Por consiguiente, en este capítulo consideraremos principios bíblicos y cómo estos se relacionan con las decisiones en los tratamientos de infertilidad. Luego, en el capítulo siguiente, proseguiremos al campo de la ética para ayudar a proporcionar un marco al tomar decisiones cuando se está bajo tratamiento.

Honestamente, al principio de nuestra lucha yo no pensé en la ética. Pero teníamos que firmar papeles antes de una extracción y transferencia. En un papel se nos preguntaba qué hacer con los embriones que no lo lograran. En la primera FIV dijimos que los desecharan. Después me sentí muy mal al saber que había desechado la vida antes de que los embriones realmente terminaran de desarrollarse. Yo me sentí tan culpable. Pero me he arrepentido de mi pecado y creo que Dios ha perdonado mi ignorancia. En nuestro segundo y tercer intento congelamos todos los embriones que quedaron y transferimos todos los que sobrevivieron la descongelación.

Luchamos con las decisiones de nuestra FIV, especialmente en cuanto al número de óvulos a fertilizar y si congelarlos o no. Llegamos a un límite en que dijimos que no podíamos seguir tomando esta especie de decisión de vida y muerte. Nos sentíamos como si estuviéramos jugando con los embriones. Así que descontinuamos el tratamiento después de nuestra segunda FIV.

Cuando traemos a colación la ética del tratamiento de la infertilidad a menudo las personas preguntan: «¿Acaso usar las tecnologías de reproducción asistida no es jugar a ser Dios?» Como ha señalado un reconocido teólogo, excepto que los científicos comiencen a ordenarle a la materia que surja de la nada, por el momento no estamos en riesgo de que alguien «juegue a ser Dios», por lo menos no en el sentido creativo. Sin embargo, es posible sobrepasar los límites que él ha establecido y, por lo tanto, entrar en un dominio que por legítimo derecho está reservado solo para él.

Así que comencemos por preguntar, ¿qué limiste *ha* establecido Dios?

Respetar la santidad de la vida humana

Una pregunta fundamental que debemos considerar cuando exploramos la ética de las TRA es: ¿Cuándo comienza la vida humana? La vida comienza cuando el óvulo y la espermatozoide se unen, seguido de veinticuatro horas por la alineación y activación de su ADN. En este momento, el embrión comienza a funcionar como un todo integrado. La persona única, con todo su complemento genético, está presente desde el momento de la alineación y activación del ADN. Asumir un período posterior en que se dota con el alma en una línea de tiempo meramente arbitraria y así permitir la destrucción de los cigotos, probablemente sobrepasa los límites del dominio que Dios les ha dado a los humanos.[1]

La mayoría de los evangélicos creen, desde el punto de vista teológico, que tanto los elementos materiales (físicos) e inmateriales (espirituales) de la humanidad se transmiten mediante la reproducción sexual en lugar de creer que estos elementos se transmiten en dos momentos diferentes: la creación física y una llegada posterior del alma. Por consiguiente, se cree que los niños heredan de sus padres las características inmateriales así como las materiales.[2] Aunque Dios sí sopló aliento de vida en el primer humano después de haberlo formado del polvo, no hay un suceso paralelo de otorgamiento del alma en la creación de la mujer.

Entonces, ¿cómo vamos a tratar la vida humana? En Génesis 1 leemos acerca del primer hombre y mujer a quienes Dios calificó como «muy bueno», las coronas de su creación: «y los bendijo con estas palabras: "Sean fructíferos y multiplíquense; llenen la tierra y sométanla; dominen a los peces del mar y a las aves del cielo, y a todos los reptiles que se arrastran por el suelo"» (Génesis 1:28).

La palabra hebrea para «criatura viviente» se refiere a la vida animal y por lo general se usa para referirse a las bestias de cuatro patas. Así que cuando Dios esbozó los límites del dominio humano, él les dio al hombre y a la mujer dominio sobre las plantas, los peces y el reino animal. Observe que hay algo que falta en esta lista: otros seres humanos. Aunque podemos matar peces para comer, aborrecemos el canibalismo; puede que experimentemos con ratones, pero creemos que no debemos destruir la vida humana para el beneficio de la humanidad. Los seres humanos son especiales. Y matar a humanos es contrario a la revelación de Dios.

Desde la primera etapa de la célula humana (el cigoto) a los aproximadamente treinta trillones de células en la persona adulta, cada célula obtiene su código genético de esa primera célula. Por eso cada ser humano se desarrolla al comenzar como un cigoto que sigue «un plano de ADN vivo» que no cambia radicalmente con la madurez. Tenemos una continuidad de este material genético durante toda la vida. La vida de una célula representa al ser humano en su forma más pequeña y vulnerable y requiere un tratamiento respetuoso.

¿Y qué de los medicamentos para la fertilidad?

En varios pasajes de las Escrituras vemos que podemos vencer algunos de los efectos de la Caída al trabajar por curar las enfermedades. Por tanto, de la misma manera que apoyaríamos el uso de antibióticos para las infecciones y la quimioterapia para el cáncer, nos parece que es adecuado aconsejar a las parejas el uso de intervención médica para tratar problemas de fertilidad.

En una era en que no se disponía de los anestésicos, los analgésicos y los elevadores del estado de ánimo, se recomendaba una bebida fuerte para los que sufrían (Proverbios 31:6-7). La parábola del Buen Samaritano, registrada por Lucas, muestra que debemos intentar ayudar a los heridos (Lucas 10:25-37). Jesús envió a los discípulos a sanar a los enfermos (Mateo 10:8). Pablo le dijo a Timoteo que tomara algo para tratar sus problemas estomacales (1 Timoteo 5:23). Aunque es verdad que la mujer con el problema de hemorragia había sufrido mucho en manos de los médicos (Marcos 5:26), Jesús dijo que los que están bien no necesitan médico *sino los enfermos* (Mateo 9:12, énfasis del autor). De hecho, en su ministerio terrenal, Jesús usó el toque, la baba y la recomendación de bañarse en conexión con la sanidad sobrenatural. En resumen, una cosmovisión bíblica permite el ejercicio de la buena medicina siempre y cuando uno no *solo* confíe en los médicos como hizo el rey Asa (2 Crónicas 16:12).

Según el estado subyacente de un paciente, podríamos catalogar muchos medicamentos con medicinas para la fertilidad. Por ejemplo, para un hombre con infección en la próstata, un simple ciclo de antibióticos podría considerarse un tratamiento de fertilidad. En una mujer con tiroides bajas, hormonas sustitutas pudieran representar un medicamento para la fertilidad. Basados en la premisa de que la terapia con medicamentos se califica como una práctica moral, tomar muchas de estas medicinas (como antibióticos y medicina para la tiroides) se calificaría como un tratamiento de fertilidad.

Sin embargo, parte de la evaluación del bien o del mal de los medicamentos por receta es tomar en consideración el grado de riesgo aceptable. En medicina se le llama la proporción de riesgo-beneficio y se tiene en cuenta al recomendar cualquier tipo de intervención.[3]

Tres semanas después de que mi médico me recetó Lupron, llegué a la sala de urgencia con una migraña tan mala que los médicos pensaban que yo estaba sufriendo una embolia. En efecto, mi RMN mostró que tenía un pequeño derrame. Dejé de tomar Lupron y desde entonces he vivido con neurocirugías cada seis o nueve meses.

Incluso si una medicina es legal, debemos determinar si el riesgo de tomarla es adecuado para nosotros.

Algunos han argumentado que ya que la infertilidad es un asunto de que «Dios cierra el vientre» (como sucedió con Sara, Ana y Elisabet), solo la fe debe ser suficiente para vencer la infertilidad. Otros creen que, aunque él es capaz de abrir y cerrar vientres, Dios solo nos ha permitido una comprensión limitada del cuerpo humano. Al reconocer que aproximadamente el 90 por ciento de los casos de infertilidad son producto de problemas médicos que pueden diagnosticarse y que aproximadamente el 60 por ciento de las parejas que reciben tratamiento experimentarán un nacimiento vivo, muchos argumentan que la terapia médica para la infertilidad es adecuada siempre y cuando nadie viole los principios bíblicos.

Todo esto sugiere que podemos confiar en Dios *y* usar la medicina, con tal que valoremos toda la vida en el proceso. Los seres humanos están hechos de espíritu y materia y ambos son igualmente reales. Por consiguiente, un paciente cristiano puede tomar medicinas para vencer un problema de tiroides; una mujer cristiana puede usar inductores de la ovulación para ovarios que no funcionan lo suficiente; una pareja cristiana puede explorar las distintas opciones médicas que tienen disponibles. Sin embargo, la medicina tiene sus límites morales. Si con la esperanza de encontrar curas para una enfermedad vamos tan lejos hasta el punto de acabar con la vida (por ejemplo, donando embriones para la investigación de células madre), estamos yendo más allá de las áreas sobre las que se nos ha dado dominio y entramos en un área reservada para el Divino.

> *Nosotros luchábamos con decisiones éticas. No queríamos tomar decisiones de las cuales luego nos arrepintiéramos. Oramos, pedimos opiniones, investigamos, sopesamos las posibilidades y hablamos con nuestro médico. Teníamos que mantener la vida de cualquier forma en la más alta estima; si se creaba vida, nosotros éramos totalmente responsables de esta y punto. La primera decisión fue si solo hacer la FIV. Luego examinamos: «¿Cuándo comienza la vida?» ¿En el momento de la concepción? ¿Cuándo en realidad el material genético se mezcla? ¿Cuándo se divide por primera vez? ¿Cuándo se convierte en un embrión de seis células? ¿En la implantación? Toda la evidencia apunta a la fertilización. Luego decidimos: ¿congelar o no congelar? Si no queríamos congelar y nuestro médico transfería solo tres o cuatro embriones, tendríamos que asegurarnos de que solo se crearan tres o cuatro embriones viables.*

¿Y qué de los procedimientos «artificiales»?

La mayoría de las parejas tienen pocas preguntas con relación al aspecto moral de tomar medicinas o de pasar por un estudio de infertilidad. Solo comienzan a hacer muchas más preguntas cuando enfrentan la FIV y los procedimientos relacionados con esta. Eso tal vez sea porque, como señaló el Dr. Leon Kassun, un experto en genética, «está en juego la idea de la humanidad de la vida humana y el significado de nuestra encarnación, nuestro ser sexual y nuestra relación con ancestros y descendientes».[4]

Para los cristianos que proceden con la FIV, tener una alta consideración de la vida humana (incluso en la etapa embrional) y respetar los límites de nuestro dominio, tendrá impacto sobre lo que se apruebe en el laboratorio de la FIV y después. Cuando pasamos a considerar la ética de las tecnologías de reproducción asistida están en juego asuntos de vida y muerte. Preguntas como determinar cuándo comienza la vida humana se convierten en algo más que discusiones académicas. Son puntos críticos al decidir qué hacer con los embriones «sobrantes», los embriones que se catalogan como de baja calidad, los embriones congelados e incluso la experimentación con embriones y los llamados preembriones.

Ahora vamos a definir algunos términos fundamentales que ayudarán a los pacientes que desean honrar la santidad de la vida humana.

¿Es un preembrión una vida humana? Sí, el llamado preembrión es una vida humana, no una forma previa a la vida ni tejido en una forma de prefertilización. Ya que el término «preembrión» es confuso, preferimos evitarlo pero los pacientes necesitan saber lo que significa. Un preembrión es el producto de la unión del óvulo y el espermatozoide (embrión) desde el momento de la fertilización hasta que tiene catorce días de edad. Esto se superpone con el término «embrión» que se refiere a la pequeña vida humana desde el momento de la fertilización hasta la edad de ocho semanas.

Preembrión: primeras dos semanas de vida.

Embrión: primeras ocho semanas de vida.

El término «preembrión» se introdujo en 1986, fundamentalmente por razones de política pública. A menudo transmite la idea errónea de que un nuevo ser humano se forma en algún momento *mucho después* de la fertilización, para así encajar con el concepto de que la humanidad y por ende la personalidad, comienza no en la fertilización sino en la implantación o un tiempo después de esta. Esto les da a los médicos y científicos en las clínicas de FIV cierta libertad sobre cómo pueden tratar a esos pequeñitos humanos en desarrollo. Les evita tener que publicar la muerte de seres humanos de dos, cuatro y ocho células, lo cual es muy común en los laboratorios de FIV.[5]

Al principio de la década de 1990, una mujer que estaba muy involucrada en ejercer influencia en la retórica de la opinión pública describió cómo había convencido a una persona del movimiento pro-vida a que apoyara la investigación de los embriones humanos. Ella lo hizo, según dijo, usando la palabra «preembrión» para así convencerlo de que no debía oponerse a la investigación del preembrión ya que este todavía no estaba vivo.

¿Difieren la concepción, la implantación y la fertilización? Sí. Desde 1972 la Asociación Médica Estadounidenses definió oficialmente que la «concepción» es sinónimo de «implantación» lo cual difiere claramente de «fertilización».

La fertilización se produce cuando el espermatozoide penetra al óvulo. Alrededor de una semana después, la colección creciente de células del embrión anida en la pared del útero (matriz), un suceso que técnicamente se llama «implantación» y al que ahora también se le dice «concepción». Muchas de las personas pro-vida que dicen que «la vida humana comienza en la concepción» no están conscientes de esta diferencia sutil y lo que en

realidad quieren decir es: «La vida comienza en la fertilización», lo cual sucede aproximadamente una semana antes de la concepción/implantación.
Así que es importante definir los términos.[6]

«Concepción» y «fertilización» no son sinónimos, según los diccionarios médicos actuales. Además, los médicos no «implantan» embriones en
el útero después de la FIV; ellos los transfieren aunque a menudo hasta los es-
critores médicos en los medios de comunicación usan «implantar» cuando
quieren decir «transferir».

Las decisiones sobre la ética de los muchos avances tecnológicos disponibles giran en cuanto a comprender y comunicarse precisamente con el vocabulario único de cada especialidad. Así que procederemos en el próximo
capítulo a definir algunos términos y principios relaciones con la bioéticas
y luego exploraremos las preguntas éticas asociadas con el tratamiento de
alta tecnología.

PREGUNTAS PARA COMENTAR

1. Comente sus puntos de vista con respecto al valor de la vida humana incluso en su etapa más temprana.
2. Muchas clínicas sugieren enérgicamente que todos las pacientes
   de FIV maximicen la cosecha de óvulos al crear embriones múltiples. ¿Cuál es su sentir con relación a esta creación de embriones «extras»?
3. Cerca de la mitad de todos los embriones congelados mueren
   durante el proceso de descongelación. ¿Es este número aceptable para usted?
4. ¿Qué hará usted con los embriones «extras» si el tamaño de su
   familia ya está completo pero todavía quedan embriones?
5. ¿Cuál es su sentir en cuanto a arreglos con terceros: donante de
   óvulos, donante de esperma, alquiler de úteros y adopción de
   embriones?
6. ¿Por qué le parece así? ¿Está de acuerdo su cónyuge? ¿Y su familia? ¿Su familia de la fe?

Capítulo 14

DETERMINAR LO CORRECTO DE LO INCORRECTO

PRINCIPIOS ÉTICOS

Las parejas que toman decisiones con relación a las técnicas reproductivas proceden de iglesias con diferentes tradiciones y enseñanzas que difieren en estos temas. Animamos a cada persona a que obedezca su conciencia y permanezca dentro de los límites de su denominación. Sin embargo, ya que a menudo se permite mucha libertad dentro de las distintas tradiciones, ofrecemos cuatro principios a considerar que se usan en un enfoque secular para tomar decisiones éticas.

Comenzaremos estableciendo un vocabulario común, usando la terminología básica aceptada en el campo de la ética. En el muy usado libro de texto *Principles of Biomedical Ethics* [Principios de bioética médica], los autores destacan cuatro principios éticos principales que ayudan a facilitar la discusión sobre asuntos éticos complejos.[1] Estos cuatro principios, desarrollados en un marco no religioso, ofrecen un vocabulario para muchos de los debates sobre la nueva tecnología. El cristiano puede usarlos con facilidad porque concuerdan con una cosmovisión bíblica. Los cuatro principios (a los que nos referiremos en colectivo como el «concepto») son los siguientes:

- *Beneficencia*: hacer el bien. Por ende preguntamos: «¿hace bien?»
- *No maleficencia:* no hacer daño. Preguntamos: «¿Evita hacer el mal?»
- *Autonomía:* el paciente tiene el derecho de tomar decisiones con respecto al cuidado que recibe. Preguntamos: «¿Respeta la autodeterminación, el derecho del paciente a decidir por sí mismo?»[2]
- *Justicia:* Una distribución justa, equitativa y adecuada de los

beneficios y cargas sociales. Nuestra definición de justicia va más allá de esta definición, hasta preguntar si algo busca lo que es correcto y debido para el paciente en una circunstancia determinada. Así que preguntamos: «¿Brinda lo que es correcto, lo que corresponde y es equitativo?»

Al tomar decisiones con relación al tratamiento, las parejas debieran considerar sus opciones a la luz de este concepto. Para demostrarlo, veamos si sería aceptable o no usar medicinas para la tiroides con el fin de superar un desequilibrio. Primero, preguntamos si el objetivo al tomar la medicina es hacer bien. Sí, restablecer el funcionamiento normal al organismo es un buen objetivo. Segundo, ¿evita algún daño el tomar dicha medicina? Sí, esta contribuye a la salud total del individuo. Tercero, ¿respeta el derecho del paciente de decidir por sí mismo? Sin dudas, si el paciente toma la decisión de tomar la medicina (en lugar de que alguien se le eche a escondidas en su sopa). Finalmente, ¿es justo? Quizá uno no tenga el *derecho* de tomar la medicina pero hacerlo no sería un acto *in*justo. De acuerdo al concepto, tomar el medicamento para la tiroides es ético.

Al hacer las cuatro preguntas que aparecen arriba, un paciente puede determinar a menudo lo que es adecuado. No obstante, en ocasiones en que una decisión implica más de una vida, pudiéramos enfrentar un conflicto de intereses. Por ejemplo, ¿qué si el hacerle bien a uno daña a otro? ¿Es correcto el aborto cuando la madre morirá si no lo hace? ¿Sopesa y prioriza uno esas preguntas basado en un mal o un bien «mayor» o «menor»? ¿O depende la respuesta de la situación? ¡Preferimos más precisión! Queremos blanco o negro, correcto o incorrecto.

A continuación aparecen las preguntas más comunes en relación con el diagnóstico de la infertilidad y su tratamiento, seguidas de una evaluación usando el concepto de las cuatro preguntas.

¿Está bien producir una muestra de semen? Una consideración para los católicos romanos aquí es si está bien separar la eyaculación de la procreación (véase el capítulo 8). Si ambos están inseparablemente unidos, producir una muestra de semen por medio de la masturbación es inaceptable. Sin embargo, aquellos que ven la intimidad sexual como que no tiene un propósito unitivo-reproductivo, procedan considerando la decisión a la luz del principio ético que hemos expuesto:

- *¿Bueno?* Producir una muestra de semen se hace con un buen fin en

mente, el de tener un hijo. La producción de una muestra posible-
mente ayudará con el diagnóstico.

- *¿Daño?* No hace daño a menos que el esposo viole los parámetros
de lujuria mencionados en el capítulo 9.
- *¿Autonomía?* Un hombre decide por su propia voluntad producir
una muestra.
- *¿Justicia?* Producir una muestra es legal y no viola los derechos de
nadie.

Basado en estos principios éticos, llegamos a la conclusión de que es
aceptable producir una muestra.

Algunos médicos se frustran cuando las decisiones de conciencia de los
pacientes pudieran impactar negativamente el índice de éxito de su clínica.
Como resultado, los médicos han insistido en que tratar el embrión como
una vida es tan ilógico como tratar al esperma o al óvulo como una vida.
Pero el esperma solo tiene la mitad del ADN necesario para formar un ser humano. Está vivo pero no es una vida.

¿Está bien usar medicamentos para la fertilidad?

- *¿Bueno?* La concepción es un buen objetivo.
- *¿Daño?* Riesgos conocidos son la hiperestimulación de los ovarios,
el crecimiento excesivo de los ovarios y efectos en la coagulación de
la sangre. También hay alguna evidencia pequeña que vincula los
medicamentos para la fertilidad con el cáncer. El esposo y la esposa
sopesan estos riesgos contra los beneficios y determinan si pueden
aceptar los riesgos. Los católicos romanos, los protestantes y los ju-
díos por igual aprueban usualmente los medicamentos para la fertilidad porque estos están diseñados para mejorar el proceso ovárico
normal de producción de los óvulos.
- *¿Autonomía?* Los pacientes deben tener la libertad de tomar la decisión después de estar completamente informados tanto de los beneficios como de los riesgos.
- *¿Justicia?* Los medicamentos recetados son legales y permitidos. Los
asuntos de los gastos pueden tener impacto sobre algunas decisiones. Ni las compañías de seguro ni el estado tienen la obligación de
pagar por los medicamentos.

¿Está bien la cirugía? Al igual que con los medicamentos la «cirugía para
la fertilidad» puede definirse en términos generales. Hacer una

apendicetomía en una paciente femenina antes de que el apéndice se revien-
te clasifica como una operación de fertilidad porque si su apéndice se re-
vienta, las posibilidades de infertilidad de la paciente aumentan dramáticamente. La cirugía para restablecer una anatomía normal a una trompa
dañada o a un vaso deferente que no se ha formado adecuadamente sería
aceptable de acuerdo al concepto ético.

Consideremos un procedimiento quirúrgico específico, la aspiración
microepididimaria de esperma (AMEE), en la cual se cosecha el esperma inmaduro en el epidídimo:

- *¿Bueno?* Tener un hijo es un buen objetivo.
- *¿Daño?* Un paciente debe considerar la posibilidad de fracaso (los
  índices de éxito varían significativamente dependiendo de la edad
  de la esposa) e infección. En el momento en que se escribe este libro, no se conoce riesgo alguno para los niños que nacerían.
- *¿Autonomía?* El paciente entiende los riesgos y beneficios.
- *¿Justicia?* Es legal. ¿Le corresponde la aspiración microepididimaria
  de esperma al paciente? Ni las compañías de seguro ni el estado tienen ninguna obligación de hacerla disponible. Aunque la aspiración microepididimaria de esperma (AMEE) pudiera no estar disponible en muchos lugares del mundo, no hay razones éticas que
  prohíban al paciente que proceda.

Advertencia

¿Está bien usar la inseminación artificial con el esperma de mi esposo?
Algunas personas que se oponen vehementemente a la inseminación artificial la han confundido con la fertilización in Vitro o la inseminación con
donante. En la ingerminación artificial, el médico deposita el semen en la
vagina cerca del cuello del útero o directamente en el útero (IIU: inseminación intrauterina) con el uso de una jeringuilla. Algunas parejas católico romanas realmente enfrentan un dilema menor con proporcionar semen
para la IIU que cuando tienen que ofrecerlo para un análisis. (Para su manera de pensar, al menos con la IIU el semen llegará al útero.) De acuerdo al
Vaticano, la IIU dentro del matrimonio es inaceptable «excepto en aquellos
casos en los que los medios técnicos no son un substituto del acto conyugal
sino que sirven para facilitar y ayudar de manera que el acto alcance su propósito natural».[3]

Para aquellos que ven un vínculo inseparable entre los elementos unitivo y creativo del sexo, tendrían que usarse condones especiales para colectar la muestra. Para los que no ven dicho vínculo, ofrecemos lo siguiente:

- *¿Bueno?* Tener un hijo es un buen objetivo.
- *¿Daño?* El riesgo existente es mínimo. Las complicaciones más comunes son reacciones alérgicas e infección, las cuales solo ocurren raras veces.
- *¿Autonomía?* Un paciente informado escoge si hacerse o no el procedimiento.
- *¿Justicia?* La inseminación artificial con el esperma del esposo es legal y permisible.

Advertencia:

¿Está bien la fertilización in Vitro (FIV) si respetamos la vida en la etapa de una sola célula? Si es así, qué límites establecemos a nuestro médico? Las parejas pueden hacer la FIV al tiempo que cumplen con todos los principios éticos si honran la vida en la etapa de una célula. Eso significa decidir que cada embrión debe recibir la mejor oportunidad de vivir.

¿Cómo pueden asegurar las parejas que cada embrión obtenga dicha oportunidad? *Al permitir que solo se cree la cantidad de embriones que estén dispuestos a llevar hasta dar a luz si se implantan todos los embriones en este ciclo.* (Cada óvulo tiene su propia placa Petri, así que es fácil limitar el número de óvulos que se exponen al esperma.) Cuándo, y si ocurre la fertilización, y si la división celular indica que el ADN se ha alineado, todos los embriones —sin importar la «calidad»— son entonces transferidos y cada uno tiene una oportunidad igual de llegar a término.[4]

En las horas o días que se observan los embriones antes de la transferencia, muchos no sobreviven al proceso normal de la división celular. Asumimos que lo mismo hubiera pasado en las trompas bajo circunstancias normales y los padres en potencia nunca hubieran sabido que el esperma llegó hasta el óvulo.[5] Los embriólogos pueden observar los embriones que tienen índices de crecimiento cuestionables de manera que solo los embriones vivos o viables sean transferidos, esto hasta la etapa de blastocisto. Cualquier embrión que llegue a la etapa de blastocisto se debe transferir o congelar para una transferencia posterior (véanse arriba las razones éticas).

Ahora, cada vez más clínicas limitan el número de embriones transferidos al número que la madre pueda llevar a término sin peligro, reconociendo que cualquiera o todos los embriones podrían hermanarse. Al parecer, limitar el número que se transfiere aumenta el índice de éxito.[6]

Poner límites al número de embriones que se transfiere ayuda a la pareja a evitar tener que enfrentar una *reducción de embarazo multifetal,* un procedimiento en el que el útero tiene más embriones vivos de los que puede soportar así que uno (o más) de los fetos se aborta para dejar espacio para los demás. (Esto difiere de la *reducción selectiva,* un procedimiento en el que un embrión implantado en un grupo de otros dos o más embriones implantados se selecciona para aborto porque muestra tener anomalías.) *Ambos procedimientos implican la destrucción de la vida humana y no cumplen con el examen ético.*

La mejor decisión es evitar, tanto como sea posible, situaciones en las que se considerarían estas opciones. En otras palabras, limite el número de embriones creados y así limite el número de embriones transferidos.

En 2003 se aprobó en Suecia una legislación que hace de la transferencia de un solo embrión la regla preponderante, en solo una de diez transferencias se permiten la transferencia de dos embriones. En los Estados Unidos, la transferencia de tres a cinco embriones es común aunque estamos viendo una tendencia hacia la transferencia de menos embriones, los cuales se seleccionan por su calidad superior con más divisiones celulares.

En resumen, como dijimos, las parejas pueden hacer la FIV y cumplir con los principios éticos pero para hacerlo deben honrar la vida en la etapa de una sola célula.

Advertencia

¿Es aceptable la criopreservación? Cuando se trata de determinar la ética de congelar o criopreservar embriones, la evaluación tiene dos etapas. La primera es determinar la aceptabilidad de congelar embriones que no se van a transferir en un ciclo de FIV. La segunda es determinar qué hacer con los embriones congelados que una pareja ha decidido que ya no quiere usar. Comenzaremos con lo primero a la luz del concepto ético:

- *¿Bueno?* Las parejas que escogen la criopreservación para sustentar embriones que no se transfirieron en un ciclo de FIV tienen la intención de hacer el bien: aumentar sus posibilidades de tener hijos. Congelar los embriones puede ahorrar dinero y evitar la inconveniencia de tener que hacer otro ciclo de FIV. Esto presupone que la pareja está comprometida a ulteriormente permitir que cada embrión tenga la oportunidad de desarrollarse normalmente dentro de la matriz.

- *¿Daño?* La mitad de todos los embriones criopreservados mueren en el proceso de descongelación. Aunque algunos dicen que esos embriones hubieran muerto incluso sin la criopreservación, no tenemos información para apoyar esta teoría. Sí sabemos que el proceso de congelación-descongelación es duro para los espermatozoides ya que muchos mueren. Lo mismo sucede con los óvulos. Por consiguiente, la evidencia sugiere que el proceso de congelación-descongelación también es duro para los embriones. Sin embargo, una vez que sobreviven al proceso de descongelación, los embriones parecen no tener efectos a largo plazo como consecuencia de la criopreservación.
- *¿Autonomía?* Para el esposo y la esposa se aplica un consentimiento de información. Pero ahora tenemos una nueva vida en la etapa de una sola célula, un ser humano que no tiene la capacidad de tomar una decisión en lo que se refiere a aceptar el riesgo. ¿Y qué de la autonomía del embrión? Si el embrión pudiera decidir, ¿escogería que lo transfirieran o que lo congelaran?
- *¿Justicia?* Se hace justicia para los posibles padres. Sería diferente argumentar que se le hace justicia al embrión congelado.

Si una pareja de pronto se enfrenta a siete embriones en el laboratorio de la FIV, sin dudas que es más ético decidir congelarlos que desechar los embriones «sobrantes». Pero sería mejor evitar el llegar a esta situación. Hasta que los índices de supervivencia a la descongelación y los de la concepción después de la criopreservación no aumenten, *las parejas deben considerar el evitar esta situación permitiendo que el esperma fecunde menos óvulos,* incluso, aunque de por resultado que el costo financiero sea más alto.

Según lo que usted lea, algunas clínicas estiman que tienen un 50 por ciento de superveniencia a la descongelación. Otras dicen tener entre un 60 y un 70 por ciento. Para empezar, las clínicas con índices más altos pudieran estar congelando solo los embriones de más alta calidad (permitiendo que los embriones de «menos» calidad sean descartados). Estos son asuntos que deben investigarse con la clínica en particular pero sepa que las clínicas con normas éticas más altas podrían tener índices de éxito menores por esta razón.

Algunos investigadores han cuestionado si los químicos que se utilizan y el proceso de la criopreservación pudieran en ocasiones alterar la genética del embrión. Todavía no tenemos información suficiente para saberlo. Sin embargo, sí sabemos que varias clínicas en Gran Bretaña ahora hacen énfasis en hacer el ciclo natural de la FIV optimizando el ciclo natural en lugar de utilizar medicamentos para la fertilidad. La FIV es mucho menos costosa sin los medicamentos para la inducción de la ovulación y aunque las probabilidades de éxito son menores en cada ciclo, las parejas lo pueden intentar en numerosas oportunidades. Otras clínicas, especialmente en el extranjero, están inclinándose a limitar las transferencias a un solo embrión por FIV.[7]

Lo ideal sería que los investigadores continuaran perfeccionando el proceso de congelación y descongelación de los óvulos. Es menos problemático enfrentar la decisión de congelar gametos (óvulos y espermatozoides) que congelar embriones ya que los gametos no son seres humanos vivos pero los embriones sí. En la actualidad los óvulos pueden congelarse pero son muchos más frágiles que los espermatozoides, no se congelan ni descongelan bien y de estos hay muchos menos. El promedio normal eyacula cerca de 60 millones de espermatozoides por mililitro; el número promedio de óvulos por ciclo es uno. Si uno pierde 50 millones de espermatozoides en el proceso de congelación-descongelación, es probable que todavía le queden muchos espermatozoides; si perdiera el mismo número de óvulos congelados, usted perdería el equivalente de toda la población de Ucrania.

Luego de haber considerado si congelar los embriones al principio, ahora veremos la segunda consideración: qué hacer con los embriones congelados no deseados.

> *Antes de hacer la FIV nos preguntamos: «¿Y si tenemos siete embriones? ¿Digamos que transferimos tres y congelamos cuatro? ¿Qué haríamos si del primer intento tenemos trillizos? ¿En realidad regresaríamos para usar los otros cuatro embriones congelados?» Si no lo usábamos, creímos que no debíamos congelarlos. Estábamos comprometidos con toda la vida que creáramos. Nuestro laboratorio nos hizo firmar papeles diciendo lo que haríamos con los embriones congelados si algo nos sucedía.*

Está claro que es *más* ético congelar y transferir los embriones que desechar algunos de los más de 400,000 embriones congelados que existen en el momento en que se escribe este libro. Es mejor media oportunidad que ninguna.

Una vez que un esposo y una esposa están de acuerdo en congelar embriones, deben enfrentar algunas opciones adicionales: ¿los guardarán para su uso posterior, los donarán para investigaciones, dejarán que los destruyan o los donarán a otras parejas infértiles para adopción?

Respetar la vida en la etapa de una sola célula significa darles a todos los embriones la oportunidad de vivir en lugar de permitir que se descongelen y mueran, lo cual elimina las opciones de investigación y destrucción. Aunque pudiera parecer noble donar un embrión para fomentar la ciencia, la decisión de hacerlo fallaría desde el punto de vista ético. La destrucción de la vida humana viola la beneficencia, la no maleficencia, la autonomía personal del embrión y la justicia. ¿Cómo puede ser «justo» destruir una vida sin su consentimiento incluso por el beneficio de otra?

Darle una oportunidad a cada vida preservada significa hacer que los embriones congelados restantes sean descongelados y transferidos a la esposa, donarlos en adopción o encontrar a alguien que los lleve a término.

¡Deténgase!

Si todavía tenemos embriones congelados cuando nuestra familia ya está completa, ¿debemos hacer «transferencia compasiva»?

Nuestro médico dijo que quería transferir solo dos embriones y que si teníamos gemelos y no queríamos más hijos, él podía hacer una «transferencia compasiva» de cualquier embrión que quedara. Es decir, él los transferiría en un momento de mi ciclo cuando soy menos propensa a quedar embarazada. ¿No es eso casi lo mismo que desecharlos? Es darles una «oportunidad» pero con la esperanza de que no lo logren. El médico dijo que él no cree que los embriones constituyan vida hasta que se implanten y haya un latido.

Los nombres que las clínicas dan a esta técnica varía pero el procedimiento se desarrolló para tranquilizar la conciencia de aquellos que tienen embriones «extras» y no quieren llevarlos a término o destruirlos categóricamente. El médico descongela y transfiere al útero el embrión de cuatro o seis células (no un blastocisto) sin todas las hormonas de sincronización buscando la transferencia en un momento en que el útero no es receptivo al embarazo. Este proceso tiene un índice de éxito prácticamente de cero aunque el embrión tiene una oportunidad levemente más alta de vivir que si se descongelara y se dejara en una cápsula. Cuando se considera a la luz del concepto ético, esta es una opción poco ética.

¡Deténgase!

¿Cuál es la ética de donar los embriones para investigación? El blastocisto ha recibido una atención considerable por parte de los medios de comunicación en el debate sobre la investigación de la célula madre para la posible cura de diversas enfermedades (diabetes, Parkinson, trauma de la médula espinal).[8] Por ende, muchas parejas han considerado donar sus embriones «sobrantes» para el uso de esta investigación. La motivación detrás de un acto tan altruista, aunque es encomiable, tiene implicaciones éticas.[9]

El blastocisto (embrión en etapa temprana) quizá está compuesto de unas 100 a 200 células que tienen una apariencia de forma esférica hueca con un conjunto de células adicionales dentro de un extremo. Estas células internas representan el polo embriónico, las mismas células que forman el embrión. Para cosechar estas células internas (células troncales embriónicas) para utilizarlas en investigaciones, deben destruirse el embrión y las células de apoyo. Por lo tanto, donar embriones criopreservados para la investigación de células troncales significa en realidad la descongelación de un embrión para matarlo. Aunque esto pudiera tranquilizar las conciencias de los padres genéticos, no cumple con ninguno de los parámetros éticos desde el punto de vista del minúsculo ser humano. Se mata el embrión inocente, lo que es a las claras una injusticia, sin tener una oportunidad de expresar autonomía.

Las células troncales embriónicas *pueden* obtenerse de embriones congelados no deseados. Por ello muchas personas han establecido en sus mentes una diferencia entre la clonación terapéutica (para investigación médica) y la clonación reproductiva (para producir un bebé idéntico a su padre genético). Se razona que ya que los embriones son serán transferidos de ninguna manera, podrían muy bien usarse para investigación.

La creación de líneas de células humanas clonadas (humanos clonados de los que se extraen las células troncales embriónicas y luego se les dirige para que crezcan en un tipo de célula específico) implica tomar el material genético de una célula adulta (piel, músculo o incluso células mamarias como se hizo por primera vez en la oveja Dolly). Luego se coloca ese material en un óvulo humano al que se le ha quitado el núcleo para no tener que separar los dos núcleos que intentan llevar la batuta. Esta célula clonada luego se estimula con corriente eléctrica o con una solución química para «encender» todas las células adecuadas para el crecimiento embriónico (supongo, *sin* darle a ningún interruptor que pueda llevar a anomalías como defectos de nacimiento catastróficos o aquellos que producen cáncer). Al clon se le permite que se divida hasta la etapa de blastocisto. Entonces, en lugar de transferir el blastocisto a una matriz en espera donde el embarazo puede continuar (clonación reproductiva), se extraen las células embriónicas, *matando al clon* (clonación terapéutica). Lo único que impide al clon terapéutico convertirse en un clon reproductivo es que en la clonación terapéutica, el investigador interviene y destruye el embrión en lugar de transferirlo al útero. La clonación reproductiva, aunque su meta es una vida humana nueva, no obstante excede los límites del dominio dado por Dios. Es inmoral y tiene oposición casi universal.

¡Deténgase!

¿Y qué del diagnóstico genético previo a la implantación? El diagnóstico genético preimplantación (DGP) es similar a las pruebas prenatales estándar con dos diferencias claves: (1) la búsqueda de problemas se hace después de la fecundación en el laboratorio de FIV. Los embriones se analizan en busca de más de cien problemas genéticos, incluyendo Alzheimer, síndrome del X frágil, síndrome de Down, enfermedad de Huntington, hemofilia y fibrosis cística. También se hace el DGP para la selección del sexo con el objetivo de impedir problemas relacionados con el género. (2) Todos los embriones que se consideren «defectuosos» se destruyen.

El DGP también se utiliza para mejorar las tasas de natalidad en mujeres que han tenido pérdidas de embarazo anteriores sin explicación. En un estudio los investigadores señalaron que casi el 70 por ciento de los embriones analizados por medio del DGP, entre mujeres con pérdidas de embarazo recurrentes, eran anormales, lo cual confirma la teoría de que los problemas cromosómicos pueden ser responsables en gran manera de las pérdidas recurrentes.[10]

El procedimiento, desarrollado en los años noventa, ha tenido como resultado el nacimiento de al menos mil embriones preseleccionados. El precio oscila entre los $1,500 y $ 3,000, además del costo de la FIV. Se estima que en el futuro, cerca del 20 por ciento de los ciclos de FIV incluirán el DGP. Un experto señaló: «La mayoría de las personas están bastante contentas con usar el DGP para prevenir enfermedades horrendas, graves, dañinas para la vida. ¿Pero lo hace usted para prevenir la diabetes? ¿En qué momento está la sociedad dispuesta a decir que no quiere que un embrión sobreviva?»[11]

Está claro que la infertilidad puede ser un laberinto moral lleno de constantes giros, decisiones y callejones sin salida. Al saber esto, quizá debiéramos tomar un instante para redefinir el «éxito». El éxito, en lo que a Dios se refiere, no es cuestión en última instancia de tener el hijo deseado. Es mucho más grande que eso. El éxito es vivir acorde con las Escrituras (Josué 1:8). Los límites bíblicos no fueron dados para hacer la vida menos placentera. Más bien los límites son como un mapa en un campo minado, que nos evita causar más daño. Aunque alrededor del 35 por ciento de las parejas que pasan por el tratamiento de infertilidad nunca experimentarán un embarazo exitoso, todas las parejas en tratamiento pueden tomar buenas decisiones al tiempo que se aferran a Dios y el uno al otro. Cada uno de nosotros dará cuenta de sus acciones algún día (Romanos 14:12). Aquellos que toman decisiones sabias durante el proceso del tratamiento descubren que están contentos y no tienen remordimientos mucho después de que los años dolorosos de su tratamiento de infertilidad quedan atrás.

PREGUNTAS PARA COMENTAR

1. Ahora que usted tiene un concepto para procesar las decisiones éticas, reconsidere las respuestas que dio en el capítulo 13 a la luz de esta información. ¿Cambió algo para usted?
2. Si no hubiera otra técnica disponible, ¿consideraría usted la clonación para producir un hijo?
3. Considere el estudio de su infertilidad hasta la fecha. ¿Ha demostrado ser ético cuando se mira a través del concepto presentado en este capítulo?
4. ¿Está considerando usted algún método de tratamiento actual que pueda pasarse de la raya desde el punto de vista ético? Si es así, ¿cuál?
5. ¿Están usted y su cónyuge de acuerdo en esos temas? Si no, ¿en qué discrepan?
6. ¿Están de acuerdo usted y su equipo médico en estos aspectos? Si no, ¿en qué discrepan?
7. ¿Ha discutido usted con su equipo médico cada paso del estudio y del tratamiento? ¿Cómo podría usted asumir un papel más activo en el futuro?
8. ¿Cuán lejos es «demasiado lejos» al evaluar sus opciones de tratamientos con su entendimiento ético?

Capítulo 15

EL TERCERO NO ESTÁ DE MÁS

REPRODUCCIÓN POR TERCEROS

En una tira cómica sobre la infertilidad, una mujer enojada llega con un coche de bebé cargando a Mickey Mouse a una clínica de donantes de esperma. El director de la clínica le dice: «Mire, señora, usted fue la que pidió una estrella de cine con pelo oscuro, una nariz notable y ojos hundidos». Con esa misma idea se cuenta una anécdota de George Bernard Shaw, al principio de 1900. Una hermosa cantante de opera se le acercó y le dijo: «Tendríamos unos bebés muy hermosos con mi belleza y su cerebro». Shaw, un intelectual, respondió bromeando: «Pero, querida, imagínate si el niño tuviera mi belleza y tu cerebro».[1]

Basta con mencionar la inseminación artificial con semen de donante (IAD), la más vieja y conocida técnica de reproducción asistida, y mucha gente se eriza. Hacen comentarios derogatorios sobre «bebés de diseñador», «niños a la medida», «adulterio espiritual», «adulterio por medio del médico» o «relaciones sexuales con jeringuilla». Y puede que mencionen el «Repositorio para la opción germinal», el banco de esperma al que supuestamente los ganadores del Premio Nobel envían su esperma.[2]

Desde el desarrollo de la micromanipulación, cada vez más las parejas optan por dichas técnicas de fertilización in Vitro (FIV) que por la IAD. Sin embargo, a pesar de esta tendencia, la IAD sigue siendo el procedimiento artificial más usado alrededor del mundo para la concepción. Ha nacido más de un millón de niños por medio de la IAD.[3] La inseminación con donante funciona igual que la que se hace con el esposo, solo que el semen en lugar de venir de un esposo, viene de un donante. Las parejas casadas escogen la IAD en casos en los que el esposo tiene una enfermedad no tratable, ya sea un problema de los espermatozoides, un daño en la médula espinal, una reversión de vasectomía que no funcionó o un problema genético que él pudiera transmitir.

- Thomas, un jugador profesional de tenis casado cerca de los cuarenta años, no producía esperma. Después de meses de deliberación, él y su esposa decidieron construir su familia por medio de inseminación con donante (IAD). Thomas, al principio devastado por el diagnóstico, dijo: «Una vez que tomamos la decisión, no hubo problemas».
- A los padres de dos niños, que tenían un problema genético relacionado con el cromosoma, se les dijo que probaran la FIV con la opción de examinar los embriones y solo transferir los saludables. Ya que ellos creían que deshacerse de cualquier embrión «no saludable» sería quitarles la vida, el médico les recomendó la inseminación con donante.

Rob, un pastor, se quedó petrificado cuando el análisis de su semen reveló que no había esperma. Él dijo: «Una vez probamos la inseminación con semen de donante sin éxito. Probablemente podríamos haber logrado un embarazo si hubiéramos seguido con eso, pero nos detuvimos. Los miembros de nuestra iglesia habrían dicho: "¡Oramos y Rob fue sanado!" Habría sido deshonesto. Si se daba a conocer la verdad, muchos no lo hubieran comprendido o se habrían sentido ofendidos. Como pastor, siento una gran responsabilidad de evitar que un "hermano más débil", es decir, una persona que es menos madura en la fe, tropiece. Si no estuviéramos en el ministerio público, estoy bastante seguro de que lo hubiéramos hecho».

Los primeros casos registrados de inseminación artificial humana datan de finales del siglo diecinueve en Inglaterra y Francia, luego del descubrimiento del proceso de inseminar animales. Este descubrimiento lo hizo un abad que hacía experimentos científicos para determinar si la vida se originaba con el óvulo humano o con el esperma.[4] Un médico de Filadelfia llevó a cabo la primera técnica de IAD conocida en 1909. No se lo dijo al esposo hasta después y luego los dos estuvieron de acuerdo en nunca contárselo a la esposa. Afortunadamente, en la actualidad la tendencia es alejarse del secreto.

Un estudio de la FDA (Administración de alimentación y medicamentos de los Estados Unidos, por sus siglas en inglés) estimó que cada año en los Estados Unidos se realizan de 80,000 a 100,000 inseminaciones con donante.[5] El mercado estadounidense de donantes de esperma está valorado como mínimo en $20 millones de dólares y los Estados Unidos es el exportador de esperma más grande del mundo.

Las clínicas y los bancos de esperma, de los que hay alrededor de 150 en los Estados Unidos, examinan en posibles donantes la salud, la fertilidad y las enfermedades infecciosas, incluyendo el VIH y la hepatitis, ambos pueden sobrevivir al proceso de congelación-descongelación. Las clínicas y los bancos de esperma también examinan las prácticas sexuales riesgosas y la exposición a toxinas y a radiación. Los hombres que producen menos de 20 millones de espermatozoides por muestra quedan descalificados. Según un banco de esperma, solo aceptan en su programa entre un 3 y un 5 por ciento de posibles donantes.

Una vez colectado, típicamente el semen se criopreserva durante al menos seis meses, tiempo en el que se repiten los exámenes al donante en intervalos regulares para buscar enfermedades infecciosas. La congelación disminuye el potencial de fertilidad del esperma. La concepción con esperma congelado requiere un promedio de cinco ciclos menstruales en comparación con tres ciclos usando esperma fresco. Pero congelar el esperma y luego chequear a los donantes antes de liberar su muestra, disminuye las probabilidades de pasar enfermedades transmisibles. La inseminación casi siempre se hace como la (IIU), más que la inseminación vaginal, para darle al esperma una ventaja adicional debido a la motilidad disminuida que se asocia con el proceso de congelación-descongelación.

Los índices de anomalías congénitas de un hijo creado usando esperma congelado son las mismas que en la inseminación con esperma fresco (las mismas que en la población en general).[6] Las mujeres con más posibilidades de concebir usando la IAD son las de menores de treinta y cinco años.

Pero la viabilidad científica no garantiza la aceptabilidad ética. Solo porque *podemos* hacer algo no significa que *debamos* hacerlo. ¿Qué de la ética de la reproducción por terceros? Sin lugar a dudas no todas las autoridades están de acuerdo.

Animamos a las parejas que están considerando la inseminación con semen de donante a que exploren dos elementos clave en la ecuación: la revelación especial y la revelación general. La *revelación especial* está relacionada con lo que Dios ha decretado directamente sobre sí mismo y sus caminos. Esto incluye historias y principios de la Biblia que nos instruyen en cómo vivir. También podemos aprender de la creación y del mundo que nos rodea, *la revelación general*. Jesús dijo: «Observen cómo crecen los lirios del campo» para que observáramos lo que estos nos revelan con relación al cuidado de Dios (Mateo 6:28). Un análisis de la revelación general incluye considerar cualquier información que tengamos de la mejor información disponible.

Ahora, usando este criterio, exploraremos preguntas como estas: «¿Es sabia la reproducción por terceros?» y «¿Qué derecho, si es que así fuera, tienen los hijos de conocer sus orígenes genéticos?» Ambos estamos de acuerdo en que nuestras opiniones personales se han cristalizadas por el tiempo, la experiencia y el estudio. Vemos la inseminación con semen de donante como una convicción personal y no como un claro asunto de «pecado».

Revelación especial

Muchos líderes cristianos han sido rápidos para condenar la IAD. Por ejemplo, un conocido psicólogo cristiano declaró en su revista mensual nacional que la IAD siempre es incorrecta, incluso si implica a un hermano donante. El orador de una conferencia cristiana sobre bioética destacó cómo las parejas infértiles «asumen una perspectiva muy baja del regalo de Dios en las relaciones sexuales a favor de una perspectiva exagerada de la tecnología». El comentario sugería que las parejas le dan preferencia a las opciones de alta tecnología antes que a la intimidad sexual para explorar al borde de la tecnología. El orador continuó expresando que las tecnologías reproductivas reflejan una devaluación del diseño de Dios para la belleza del sexo en favor de algo artificial.

Después, un paciente de infertilidad confesó: «¡Créame que cada persona infértil que yo conozco hubiera preferido concebir "a lo natural" que acostada sola en una camilla en la consulta de un médico!»

Las parejas a menudo entran por voluntad propia en un laberinto de dilemas morales en su búsqueda de un hijo biológico. ¿Por qué? Reconocen el valor de un hijo y ese reconocimiento a veces los presiona a bordear la orilla de la ética por lo precioso que es el resultado.

Dios bendijo a la primera pareja con la oportunidad de multiplicarse y llenar la tierra. Imagínese a Adán y a Eva listos para crear toda una raza. No tenían manuales, ni ayudas, ni médicos ni el conocimiento de registrar gráficamente la temperatura. Sin dudas que no había opción de un tercero.

La mayoría de las parejas imaginan que para ellos será simple. Sueñan con producir juntos un hijo que sea el producto de su amor, no el producto de su amor más un médico, una enorme deuda, procedimientos invasivos y quizá hasta un donante. Involucrados en la infertilidad yacen anhelos frustrados y la muerte de sueños preciosos.

¿Qué informe nos da la Biblia en cuanto a nuestro modo de ver la reproducción por terceros? Comenzamos con la pregunta: «¿Permitiría Dios alguna vez que un tercero entrara en un arreglo matrimonial? Al parecer sí.

Poligamia

Abraham y Jacob tenían más de una esposa. Lo mismo pasó con David, Salomón y Gedeón. En Génesis leemos que cuando Lea vio que había dejado de concebir, le dio su criada Zilpá, a su esposo para que la tomara por esposa (Génesis 30:9). Después, Lea tuvo un quinto hijo y le puso por nombre Isacar que significa «alquiler» o «recompensa». ¿Su razón para ponerle ese nombre? «*Dios* me ha recompensado». ¿Por qué? «*Porque* yo le entregué mi criada a mi esposo» (v. 18, énfasis del autor). Lea creía que había hecho lo correcto y que Dios la había premiado.

Después que David cometió adulterio con Betsabé, Natán le trajo un mensaje del Señor que incluía estas palabras: «Te di el palacio de tu amo, y puse sus mujeres *en tus brazos*. También te permití gobernar a Israel y a Judá. Y por si esto hubiera sido poco, te habría dado mucho más» (2 Samuel 12:8, énfasis del autor). La palabra hebrea aquí para «brazos» se traduce como «regazo» en el libro de Rut (4:16): «Noemí tomó al niño, lo puso en su *regazo* y se encargó de criarlo». Las traducciones más antiguas dicen «pecho». Está claro que Dios le dio a David las antiguas esposas de Saúl en algo que sería más que un distante «acuerdo de apoyo financiero solamente».

En Deuteronomio 21:15,16 el texto dice: «Si un hombre tuviere dos mujeres, la una amada y la otra aborrecida, y la amada y la aborrecida le hubieren dado hijos, y el hijo primogénito fuere de la aborrecida; en el día que hiciere heredar a sus hijos lo que tuviere, no podrá dar el derecho de primogenitura al hijo de la amada con preferencia al hijo de la aborrecida, que es el primogénito».

¡No estamos recomendando que se practique la poligamia ni siquiera sugiriendo que en aquel entonces Dios la prefería o que en la actualidad la aprueba! El dolor que involucra dichos arreglos se registra tanto en las Escrituras (considere los casos de Sara y Agar, Raquel y Lea, Ana y Penina) como en muchos estudios. En las sociedades actuales que practican la poligamia las esposas en tales arreglos a menudo comparten la injusticia y el dolor emocional que sufren. Por medio de la revelación continua de Dios vemos un movimiento redentor que se aleja de la poligamia y va hacia el ideal de una sola carne (Efesios 5:31). En los tiempos del Nuevo Testamento la práctica de tener muchas esposas era inaceptable para la gente piadosa.[7] Nuestro objetivo aquí solo es demostrar que aquellos que dicen que «Dios nunca ha permitido un tercero en el matrimonio» pasarán trabajo para argumentarlo basándose en la evidencia bíblica.

El matrimonio de levirato

Otro ejemplo de matrimonio que implica un tercero para producir un hijo es el caso del matrimonio de levirato (Deuteronomio 25:5-6). En el libro de Rut vemos esta práctica en la que el hermano que sobrevivía (o un pariente cercano, como fue el caso de Booz y Rut) tomaba a su cuñada como esposa para darle un heredero al hermano fallecido. El primer hijo de su unión llevaba el nombre del fallecido. Esta práctica a veces implicaba la poligamia si el hombre ya estaba casado.[8] De manera interesante, cuando la poligamia se abolió en el antiguo Cercano Oriente, hace más de mil años, la ley judía decidió que la orden de practicar el matrimonio de levirato no debía continuar practicándose.[9] Al parecer con frecuencia se vinculaban el matrimonio de levirato y la poligamia. Aunque en Occidente no tenemos nada como el matrimonio de levirato, en algunas culturas, como en los grupos tribales de Zambia, todavía se practica. Y en el Antiguo Testamento, Dios lo ordenó. Incluso mató a Onán (Génesis 38:10) por rehusarse a cuidar de la viuda de su hermano de esta manera. Aunque nos gustaría creer que solo los hermanos solteros tomaban a sus cuñadas viudas, es probable que en ocasiones estuviera involucrada la poligamia.

Como debiera ser obvio a partir de estos textos, el matrimonio de levirato ofrece un «precedente bíblico para la participación de terceros».[10] No obstante, aunque algunos pocos eruditos bíblicos han señalado que dichos arreglos eran la forma más temprana de inseminación con donante, en realidad hay algunas diferencias obvias entre los dos. En primer lugar, la viuda se *casaba* con el «donante», incluso si esto significaba poligamia. Segundo, el padre biológico no era anónimo, como es el caso a menudo con los donantes modernos. Tercero, los hijos tenían una conexión profunda con sus raíces y, por tanto, tenían identidades fuertes con sus familias genéticas. Muchos hijos adultos de donante en la actualidad lamentan profundamente su desconexión con sus raíces genéticas. En efecto, muchos hijos de donantes sufren un estado de confusión que se conoce como «desconcierto genealógico» cuando se les priva de esta información. Y cuarto, Dios permitió la reproducción por terceros en una cultura en la que la infertilidad significaba más que solo desear un hijo. Algunas veces la infertilidad significaba que la supervivencia de la pareja estaba amenazada. No habría hijos que cuidaran de la pareja anciana. Los hospitales y los hogares de ancianos no existían, así que la responsabilidad de los padres ancianos caía en los hijos. En el caso de la reproducción por terceros no había nada reservado, anónimo ni impersonal con respecto al padre genético. Y no había ni honorarios ni formularios de médicos o abogados, ¡lógicamente una ventaja!

Algunas personas se han preguntado si, basado en el cuadro del levirato, usar a un pariente cercano como donante pudiera de alguna manera proporcionar un donante en el espíritu del matrimonio de levirato. Pero hay una diferencia clave entre los dos. En el matrimonio de levirato, el primer esposo estaba muerto, así que había un solo padre en la ecuación. Con un donante pariente, hay dos hombres que compartirían afinidad con el hijo. Por tanto, un estudiante rabínico presenta algunas preguntas importantes para el donante en tal caso: «¿Sería usted capaz de mirar al hijo como su sobrino y no como su hijo? ¿Qué pasaría si más adelante al hijo se le dijera, o descubriera, que usted es su padre biológico y quisiera una relación diferente con usted? ¿Y si su hermano y su esposa se divorciaran o si su hermano muriera? ¿Qué si a usted le parece que al niño lo trataban mal? ¿Y si usted y su futura esposa fueran incapaces de tener hijos?… Aunque ahora su hermano está agradecido por su ayuda, más adelante puede molestarle su capacidad de haber engendrado el hijo que él no pudo engendrar».[11]

En todos los ejemplos bíblicos, el padre biológico del hijo en realidad era el padre del hijo. Un donante moderno no.

El principio de una sola carne

En un momento de mi carrera médica, yo (el Dr. Bill) hice inseminaciones en pacientes usando esperma de donantes. Nunca supe de pacientes que tuvieran problemas legales ni complicaciones grandes, a menos que contemos a la mujer que me dijo que mientras estaba sentada en la sala de espera observaba a hombres inusuales que entraban y salían y se preguntaba: «¿Será *él* nuestro donante?» Al ver un sujeto en particular desagradable me preguntó suplicantemente: «¿Es él?» (No era.)

Con el tiempo limité las inseminaciones a las que usaran solo el esperma del esposo. Esto fue para mí un asunto de convicción con mucha oración. Un amigo, colega y hermano en Cristo, lo ve diferente. El Dr. Joe McIlhaney, un cristiano comprometido y un buen pensador que ha servido durante años en la junta de Enfoque a la Familia dice lo siguiente en su libro *Dear God, Why Can't We have a Baby?* [Querido Dios, ¿por qué no podemos tener un bebé?]: «Las inseminaciones por donante han sido parte de mi ejercicio en la infertilidad durante muchos años. Yo he considerado en oración los aspectos bíblicos, morales y éticos de este procedimiento y me siento cómodo realizándolas…Para las parejas que sienten que la IAD es adecuada para ellos podría ser interesante conocer que nunca he tenido ninguna pareja que exprese ningún pesar por haber pasado por el procedimiento de IAD. Varias parejas han regresado para tener un segundo hijo usando la IAD. Muchas de estas mujeres son pacientes a largo plazo y no estoy consciente de ningún problema que haya surgido para ellas o para sus esposos después de usar la IAD para ayudarles a tener un hijo».

Mi decisión de usar solo el esperma de un esposo llegó después de mucho meditarlo. Está basada en lo que yo me denomino como la pauta de «una sola carne». Aunque sí vemos unas pocas similitudes con las situaciones de terceros en el texto bíblico, quizá este principio de una sola carne puede ofrecernos una guía más útil al tomar decisiones cuando abordamos la tecnología médica que avanza rápidamente. La Biblia describe el matrimonio como «dos que se hacen uno», un cuadro de intimidad y unidad. El lazo del matrimonio es sagrado, un pacto entre dos personas delante de Dios que nadie debe romper. Al aplicar esta exclusividad de una sola carne llegaríamos a la conclusión de que cualquier tecnología que permita que la unión del esposo y la esposa produzca hijos es aceptable, asumiendo que ninguna otra ley de Dios (como la santidad de la vida) se viole. En otras palabras, la pauta de una sola carne significa que cualquier técnica que permita que el esposo y la esposa produzcan un hijo usando sus propios gametos (óvulos, esperma) es aceptable siempre y cuando se conserve la santidad de la vida humana. También permitirá la adopción de los embriones existentes cuyos gametos no provengan ni del esposo ni de la esposa.

Quiero hacer énfasis en que esta es mi pauta personal, que a mí me parece consecuente con la Escritura y ¡*no* la enseñanza clara de la Escritura haciendo que el resto de las posiciones sean erróneas o algo peor! No obstante, a mí me ha resultado útil. Usando esta pauta de una sola carne, cualquier tecnología que mezcle los gametos de un tercero con los gametos de uno de los cónyuges sería inaceptable. Por tanto, yo aprobaría lo siguiente:

• La inseminación artificial usando el esperma del esposo.

• La fertilización in Vitro utilizando el esperma y los óvulos del esposo y la esposa, asumiendo que el embrión se trate con respeto.
• La adopción del embrión y el embarazo mediante alquiler de útero asociado con esta (véase más sobre este tema en el capítulo 16).

Algunos han sugerido que «y [ellos] serán una sola carne» (Génesis 2:24, RV 1960) es solo una referencia a la unión sexual marital pero es más amplio que eso.[12] Otros han sugerido que es una unidad física y emocional y aunque sin dudas eso está involucrado, parecería que todavía esta interpretación es muy estrecha. Pareciera que Génesis está hablando de cómo un esposo y una esposa se convierten en parientes de una forma misteriosa con la intervención de Dios, ya sea que ellos lo reconozcan o no. Al decir esto reconocemos que este pasaje no se refiere a las tecnologías reproductivas ni siquiera da un principio para el manejo de las tecnologías reproductivas. Sin embargo, sí se refiere a una exclusividad en la relación de esposo-esposa, el espíritu de la cual, en mi humilde opinión, es lo suficientemente amplio para abarcar este asunto.

Es importante también destacar aquí que la misericordia siempre es apropiada. Tal vez si más personas consideraran las prácticas inusuales que se permitían en los tiempos bíblicos para vencer la infertilidad (la poligamia, las concubinas), serían más lentos para criticar a las parejas infértiles que prueban los métodos de alta tecnología. Aunque algunos han leído el énfasis de la Biblia acerca de las alternativas para tener hijos y las han interpretado como que presentan demasiado énfasis, muy cruel, en la reproducción, uno también podría leer los mismos pasajes y ver mucha flexibilidad para cumplir con deseos tan profundos (Proverbios 30:15-16). Hay un grado de creatividad en cómo Dios permitía en los tiempos pasados que se formaran las familias.

¿Adulterio espiritual?

Una diferencia clara entre las prácticas actuales y las de los tiempos bíblicos es que los arreglos modernos con terceros no implican una relación física entre un cónyuge y el donante. Algunos han minimizado esta diferencia usando un lenguaje que inflama los ánimos al referirse a la inseminación por donante como «adulterio espiritual».

Un esposo infértil escribió: «yo creo que las inseminaciones artificiales con semen de donante son una forma de adulterio…La inseminación con donante viene a ser lo mismo que adulteri o técnico porque uno toma el

semen de un hombre que no es el marido de la esposa y lo usa para concebir... El uso de bancos de esperma, madres suplentes y adopciones ilegales
de seguro no son aceptables para el cristiano maduro que intente hacer la
voluntad de Dios».[13]

Está claro que la Biblia habla fuertemente en contra del adulterio pero,
¿en qué sentido es la IAD una violación de «No cometas adulterio»? El adulterio implica relaciones sexuales. Jesús amplió la definición de adulterio al
decir que «cualquiera que mira a una mujer y la codicia ya ha cometido
adulterio con ella en el corazón» (Mateo 5:28).

Como se dijo antes, yo realicé muchas inseminaciones con donantes
durante mis primeros años en la práctica médica y estoy familiarizado con
el proceso de selección del donante, la preparación de la muestra y la inseminación. No hay contacto físico entre el donante y el recipiente y a menudo no se intercambia la información de identidad. Sin dudas, no hay lujuria en la parte del recipiente. Por ende, el adulterio no está involucrado en
el proceso de la IAD.

Es interesante aunque la ley judía actual no permite la IAD, la mayoría
de las autoridades dicen que la IAD no debe considerarse como adulterio.
Así que, si un niño nace mediante inseminación por donante no es ilegíti-
mo.[14] Si vamos a objetar los escenarios con terceros, al menos hagámoslo
por las razones correctas.

Como hemos tratado de demostrar, al considerar la reproducción por terceros, el primer paso para el creyente serio es explorar las ramificaciones espirituales. Un pastor describe el proceso por el que él y su esposa pasaron:
«Oramos y le pedimos a Dios sanidad, lo que él escogió no hacer. Después
de tener una idea realista de la adopción, consideramos las alternativas.
Uno de nuestros especialistas nos aconsejó la IAD. Al trabajar en los aspectos morales, éticos y espirituales oramos, estudiamos las Escrituras, hablamos con los ancianos y con otros pastores». Animamos a nuestros lectores
que se enfrentan a la reproducción por terceros que consideren las
ramificaciones espirituales y éticas tan profundamente como consideran
las posibilidades médicas.

PREGUNTAS PARA COMENTAR

1. ¿Ha pensando usted en asuntos de terceros? Si es así, ¿cuál ha sido su conclusión?

2. ¿Ve usted la reproducción por terceros como una opción para usted? ¿Para otros que usted conozca?

3. ¿Considera usted la reproducción por terceros una cuestión de sabiduría, un asunto de fidelidad y/o un asunto teológico?

4. ¿Cómo se sentiría usted al recibir gametos de donantes o que lo hiciera su cónyuge?

5. Si usted se opone a la IAD, le animamos a que lo haga por las razones correctas. ¿Cuáles serían algunas razones no válidas para decir que la IAD esté mal? ¿Cuáles son los argumentos más fuertes?

Capítulo 16

AYUDAS PARA ENGENDRAR

DONACIÓN DE ÓVULOS, ALQUILER DE ÚTEROS Y ADOPCIÓN DE EMBRIONES

Donación de óvulos

La donación de óvulos es una opción maravillosa y le agradezco a Dios que esté disponible porque es mi única esperanza de tener un hijo. No puedo evitar sentirme triste porque mi padre murió inesperadamente y me hubiera encantado tener un hijo con un poco de mi papá mezclado. Él era un hombre afectuoso y maravilloso. Si todavía estuviera aquí, me hubiera animado y hubiera amado a nuestro hijo igual, con vínculo genético o no. En mi corazón sé que si soy lo suficientemente afortunada para tener un bebé, de todas formas buscaré cualquier similitud.

He luchado con la pérdida del vínculo genético pero la idea siguiente ayuda: si la donación de óvulos triunfa, venceremos 2.5 de 3 pérdidas: 1 es mi deseo de tener hijos; 2 es experimentar el embarazo y el parto; 3 es la continuidad genética. Con la donación de óvulos obtengo los primeros dos y medio de los tres, nuestro hijo tendrá los genes de mi esposo.

Nuestro deseo de tener un hijo es más fuerte que los obstáculos de utilizar una donante de óvulos. Ambos tenemos profesiones maravillosas pero un trabajo no lo es todo. Tener un hijo deja un legado más duradero que lo que hacemos en nuestros trabajos.

Un esposo y una esposa se ciernen sobre la pantalla de una computadora, haciendo clic hasta que llegan a un sitio que dice: «Nuestro servicios incluyen relaciones receptor-donante abiertas, semiabiertas y anónimas». Comienzan a buscar un «buen partido» escudriñando fotos de mujeres hermosas, educadas entre las edades de diecinueve y treinta y dos.[1] Cada candidata ha sido evaluada para saber si tienen buena salud y si están libres de enfermedades de transmisión sexual.

Está Mara, la medallista de oro en Olimpiadas con veintitrés años pero quiere $50,000 por el valor de un ciclo de sus óvulos. Está Laura, la rubia de veinte años de Princeton, que tiene un promedio de 3.5 en sus notas. Solo pide $25,000. La más asequible es Stephanie en Yale. Su precio: $20,000.

El esposo y la esposa suspiran y van a otro sitio donde las candidatas tienen currículos menos glamorosos pero con características físicas y mentales que corresponden más con las de la esposa y con un precio que es más razonable. A la pareja le frustra el hecho de que entre 1998 y 2002, se triplicó lo que se solía pagar por los óvulos de una mujer. Hay tantos pacientes buscando donantes que las clínicas, en un mercado competitivo, responden a la demanda ofreciéndoles a los donantes más dinero. La pareja infértil paga el precio. Y el precio es el nombre del juego.

Precio. Comparado con la inseminación con donante, concebir con donación de óvulos es extremadamente caro. Muchas clínicas exigen a las parejas receptoras que a través de la clínica compren pólizas de seguro para la donante. Dichas pólizas, que por lo general no se venden a individuos, cuestan cientos de dólares por ciclo. Y eso es antes de que comience el ciclo.

Cuando llega el momento del ciclo, la donante de óvulo pasa por el proceso de estimulación de la ovulación y cosecha del óvulo de la fertilización in Vitro (FIV). Ya que el seguro de la pareja no cubrirá los gastos médicos, ellos tienen que pagar el procedimiento. En el momento en que se escribe este libro, se estima que la donación de óvulos cuesta alrededor de $30,000. A la pareja mencionada anteriormente no le duele la cantidad que cobran las mujeres por «reembolso al donante» en el rango por debajo de los $5,000 recomendado por el comité de ética de la Sociedad Estadounidense de Medicina Reproductiva (ASRM, por sus siglas en inglés). La pareja cree que el donante se merece cierta compensación por el proceso extenuante que experimentará. A diferencia de los donantes de esperma cuya «contribución» solo toma unos pocos minutos de ejercicio físico mínimo seguido de una ráfaga de endorfinas, las donantes de óvulos soportan semanas de inyecciones y procedimientos médicos sin rosas ni placer.

Examen. Ya que el proceso es tan complicado, algunas clínicas han cerrado sus programas de donación de óvulos por falta de donantes. Y algunas clínicas usan demasiado donantes permitiéndoles donar hasta para diez ciclos. Pero la mayoría de las clínicas limitan este número a dos ciclos. La mayoría de las donantes dicen sentirse orgullosas porque ven su donación como uno de los actos más importantes que hayan hecho jamás. Hasta el momento, según una clínica que ha entrevistado a 800 donantes, las preocupaciones de estas luego de la donación tienden a estar menos concentradas en sus hijos genéticos y más en los posibles efectos negativos de los medicamentos a largo plazo. En este momento no sabemos los efectos a largo plazo que la donación de óvulos tenga en la fertilidad y la provisión de óvulos de donantes saludables.

Muchas clínicas animan a las parejas a reclutar a sus propios donantes. Y a diferencia de la inseminación con donante, la espera por una donante puede ser larga. Se ha estimado que demora cerca de cinco meses para pasar por el proceso de selección del donante, y muchas clínicas tienen una lista de espera de un año o más. Las parejas pueden usar una serie de fuentes para encontrar sus propios donantes: una clínica, un agente de donación de óvulos, contactos por la Internet, familia, amigos y anuncios.

Las clínicas chequean a las donantes de óvulos por las mismas cosas que se chequean a los donantes de esperma. Sin embargo, debido a que el proceso de inducción de la ovulación, de un mes de duración, es mucho más riguroso, el chequeo a menudo incluye una evaluación psicológica. Unos científicos que examinaron el estado mental de 607 mujeres que se ofrecieron como voluntarias para convertirse en donantes de óvulos, descubrieron que el 11 por ciento de estas «presentaban resultados psicológicos que les prohibían participar». La mayoría de las donantes rechazadas tenían historias personales de enfermedades mentales, problemas en el aprendizaje, abuso de alcohol u otras sustancias o historiales criminales, mientras que otras tenían historias familiares con estas características o una historia familiar de suicidios.[2]

El proceso físico por el que una donante debe pasar es un desafío, básicamente similar a la FIV. (Sin embargo, la donación de óvulos sí tiene un índice de éxito más alto que la FIV tradicional debido a la edad más joven de los óvulos.) Aunque el número promedio de óvulos que se cosecha en cada extracción está entre los ocho y diez, este puede variar entre cero (raro) y cuarenta (también raro). Un número alto de huevos usualmente significa un número mayor de óvulos inmaduros, así que a veces menos significa más.

Éxito y fracaso. En los procedimientos de donación de óvulos, los óvulos de la donante se fertilizan con esperma, generalmente del esposo de la receptora y se transfieren a la esposa o a una madre sustituta gestante cuyo ciclo menstrual se ha sincronizado con el de la donante. El bebé tiene cinco posibles «padres» en este proceso: un donante de esperma, una donante de óvulos, una madre sustituta ¡y los dos padres adoptivos! El ochenta y cinco por ciento de las veces ocurre la fertilización de al menos un óvulo.

La fertilización se considera un éxito si se fertiliza entre el 60 y el 70 por ciento de los óvulos. (Con un número alto de óvulos, el número que alcance la fertilización debe ser menor, alrededor del 50 por ciento.) En los casos en que no hay fertilización, la pareja de todas maneras tiene que pagar todos los gastos del intento. Los índices de implantación tienden a ser menores cuando se extrae un número especialmente alto de óvulos. Algunas clínicas hacen eclosión asistida en los embriones antes de transferir la implantación con ayuda.

Si el primer ciclo no resulta en un embarazo, algunas clínicas hacen transferencia de blastocisto, como se describió en el capítulo 12. Algunos estudios preliminares sugieren que esto pudiera ayudar en la implantación pero esto todavía se está investigando.

Aunque la inseminación artificial usando esperma de donantes existe hace más de cien años, la opción de usar la donación de óvulos no existía hasta 1984. Ahora que vemos un número creciente de parejas que usan la micromanipulación en lugar de la inseminación con donante, también vemos más mujeres usando donación de óvulos para vencer los efectos del envejecimiento. La industria de la donación de óvulos ha crecido rápidamente ya que nuevos estudios muestran que la posibilidad de tener un bebé es la misma para mujeres en los cuarenta que en mujeres en los veinte si la donante de óvulos es menor de treinta.[3]

Candidatas. Los consejeros describen una variedad de cuadros típicos de familias buscando una donante de óvulos. El cuadro más frecuente que ven es una pareja en los cuarenta con infertilidad secundaria. Otra es la pareja que adoptó en el pasado y les gustaría darle un hermano a su hijo. En este caso, la esposa todavía anhela experimentar un embarazo y dar a luz. Claro que estos no son todos los casos pero están entre los más comunes.

La mayoría de las mujeres que usan donantes de óvulos son premenopáusicas. En el año 2000 cerca de 250 mujeres de cincuenta años o más dieron a luz, según el Centro Nacional de Estadísticas de la Salud, mucho más de las 160 en 1960. Solo se sabe de unas pocas docenas de mujeres que hayan tenido bebés a los cincuenta y cinco o más, es probable que esas cifras aumenten. (Los Centro para el Control de Enfermedades no tiene estadísticas de la tasa de natalidad en mujeres mayores de cincuenta y cuatro.)

Las parejas usan la donación de óvulos en diferentes situaciones médicas: fallo en los ovarios en mujeres menores de cuarenta años; ausencia de ovarios debido a problemas congénitos, cáncer, endometriosis o infección pélvica; fracaso repetido de FIV debido a baja calidad del óvulo o del embrión; ovarios dañados debido al tratamiento del cáncer; menopausia natural y para evitar la transmisión de enfermedades genéticas.

¿Fresco o congelado? Un poco más del once por ciento de ciclos de TRA en el año 2001 involucró a parejas usando óvulos o embriones donados. De esos, menos de un tercio utilizó gametos congelados de donante; la mayoría usó gametos frescos. Mientras que las muestras congeladas se usan por lo general en procedimientos que impliquen la donación de esperma, el proceso de congelación-descongelación con óvulos no es ni siquiera tan eficiente, así que la mayoría de las clínicas usan óvulos frescos.

La ética de la donación de óvulos según la revelación especial. Para determinar si las parejas deben intentar concebir por vía de una donante de óvulos, usamos el mismo proceso que con la donación de esperma, estudiando la revelación especial y general. Ya hemos explorado lo que la narración bíblica (revelación especial) nos sugiere con relación a la reproducción por terceros. Además, un gran número de autoridades judías, islámicas, protestantes y católico romanas condenan el uso de gametos de donante. Considere esta declaración hecha por el Vaticano:

> El respeto hacia la unidad del matrimonio y la fidelidad conyugal exige que el hijo sea concebido en el matrimonio; el lazo que existe entre el marido y la mujer les otorga a los cónyuges, de manera objetiva e inalienable, el derecho exclusivo a convertirse en padre y madre solo por medio de sí mismos. Recurrir a los gametos de una tercera persona para tener un espermatozoide u óvulo disponible constituye una violación del compromiso recíproco de los cónyuges y una falta en lo que respecta a la propiedad esencial del matrimonio que es la unidad.
>
> [La reproducción por terceros] viola los derechos del hijo: le priva de su relación filial con sus orígenes y puede dañar la madurez de su identidad personal. Por consiguiente, la fertilización de una mujer casada con el esperma de un donante que no sea su esposo y la

fertilización con el esperma del esposo de un óvulo que no provenga de su esposa son moralmente ilícitas.[4]

Las Asociaciones Cristiana Médica y Dental llegaron a una determinación similar con relación a los gametos de donante: «La FIV clínica y la transferencia de embriones se justifican éticamente solo dentro del contexto del lazo matrimonial, usando "gametos obtenidos de parejas legalmente casadas" como indica la recomendación del Comité Asesor de Ética del Departamento de Salud y Bienestar».[5]

La ética de la donación de óvulos según la revelación general. ¿Qué podemos aprender sobre la ética de usar un donante al observar el mundo que nos rodea? Hasta ahora la donación de óvulos no lleva tiempo suficiente como para que los hijos compartan sus sentimientos al respecto pero sospechamos que los asuntos se asemejan a muchos de los temas asociados con la inseminación por donante. Una encuesta hecha por Internet a parejas receptoras de óvulos de donante descubrió que con la donación de esperma las mujeres están más dispuestas que los hombres a contarles a sus hijos acerca del donante. Podríamos esperar ver lo contrario con la donación de óvulos pero no. Las mujeres en familias hechas con óvulo de donación son todavía más propensas que sus esposos a contarles a otros que usaron óvulos de una donante. Un estudio con 236 participantes reveló lo siguiente:

- 80 por ciento de las mujeres y 50 por ciento de los hombres le han dicho al menos a otra persona.
- Dos tercios de las mujeres y el 79 por ciento de los hombres estudiados dijeron que si enfrentaran otra vez la misma opción, ocultarían la información.[6]
- Otro estudio descubrió que en familias con donantes de óvulos, el 8 por ciento de las mujeres y el 5 por ciento de los hombres ya se lo habían dicho al niño. (Tenga en cuenta la relativa novedad del óvulo de donantes y la edad joven de los hijos.)
- El 39 por ciento de las mujeres y el 60 por ciento de los hombres no tenían intenciones de decírselo al hijo jamás mientras que la mitad de las mujeres y un cuarto de los hombres sí planeaban decírselo.
- Más del 90 por ciento informó que habían obtenido información médica con respecto al donante de óvulos y el 10 por ciento había querido ver una foto.[7]

No importa si una pareja elija decirlo o no, es vital que tanto el esposo como la esposa tengan la misma actitud con respecto al grado de franqueza deseado. Hay muy poca investigación o evidencia anecdótica sobre los sentimientos del hijo de una donación de óvulos porque es una opción relativamente nueva. Sin embargo, los padres de unos gemelos concebidos con donante escribieron esto:

> *Creemos que es crucial que les digamos a nuestros hijos cómo fueron concebidos mediante la donación de óvulos. En primer lugar, tienen el derecho de saberlo. En segundo lugar, guardar secretos puede ser dañino. Nuestra hija quiere ver cómo es la donante y si tiene hijos pero le dijimos que eso es imposible, hicimos una promesa.*

Además de los sentimientos del hijo, es interesante señalar los sentimientos que las donantes tienen en retrospectiva. Un estudio reveló lo siguiente:

- 44 por ciento estaban «muy satisfechas» con su experiencia de donación.
- 37 por ciento no estarían dispuestas a donar nuevamente.
- 35 por ciento estarían dispuestas a donar otra vez.
- 28 por ciento no estaban seguras ni de lo uno ni de lo otro.

La compensación resultó ser un factor en su proceso para tomar decisiones. Todas las mujeres sentían que las donantes debían recibir alguna compensación financiera por su esfuerzo, aunque el 77 por ciento también dijo que el hecho de ayudar a otra mujer era una motivación importante para convertirse en donante.

- 44 por ciento de las mujeres recibió $5,000.
- 16 por ciento recibió $3,500.
- 16 por ciento recibió $3,000.
- 23 por ciento recibió entre $2,000 y $2,500.

Solo el 11 por ciento dijo que estarían dispuestas a donar sin compensación.[8]

Alquiler de úteros

El alquiler de úteros presenta factores adicionales que las parejas deben considerar. La pareja debe designar un tutor para el hijo en caso de que ellos

mueran o queden incapacitados durante el tiempo en que la madre sustituta lleva su hijo. Y está la cuestión de cuántos embriones transferir. Si la madre sustituta concibe, ¿está dispuesta a llevar trillizos? ¿Cuál es su posición
con respecto a la reducción selectiva? Consideremos los dos tipos de
arreglos para el alquiler de úteros: tradicional y gestacional.

Alquiler tradicional de úteros. El alquiler tradicional de úteros (por medio de la inseminación artificial) se usa generalmente cuando un embarazo
sería una amenaza a la vida de la madre o cuando una paciente no tiene ni
ovarios que funcionen ni útero. Los óvulos de la madre sustituta se fecundan con el esperma del esposo mediante la inseminación artificial. Ella entonces lleva el embarazo a término. El alquiler tradicional de úteros trae
consigo asuntos más complicados que la donación de esperma o de óvulos
o la adopción del embrión ya que en un arreglo de este tipo, la donante sustituta tiene contacto con el niño a través de la gestación de nueve meses y
del parto y tiene una conexión tanto biológica como genética con el niño.
Después del nacimiento, la madre sustituta cede sus derechos de madre y el
esposo y la esposa que son los clientes se convierten en los padres legales del
niño.

Una de las desventajas de dicho arreglo es que tiene el potencial de impactar de manera negativa la relación matrimonial. El riesgo es aun más
grande en el alquiler tradicional de úteros que con la inseminación con donante. En lugar de dejar una «muestra de gametos», en este caso la donante
entra en una relación en la cual ella concibe el bebé del esposo, tiene un embarazo de nueve meses y luego da a luz. En el mejor de los casos, la pareja
está involucrada con ella activamente durante el embarazo.

En el alquiler tradicional de úteros, la madre que se «pasa por alto» tiene un mayor potencial de sentirse como una extraña al observar que otra
mujer lleva el hijo de su esposo. Como lo explicó una mujer: «Consideramos el alquiler de úteros. Se lo pedimos a mi hermana y ella dijo que sí,
pero su maridito no estuvo de acuerdo. Pero es lo suficientemente duro ahora ver a otra mujer embarazada. No puedo imaginarme cómo sería ver a alguien embarazada con nuestro hijo».

Alquiler gestacional de úteros (por medio de la FIV). El alquiler gestacional de úteros implica un «útero receptor» de un hijo que no tiene relación
genética con la «portadora gestacional», la mujer en cuyo útero el niño se lleva a término. El embrión proviene ya sea de los gametos fertilizados in Vitro de la pareja infértil, un embrión del esposo y de una donante de óvulos

fertilizado in Vito o un embrión adoptado de gametos de una pareja diferente. La madre sustituta lleva al niño en el útero pero no tiene vínculo genético con este. En el caso de una pareja que transfiere su embrión a una madre sustituta, la familia cliente le pide a la corte que cambie el certificado de nacimiento para que refleje el verdadero origen genético del niño. Una portadora gestacional está involucrada solo en un uno por ciento de los ciclos de FIV.

> *Yo quiero un hijo biológico. Quiero entregarle un hijo nuestro a mi esposo. Parece demasiado injusto para él que yo no pueda tener hijos cuando él pudiera ser un padre biológico si se casara con otra persona. Nosotros creemos que yo puedo producir óvulos y él espermatozoides, entonces ¿por qué no puede otra persona estar embarazada con nuestro hijo? ¿Pero es eso ético? ¿Cuán lejos puede uno ir y estar todavía dentro de los límites morales?*

Ambos tipos de alquiler de úteros tienen repercusión legal y moral, las parejas que buscan estos arreglos necesitan familiarizarse con las leyes ya que estas varían de estado a estado.

Mientras que una mujer puede tener un útero intacto y, por tanto, solo necesita un óvulo, otra puede tener el problema opuesto. Puede que a una mujer cuyos ovarios funcionan bien pero que no tiene útero se le diga que considere el alquiler de útero.

Ha pasado más de un cuarto de siglo desde el primer nacimiento por alquiler comercial de úteros en los Estados Unidos, al final de la década de 1970. Pero la mayoría de las personas piensan que el alquiler de úteros tiene una historia más antigua que esa. ¿No fue esto lo que Abraham y Sara intentaron con Agar, lo cual les causó todo tipo de problemas? No exactamente. Por un lado, el proceso actual de fertilización es mucho menos íntimo que la relación de Abraham con Agar. Y la madre sustituta de la actualidad no se muda en la casa como una segunda esposa. Por lo general, tampoco cría al niño, al menos que algo desastroso ocurra en el proceso legal.

Milenios después del arreglo con terceros de Abraham y Sara, el alquiler de úteros le ha proporcionado muchísimo a las historias de los medios de comunicación. Vimos la batalla por el «bebé M» cuando Mary Beth Whitehead cambió de opinión en 1985; fuimos testigos del anuncio que en 1990 hizo Cheryl Tiegs de cincuenta y dos años, diciendo que tendría gemelos por medio de una madre de alquiler; y vimos como Joan Lunden y su esposo tuvieron gemelos por medio de una madre sustituta. Se estima que han nacido 16,000 bebés de madres sustitutas o de alquiler. (La cifra exacta no se conoce porque muchos arreglos se hacen entre amigos y familia sin documentación.)

Traiga a colación este tema y la mayoría de las personas, hablando de «úteros de alquiler», sacan a relucir estas mamás prominentes, juicios que fueron pesadillas y estructuras familiares enrevesadas. Aunque en tabloides leemos historias sensacionalistas sobre madres sustitutas que deciden quedarse con sus bebés, a menudo la madre sustituta se preocupa porque la pareja adoptiva cambia de idea y la dejen criando un hijo o hijos que ella no estaba preparada para manejar. Considere el caso de la pareja que abandonaron a su sustituta porque esta concibió gemelos y ellos solo querían un bebé.[9]

Reseña de una sustituta. Muchas personas se sorprenden al saber que la mayoría de las madres sustitutas están casadas. La típica candidata tiene al menos un hijo y tiene entre veinticinco y treinta y cinco años de edad. Estas mujeres a menudo han tenido abortos por elección y se ofrecen como voluntarias para tener un hijo como un medio de sanar decisiones pasadas. Muchos programas de alquiler de úteros requieren que la madre sustituta haya terminado de tener sus propios hijos antes de estar de acuerdo para entrar en dichos arreglos.

Precio. Algunos centros estiman que el alquiler de úteros cuesta entre $35,000 y $50,000. La mayor parte del dinero va para otra gente que no es la madre sustituta, como los consejeros, los médicos y los abogados que les presentan a los clientes contratos largos y pesados. La madre sustituta tradicional gana aproximadamente $15,000 por embarazo, más $3,000 por cada niño extra en los embarazos múltiples. El alquiler gestacional de úteros (que involucra solo un útero receptor y no el óvulo de la madre sustituta), normalmente es varios miles de dólares menos. Este dinero no es por vender un niño de embarazo a término sino para asumir los riesgos asociados con un embrazo, someterse a exámenes y procedimientos médicos y también por someterse a chequeos psicológicos y de antecedentes. Para la madre sustituta es un proceso de quince meses que implica hacer la solicitud, encontrar una pareja, tener el hijo y recuperarse.

Consideraciones éticas. En el pasado, la mayoría de los cristianos, incluyendo las Asociaciones Cristiana Médica y Dental, [10] se han opuesto rotundamente a los arreglos con terceros y en la mayoría de los casos continúan haciéndolo. Sin embargo, ante el hecho de que muchos embriones congelados serían destruidos de lo contrario, las parejas infértiles han buscado el bien superior. En aquellos raros casos en los que los embriones ya están congelados y la madre genética luego se considera incapaz de una gestación, el alquiler gestacional pudiera ser una solución permisible a un dilema ético existente e indeseado.

Tal fue el caso de una pareja cristiana que conocimos. Se había hecho un ciclo de FIV durante el cual se extrajeron varios óvulos y se fertilizaron seis. Luego se colocaron tres embriones en el útero de la esposa y los tres que quedaron se criopreservaron. La esposa dio a luz pero hubo complicaciones médicas que obligaron a los médicos a quitarle el útero en el momento del parto. Eso dejó a la pareja con tres embriones congelados y sin forma de llevarlos. Debido a su creencia de que cada embrión es una vida humana preciosa, ellos sintieron que lo correcto era buscar a alguien que les ayudara a llevar los embriones a término. Ellos querían criar a sus propios hijos genéticos en lugar de buscar un arreglo de adopción de embriones en el cual la madre gestacional se queda con los bebés. Así que gastaron $50,000 —incluyendo honorarios legales, exámenes y honorarios de consejería— por una portadora gestacional. Al útero de la sustituta se transfirieron tres embriones y ella dio a luz gemelos.

Adopción de embriones

Otra opción incipiente que implica un arreglo con terceros, particularmente entre aquellos que ven cada embrión como una vida preciosa, es la adopción de embriones.

Yo me quedé horrorizada cuando nuestro médico aspiró treinta y tres óvulos de mis ovarios y los fertilizó todos, produciendo más seres humanos de los que yo sería capaz de criar jamás.

Los padres genéticos de nuestra hija nos escogieron para la adopción del embrión de la misma manera en que una madre biológica escoge la familia con la que quiere dejar a su hijo.

Todo el procedimiento de la adopción de embriones fue muy positivo. Lo que salió mal en el pasado, esta vez nos salió bien. El bebé nació saludable y ese es el resultado que deseábamos realmente: un bebé feliz y saludable.

Les y Candi llevaban cuatro años intentando concebir. Al final supieron que Les era estéril y no había opciones quirúrgicas que pudieran remediar su situación. Al parecer Candi era fértil. Ellos no querían probar con la inseminación artificial porque sus creencias espirituales les hacían sentir incómodos con esa opción. Entonces se enteraron de los cerca de 400,000 embriones congelados, de los cuales al menos 20,000 estaban destinados a la destrucción a menos que alguien estuviera dispuesto a llevarlos a término.[11] Se dieron cuenta de que por medio de la adopción de embriones podría resolver dos problemas: su incapacidad de tener un hijo y la innecesaria destrucción de un ser humano.

La adopción de embriones atrajo a Les y a Candi porque esto daría una oportunidad a una vida impidiendo que de lo contrario hubiera una muerte humana sin sentido. Así que contactaron con un programa de adopción de embriones. Pasaron por un proceso que incluía hacer un estudio en la casa y firmar contratos legales. En poco tiempo se lo emparejaron con una familia genética que quería ubicar sus trece embriones:

> *Vimos a seis médicos y todos trataron de convencernos de que no hiciéramos la adopción de embriones. Varios médicos nos dijeron que no trabajarían con nosotros porque querían que primero probáramos la opción más simple, la inseminación con donante. Finalmente encontramos un médico que estuvo de acuerdo. Pero entonces nos presionó a que transfiriéramos cuatro embriones. Nosotros solo queríamos transferir dos pero cedimos con tres. Después de la primera transferencia, yo no concebí. Al mes siguiente se transfirieron tres más, otra vez sin éxito. Después nos mudamos y encontramos otro médico pero su clínica usa la transferencia de blastocistos. Luchamos con aquella decisión y todavía no estamos seguros de ella pero nos quedaban siete embriones y para el momento de la transferencia solo uno había sobrevivido. Transferimos ese y funcionó. Tengo fecha para el mes próximo.*

Es sorprendente que el 90 por ciento de las parejas que producen un «excedente» de embriones congelados por medio de la FIV prefieren que los destruyan a que otras parejas infértiles los adopten. Las razones para esto incluyen que los padres genéticos quieren evitar que otras familias críen a sus hijos, especialmente si la pareja nunca llevó un embarazo a término con éxito, así como tener hermanos separados y el incesto involuntario.[12] Debido a que tan pocas parejas optan por poner sus embriones disponibles para adopción, a pesar del hecho de que hay tantos miles de embriones congelados, la demanda de embriones congelados todavía sobrepasa la oferta.

En la década de 1990 se estableció que un 50 por ciento en el índice de supervivencia del embrión a la descongelación se consideraba razonable.[13] En la actualidad algunas clínicas informan que cerca del 70 por ciento de los embriones de buena calidad sobreviven a la descongelación» pero uno tiene que preguntarse en primer lugar qué porcentaje de embriones vivos no calificó como «de buena calidad» y fueron destruidos. Como informa una clínica en su sitio Web: «Dos hechos claros emergen a partir de la experiencia: (1) solo los mejores embriones pueden soportar el trauma del proceso de congelación-descongelación (2) los embriones de baja calidad tienden a degenerarse al descongelarse. Nuestra norma es solo congelar los embriones excedentes que sean por lo menos de grado 3 y 4. Estos son embriones con células de igual tamaño y casi ninguna fragmentación».[14] Esto significa que algunos embriones, aunque técnicamente están vivos, se desechan porque son de «menos calidad». Y algunos embriones que son de mala calidad después de la descongelación no son transferidos. E incluso si se transfieren, no todos se implantan en el útero.[15] Está claro que la criopreservación es traumática para el embrión. Además, parece haber un aumento del riesgo de embrazo ectópico con embriones que han sido congelados.[16] Sin embargo, una vez que un embrión se ha congelado, la solución ética es descongelarlo y transferirlo (véase el capítulo 14).

El proceso. La adopción de embriones implica tomar los embriones criopreservados que los padres genéticos —por la razón que sea— no planean transferir y hacer corresponder esos embriones con una pareja adoptiva.[17] (Esto es muy diferente de la *creación de embriones*, un proceso en el que una pareja selecciona donantes tanto masculinos como femeninos basados en el intelecto, el origen étnico y otras características físicas.)

Las parejas que desean hacer la adopción de un embrión pueden establecer una red para encontrar sus propios donantes o ir a través de una agencia. *La adopción de embriones por medio de una agencia* implica una organización intermediaria que trabaja para hacer corresponder las parejas que desean colocar sus embriones con parejas que quieren tenerlos y criarlos. Las parejas donantes pueden seleccionar padres adoptivos como Les y Candi, quienes han pasado un riguroso proceso investigativo. La agencia que Les y Candi usaron ha descubierto que los padres genéticos que donaron los embriones a la agencia tienden a querer que sus embriones nazcan y se críen en hogares religiosos.[18]

La adopción de embriones sin agencia implica o una clínica que haga la ubicación de los embriones que ellos tengan congelados o los donantes y los receptores conectándose de manera independiente y resolviendo los detalles por sí mismos. Si los padres genéticos han expresado un deseo de donar los embriones y una clínica le ofrece estos embriones a otra pareja sin la participación de un chequeo psicológico, el emparejamiento y el estudio en casa, a menudo se le denomina *donación de embriones*. En la donación de embriones típicamente no hay contacto entre las dos parejas, incluso ni con un intermediario y las identidades permanecen en el anonimato.

Una vez que la pareja adoptiva ha recibido los embriones congelados, estos se descongelan y transfieren al útero de la madre gestacional quien los lleva a término. En la adopción de embriones los arreglos pueden ser abiertos (las identidades se conocen por completo), semiabiertos (hay algún contacto limitado, cierto anonimato en los detalles) o cerrados (completo anonimato).

El primer embrión adoptado que completó la gestación nació en junio de 1998. En la actualidad no hay leyes que regulen la adopción de embriones y en el momento en que se escribe este libro han nacido cerca de cincuenta bebés como resultado de la adopción de embriones. (No hay cifra verificable de cuántos han sido por medio de donación anónima o privada de embriones.) Pero la demanda está aumentando, especialmente entre las parejas cristianas infértiles. Los candidatos típicos incluyen mujeres sin ovarios, mujeres en los años más avanzados de la edad fértil, mujeres con problemas en los ovarios, parejas con problemas genéticos conocidos y parejas en las que el esposo es estéril o tiene graves problemas con la fertilidad.

Mientras que los tratamientos de fertilidad pueden costar hasta $100,000 (dependiendo del número de ciclos de FIV que hagan las parejas) y la adopción puede costar más de $10,000, la adopción de embriones por medio de una agencia cuesta alrededor de $6,000. (Esto incluye honorarios legales y gastos de transporte. Pero excluye lo que cobran los médicos para el traslado del embrión.) Aunque es mucho menos costoso para las parejas conectarse por medio de una clínica o a través de la Internet, se recomiendan los programas de adopción que requieran consejería y un examen exhaustivo. También se recomienda que ambas familias involucradas en la adopción del embrión lleguen a un acuerdo con relación a las decisiones confidenciales, preguntas de contacto en el futuro, lo que se le dirá al niño. Algunos abogados también recomiendan que las parejas le pidan a la corte que se reconozca la contribución de los padres genéticos.

Muchos que están abogando por la adopción de embriones hablan de ofrecer una solución a un problema: la destrucción potencial de la vida humana. Esperamos que al estar conscientes de esta opción, las personas —

antes de comenzar la FIV— escojan limitar el número de embriones creados durante sus tratamientos para evitar crear un excedente. Y cualquier que escoja criopreservar embriones debiera tener en su expediente un documento firmado tanto con su clínica como con el planificador estatal diciendo que si murieran, desean que esos embriones sean llevados a término en lugar de ser destruidos. Las parejas no deben tratar con indiferencia la creación de embriones «extras». Deben evitar abordar la FIV pensando: «Podemos usar la adopción de embriones si al final tenemos más de los que necesitamos». La decisión en sí de donar los embriones de uno en adopción es desgarradora.

La adopción de embriones es una solución ética a una situación muy lejos de lo ideal. Pero no carece de problemas. Los terapeutas han expresado algunas preocupaciones que merecen consideración. La descendencia será el primer grupo de niños en la historia que eran deseados pero, ya que un embriólogo escogió transferir a sus hermanos a la madre genética, ellos fueron «deseleccionados». Cuando esta descendencia crezca, aquellos en situaciones de adopción reveladas pudieran resentir que sus hermanos vivan con los padres genéticos que ellos nunca llegaron a conocer. Y los hermanos en el grupo familiar original pudieran experimentar «la culpa del sobreviviente». Más que eso, los padres pudieran preguntarse cómo habría sido la vida si hubieran sido capaces de mantener junta a toda su familia genética.

No obstante, la escala ética se inclina a favor de la adopción de embriones y en contra de la destrucción (es mejor salvar una vida humana que permitir que se destruya), si la opción se trata de eso.

- ¿«*Hace bien*» la adopción de embriones? Sí, el objetivo es salvar una vida y tratar a un ser humano con dignidad y con todos los derechos de una persona (Éxodo 20:13).
- ¿«*No hace daño*»? Para el 50 por ciento que sobrevive al proceso de descongelación, la adopción de embriones impide que llegue daño al embrión (Mateo 25:40).
- ¿Permite la *autonomía* del paciente? Ya que el embrión no puede hablar por sí mismo, se escoge una opción para el mayor beneficio del embrión (Proverbios 31:8).
- ¿Es *justa*? En la adopción de embriones al embrión se le trata tan justamente como sea posible dadas las circunstancia (Lucas 6:31).

Aunque la iglesia católica romana se opone a las tecnologías reproductivas en general, la declaració n del Vatican o ratifica el objetivo de la adopción de embriones por encima de donar embriones para la investigación o para destruirlos: «Como con todas las intervenciones médicas en los pacientes, uno debe sostener como lícitos [aquellos] procedimientos que se lleven a cabo en el embrión humano que respeten la vida y la integridad del embrión y que no impliquen un riesgo desproporcionado para este sino que estén dirigidos a su sanidad, la mejoría de su salud o su supervivencia individual».[19]

¿Por qué adoptar embriones? La lista de razones para buscar la adopción de embriones, como querer experimentar el embarazo y el nacimiento, parece ser idénticas a las razones para hacer otras formas de reproducción por terceros (véase el capítulo 17). De hecho, algunas clínicas que no entienden lo que impulsa a las parejas a escoger la donación de embriones a la donación de gametos, tratan de inclinarlos hacia la última opción, como hizo el médico de Les y Candi. Puede que el personal de la clínica vaya tan lejos que recomiende la creación de embriones usando óvulos y esperma de donantes, haciendo caso omiso a cuánto esta sugerencia molesta a sus pacientes.

Las parejas con más posibilidades de buscar la adopción de embriones a menudo se oponen a usar gametos de donantes. Por lo general, su motivación subyacente es (además de querer un hijo) que ellos valoran la santidad de la vida humana incluso en la etapa de una sola célula. Puede que vean que ofrecer una solución a su infertilidad impide la destrucción de una vida humana. Su infertilidad les ha llevado a permitir que viva un niño quien de lo contrario probablemente hubiera muerto.

Las parejas que donan también ven la adopción de embriones como una manera de salvar las vidas de sus hijos, de evitar el desperdicio humano de su propia descendencia. «Queríamos darles la mejor vida posible y el mejor futuro posible», explica una madre genética. «Y eso significa encontrar la familia correcta para ellos».

Las transferencias de embriones congelados de donantes representan un pequeño porcentaje de los ciclos de TRA que se realizan. Los índices de éxito (27.3 por ciento por transferencia) son menores que los de las transferencias con embriones frescos (47 por ciento).

¿Cuán exitosa es la transferencia de embriones congelados en situaciones donde no hay donantes? Los datos de 2001 apoyan un 23.4 por ciento de tasa de natalidad vivos por transferencia[20] comparado con un 33.4 por ciento por transferencia en los embriones frescos.[21]

Los proveedores para la adopción de embriones son a menudo mayores en edad que los donantes promedio de óvulo y al parecer el proceso de congelación-descongelación es más duro para el embrión. Pero se han llevado a término embriones almacenados hasta por doce años.[22] En la mayoría de las clínicas los embriones de mejor calidad se usan en los ciclos de FIV y el resto se congela para uso en el futuro.

Un embrión es una vida que merece la oportunidad de nacer. Hoy, mediante la adopción de embriones, esos pequeñitos seres humanos destinados a la destrucción pueden convertirse en parte de la solución a la infertilidad para miles de parejas. Como dijo la madre del primer niño que nació por medio de la adopción de embriones: «Son niñitos y niñitas y Dios conoce a cada uno de ellos… Dígame usted lo que añadí yo a mi hija para hacer una vida humana».

PREGUNTAS PARA COMENTAR

1. ¿Cree usted que tiene una comprensión completa de los riesgos y beneficios de los procedimientos tratados en este capítulo? Si no, ¿qué necesita hacer para estar más informado?

2. ¿Qué opciones ha explorado usted al considerar maneras de resolver su infertilidad?

3. ¿Cuánto tiempo considera usted que se necesita para tomar dichas decisiones?

4. ¿Ha buscado usted consejería calificada? ¿Cómo podría usted beneficiarse de esta?

5. ¿Cree usted que los secretos son siempre mortales? ¿Cómo manejaría usted los asuntos a revelarse? Si usted fuera a usar un donante anónimo en lugar de un donante identificado, ¿cómo cree usted que se sentiría su hijo al respecto?

6. ¿Está usted abierto a cambiar de idea con relación a la revelación en el futuro? ¿Qué factores cree usted que pudieran hacerle cambiar de idea?

7. ¿Se siente usted libre para explorar completamente los asuntos asociados con la reproducción por terceros, tanto ahora como más adelante? ¿Por qué o por qué no?

8. ¿Cuál es el costo de los procedimientos que usted está considerando?

9. ¿Qué arreglos legales se requieren?

10. ¿Qué tipo de chequeo médico hace su clínica a los donantes?

11. ¿Qué tipo de acceso tienen los hijos adultos a los expedientes de los donantes?

12. Si usted quiere un segundo hijo, ¿querría usar la misma donante? ¿Es posible?

13. Si la donante es una amiga o familiar, ¿están todos de acuerdo en el grado de franqueza? ¿Qué se ha decidido?

14. Si usted está considerando la adopción de embriones, ¿tiene un buen índice de éxito con embriones descongelados el programa que usted está considerando?

Capítulo 17

El uso de un donante

Lo que nos dicen los niños y las investigaciones

A menudo los arreglos con donante funcionan de maravilla pero no carecen de dificultades. Para aquellos que en oración han considerado la reproducción por terceros y creen que tienen la bendición de Dios en dicha opción, cambiamos nuestro enfoque a lo que nos dicen algunas de las investigaciones. A pesar de los muchos temas asociados con la donación de óvulos, la donación de esperma y la adopción de embriones, muchas parejas creen que los beneficios sobrepasan los problemas.

Los beneficios

Los beneficios de usar un donante incluyen lo siguiente:

1. Las parejas ven algunas ventajas cuando comparan el uso de un donante con la adopción. Muchas parejas que enfrentan la reproducción por terceros la prefieren a la adopción. Un estudio mostró que la mayoría de las parejas había considerado la adopción antes de decidirse a probar con la inseminación con donante. Como en el tratamiento para la infertilidad, el proceso de adopción lleva mucho tiempo, es intruso y está fuera del control de la pareja. Usar un donante le permite a las parejas evitar la «selección de padres» en el proceso de la adopción en el cual sienten que tienen que demostrar que son lo suficientemente buenos para calificar como padres. Algunos pudieran ser descalificados para la adopción debido a la edad u otros factores. En la inseminación

con donante está la ventaja adicional del precio. Mientras que la adopción o la fertilización in Vitro (FIV) pueden costar más de $10,000, la inseminación con donante cuesta $1,500 o menos, depende de una variedad de factores incluyendo si el semen viene del extranjero.

2. Un hijo concebido por medio de la inseminación con donante tiene un riesgo menor de defectos conocidos de nacimiento. Los donantes pasan por un chequeo cuidadoso. Si uno de los cónyuges que desea hijos tiene un problema genético, el uso de un donante elimina virtualmente la preocupación de transmitir esa enfermedad en particular.

3. La madre puede controlar el ambiente prenatal del bebé. A diferencia de una madre adoptiva quien se pregunta si la madre biológica usó drogas o alcohol mientras estaba embarazada, la madre en un caso de donante de esperma puede decidir exactamente qué se consumirá durante el embarazo.

4. La madre puede experimentar el embarazo, el nacimiento, la lactancia. Para muchas mujeres infértiles estos son ritos de la condición de mujer.

5. Uno de los padres contribuye a la formación genética del niño. Aunque el esposo infértil no puede experimentar el gozo de transmitir sus genes, su esposa fértil sí lo experimenta por medio de la inseminación con donante. Al revés ocurre lo mismo si se usa una donante de óvulos.

6. El niño puede tener un hermano genético por completo. Algunas parejas usan el mismo donante más de una vez para que sus hijos sean hermanos biológicos.

7. La pareja puede mantener en privado su infertilidad. Muchas parejas preferirían mantener en privado su infertilidad ya sea porque es muy personal para ellos o debido a un sentimiento de vergüenza porque son incapaces de concebir. Estas parejas ven al donante como una posibilidad de olvidar que son infértiles y seguir adelante. Una vez que la esposa concibe, los ajenos dejan de asumir que la pareja sea infértil.

Las desventajas

Como una persona que fue concebida por medio de la inseminación con donante, yo creo que es esencial decírselo al hijo. En primer lugar, creo que debiera ser derecho del hijo conocer la verdad sobre su concepción. En segundo lugar, es difícil guardar un secreto tan vital durante la vida entera de la relación niño-adulto sin una red enmarañada de engaños. Tercero, los efectos de guardar un secreto probablemente dañarían la capacidad del niño de confiar en usted. Cuarto, la mayoría de los niños son más perceptivos de lo que sus padres piensan y percibirán que se les está ocultando alguna especie de información.[1]

A pesar de las ventajas, hay algunas desventajas claras en el uso de un donante, algunas de las cuales se han hecho más evidentes en los últimos años. Estas desventajas son asuntos con los que la pareja tiene que trabajar por completo antes de proceder.

1. Un arreglo con donante tiene el potencial de impactar negativamente la relación matrimonial. Uno de los cónyuges está conectado genéticamente con el hijo mientras que el otro no. Se ha dicho que aunque el padre que se«circunvala» ha dado su consentimiento, incluso aunque esté verdaderamente informado y sin coacción, ese consentimiento apenas puede equiparar el desequilibrio: «El tercero que se inmiscuye, como en el adulterio, será inevitablemente una realidad sicológica en la vida de la pareja. Incluso si no hay celos ni envidia, la incompetencia reproductiva de un miembro de la pareja ha sido reemplazada por la potencia, la herencia genética y la capacidad reproductiva superior de una persona ajena. La fertilidad y la reproducción han recibido una prioridad absoluta en la vida de la pareja».[2]

Algunas parejas insisten en que no tienen dicho desequilibrio. Pero la preocupación por el potencial para este desequilibrio sí hace surgir preguntas con respecto a las prioridades y motivos que la pareja al menos debe explorar. ¿Está el miembro infértil de la pareja diciendo «está bien» porque él o ella están eclipsados por los sentimientos negativos del otro? ¿Es ella sensible a cómo se siente él y viceversa? ¿Está él optando por la inseminación con donante o está ella optando por la donación de óvulos para esconder algo que les hace sentir avergonzados?

En un estudio de cincuenta y ocho parejas que tenían hijos por medio de la inseminación con donante, las mujeres tenían experiencias más positivas que los hombres sin efectos negativos perceptibles. Las mujeres eran propensas a estar más dispuestas que los hombres a contarle al hijo sobre sus orígenes de inseminación con donante. Una de las preocupaciones que surgió en el estudio fue si la inseminación con donante se había escogido para construir la imagen social del padre como que es masculino aunque la llegada del hijo mediante la inseminación con donante tuvo un efecto significativo en mejorar su relación matrimonial. La información también mostró que la consejería previa al comienzo del tratamiento produjo mejores resultados.

Otro estudio que incluyó cincuenta parejas con inseminación con donante reveló que eran malos evaluadores de cómo se sentían sus compañeros. Las mujeres creían que los hombres se sentían menos felices de lo que en realidad eran; los hombres percibían que las mujeres estaban más felices de lo que lo estaban en realidad. La opinión promedio que el esposo tiene del donante también era más negativa que la de su esposa. Está claro que las parejas que se aventuran al viaje de donante-gametos, necesitan tener una comunicación de corazón a corazón, quizá con la ayuda de un consejero que esté bien familiarizado con el asunto.

2. La inseminación con donante y la donación de óvulos, a diferencia de la adopción, implican la creación deliberada de un niño. La inseminación con donante y la donación de óvulos se han comparado con «una adopción a medias». Sin embargo, los descendientes de los donantes han señalado una distinción clave: la adopción de un hijo es una solución alternativa a una situación no planeada, involuntaria; la concepción con donante es la creación deliberada de un niño.

3. A menudo se asocia con la reproducción por terceros un estigma social y religioso. En octubre de 2002, el ministerio de salud de Israel dio permiso a una pareja para que predeterminara el género de su hijo por razones religiosas. La pareja había pedido una hija. Al haber optado por la inseminación con donante y queriendo mantener el donante en secreto, se dieron cuenta de que solo podían hacerlo si la mujer daba a luz una niña. Si tenían un hijo, solo serían capaces de ocultar el asunto hasta que el niño cumpliera trece años. Como explicaba la noticia: «Cuando el hijo de un Cohen celebra su bar mitzvah y sube para leer la Torá en la sinagoga se le anuncia como un Cohen. Sin embargo, en el caso de la joven pareja, dicho anuncio hubiera sido una [violación] ya que el niño no sería el hijo biológico del padre y los padres serían obligados a revelar el asunto de la donación de esperma».[3] Para evitar este problema, la pareja optó por un embrión femenino porque una hija nunca tendría que subir para leer la Torá. De esa manera su comunidad nunca sabría que ella no era su hija biológica y ellos no tendrían que contárselo.

A menudo el estigma asociado con la inseminación con donante lleva a las parejas a no revelarlo. Algunos insisten en que las generaciones mayores (sus padres, tíos, etc.) no lo entenderían si se enteraran. Las parejas temen que si la verdad se conociera fuera del núcleo familiar, traería como resultado malos tratos al niño. Si las personas dicen cosas de mal gusto a las parejas infértiles, le van a decir cosas realmente insultantes al descendiente de un donante. Los padres quieren evitar situaciones en las que sus hijos enfrenten las opiniones de otros que les hagan sentirse diferentes, inseguros e inferiores al tener que justificar sus orígenes. Como confesó un padre: «Necesitamos proteger a los niños de las masas ignorantes».

4. Los descendientes de donantes pudieran necesitar información médica con relación a estos. Algunos descendientes de inseminación con donante han descubierto que no estaban relacionados genéticamente con sus padres cuando llegaron a situaciones en las que la sangre no coincidía o se necesitaban donantes de órganos y descubrieron que no coincidían con sus padres o sus hermanos. A otros se les han diagnosticado enfermedades genéticas y han deseado con urgencia información sobre sus historias genéticas.

> *Como un adulto adoptado a quien no se le permitió información médica porque mi expediente de adopción está cerrado, estoy enojado y decepcionado. Existen más de 3,000 enfermedades genéticas y se han destruido vidas y se han muerto personas adoptadas debido a los secretos, las barricadas gubernamentales y a un sistema que vigila a las personas como si fueran criminales. [Apoyar] a los donantes anónimos de cualquier tipo es una posición lamentable. Sellar las identidades de seres humanos como si estuvieran en un programa de protección al testigo es como jugar a la ruleta rusa.*

> *Es importante conocer la identidad original de uno y el historial médico de los antepasados. Negarle a una persona su información genética fundamental puede tener consecuencias negativas graves en el bienestar psicológico, físico y social de esa persona.*

La madre de tres descendientes de donantes escribió: «Sin información, muchos tendrán su salud en riesgo sin saberlo. Otros sufrirán con problemas de identidad. ¿Por qué causarle una herida a otro cuando tenemos las respuestas al alcance de la mano?» Un artículo en el *Ottawa Citizen* demostró esta preocupación con lo siguiente:

Lo que Olivia Pratten conoce sobre su padre biológico no llenaría una estampa de pelota de las que venden con los chicles de globos. Ella tiene la altura, el peso, el color de los ojos y el pelo y el tipo de sangre. La información está garabateada en un pedazo de papel sucio que un médico le dio cuando ella fue a buscar información sobre el extraño que ayudó a crearla.

—¿Dónde está su historial de salud? —Olivia preguntó.

—No te preocupes, querida —le contestó el médico—, yo hice un chequeo verbal. El donante era saludable.

Olivia se quedó parada en una acera de Vancouver hace dos años mirando aquel pedazo de papel copia. «¿Esto es todo?», pensó. «¿Esto es todo lo que tengo? Esto es basura».[4]

5. Los descendientes de donantes pudieran casarse por accidente con parientes cercanos. El riesgo de que esto suceda es tan minúsculo que casi no vale la pena mencionarlo. No obstante es posible. El futuro cónyuge no es un hermano completo sino un medio hermano o medio hermana. El riesgo aumenta si una clínica no restringe mucho el número de nacimientos vivos permitidos por donante.

6. Los padres que escogen ocultarle la información a su hijo con respecto a su identidad, violan los derechos del hijo. La sociedad va en aras de una cultura de franqueza en la que los hijos tienen el derecho de conocer sus orígenes. Esta es una consideración tan importante que ahora la exploraremos con más detalles.

Escenarios: ¿Caso abierto o cerrado?

Las parejas enfrentan dos decisiones clave cuando se trata de revelación. La primera es si insistir en un donante que esté dispuesto a ser identificado. La segunda es si contarle al hijo sobre el donante.

Donante identificado

En 2002, la BBC preguntó a ochenta y dos donantes en tres bancos de esperma cómo se sentirían con respecto a permitir que los hijos conocieran la identidad de sus padres genéticos. Cincuenta y tres dijeron que no seguirían donando. De hecho, si se les da la opción, aproximadamente el 70 por ciento de los donantes de esperma escogen permanecer anónimos. Por ello las clínicas dicen que serían incapaces de reclutar donantes si tuvieran que revelar las identidades de estos. Sin embargo, algunos donantes *están* dispuestos a entrar en arreglos abiertos. De hecho, a menudo son los padres y no los donantes los que más insisten en el anonimato. En la actualidad algunas clínicas estadounidenses sí ofrecen donantes identificados. Algunas clínicas suecas han encontrado que un cambio en las normas de reclutamiento ha dado como resultado un aumento en el número de donantes a quienes les encantaría ser identificados.

En el pasado había muy poco información de identificación disponible, pero en la actualidad en general se acepta que mientras más información disponible haya, mejor. Las parejas que quieren un donante anónimo necesitan explorar sus razones. Al hacerlo les animamos a que consideren estas declaraciones hechas por un descendiente de donante:

> *Es exasperante que la mayoría de los bancos permanezcan casados con la idea de que la donación de esperma tiene que ser anónima. Quieren proteger al donante como si fuera una especie de víctima pero ¿por qué deben los médicos tener el poder de negarle a alguien su historia genética completa?*

> *Yo siento curiosidad de conocer a mi padre genético. No estoy buscando una figura paterna, yo veo a mi papá como mi padre verdadero. Solo quiero información. Me gustaría mucho preguntarle sobre sí mismo.*

Un adulto adoptado dijo esto al comentar sobre la inseminación con donante: «No soy malagradecido por los sacrificios hechos por aquellos que me dieron vida. Ni tampoco quiero "cambiar" los padres amorosos que me criaron por los padres con los que tengo lazos genéticos. Simplemente estoy tratando de armar el rompecabezas que constituye mi individualidad única».[5]

No todos los que buscan sus raíces biológicas son indiferentes como el hijo de donante citado anteriormente. Al igual que muchos adultos adoptados que buscan sus padres biológicos, muchos hijos de donantes tienen fantasías de un mundo ideal en el que unos amantes padres donantes los reciben y forjan conexiones significativas. Para estos hijos, el acceso a las historias genéticas completas sería insuficiente. Entonces hay más en juego que la justicia. Va más allá de eso, al nivel de la necesidad. Algunas clínicas sí ofrecen una cantidad enorme de información médica sin características que identifiquen, pero eso no termina con el deseo de algunos de conocer al donante biológico.

La mayoría de las clínicas de infertilidad se concentran en ayudar a las parejas infértiles a tener bebés. Pero están mal equipadas para apoyar a estas parejas cuando piensan en las implicaciones a largo plazo de la donación de gametos.

El hijo informado

La decisión de si contarle al hijo o a los hijos es la segunda decisión más importante que una pareja tiene que tomar al decidir si usar un donante. Considere las diferentes elecciones que hicieron las dos parejas siguientes.

Roy y Rebecca buscaron ayuda para la infertilidad con factor masculino después de descubrir que Roy no tenía esperma viable, mótil. Siendo el mismo hijo único y más bien entrado en años, Roy quería proceder con la inseminación con donante y su esposa estaba de acuerdo. Ella concibió enseguida. Ellos decidieron temprano en el embarazo que el procedimiento fuera completamente secreto para todas las partes, incluyendo al niño. Su decisión de guardar el secreto, incluso de su hijo, ha permanecido firme.

Otra pareja, Tim y Carol, descubrieron después del análisis del semen que Tim tenían azoospermia (la ausencia total de esperma en el líquido seminal). Ellos escogieron la inseminación con donantes y Carol fue inseminada dos veces con el mismo donante durante un período de tres años con éxito en ambos casos. Su decisión se les reveló a familiares y amigos que habían sido parte del grupo de apoyo mediante la oración y el consejo. Tim recibió buen apoyo para tratar con las circunstancias y el matrimonio se caracterizaba por la buena comunicación. Desde el momento en que su hija pudo entender, ellos le hablaron abiertamente acerca del donante. Al crecer ella no podía recordar una época en la que no supiera de su existencia. La familia parecía estar más fuerte a partir de la experiencia.

Como ilustra la historia de Roy y Rebecca, muchas parejas escogen no contarles a los hijos concebidos con donantes acerca de sus orígenes. Para cualquiera que esté considerando los gametos de donante, las preguntas de si decirlo y a quién son importantes. Las parejas que han decidido en contra de la revelación dicen: «Si usted toma esa decisión no debe contárselo absolutamente a nadie. Una historia, una vez que se cuenta, tiende a transmitirse como las noticias nocturnas. Una vez que se sabe nunca puede dejar de revelarse».

A algunos padres les preocupa que los hijos informados los rechacen. La madre de un niño concebido con donante preguntó: «¿Será él más feliz y saludable en el diario si lo sabe, y habrá más amor? Probablemente no». Otros están de acuerdo con ella, destacando que es poner demasiado carga en un niño que lleve tal peso emocional. Un escritor recalcó: «Los hijos nunca entenderán por qué usted tomó las decisiones que tomó. Y usted no debería tener que defender su decisión».

Algunas personas aconsejan: «Si usted no puede decidir, considere no contárselo a nadie durante un tiempo. Usted puede tomar cada día a la vez y "consultarlo con la almohada" durante un año o dos, entonces decida cuándo es el momento correcto y si el niño tiene una edad en la que pueda entender».

Todo el mundo parece estar de acuerdo en que el niño debe obtener la información de sus padres y no de otra persona. A diferencia de Roy y Rebecca, Tim y Carol escogieron contárselo incluso a sus amigos. Algunos sienten que la revelación solo debe llegar al hijo y cuando este tenga la madurez suficiente, él decidirá quién más lo sabrá.

Los padres sí corren el riesgo de perder la confianza de su hijo si escogen no revelar la información pero esta de alguna manera sale a relucir. Una mamá de inseminación con donante escogió contarles a sus hijos en lugar de correr el riesgo. Ella describió como «vivir una mentira» la época antes de que ella y su esposo fueran francos con sus hijos. Una hija de inseminación con donante describe lo que le sucedió en sus años de adolescencia cuando se enteró de su concepción durante una discusión entre sus padres: «Estaba muy confundida. Pero era un alivio que no hubiera nada malo en mí». Algunas investigaciones indican que muchos hijos concebidos con donantes cuyos padres optaron por no contárselo al hijo, crecieron con una sensación de que algo se les ocultaba. Otros, sintiendo que en casa había algún problema se preguntaban: «¿Mi mamá habrá tenido una aventura amorosa?»

Antes de que la primera ola de hijos de donantes fuera lo suficientemente adulta como para tener voz en el asunto, la preocupación de que el hijo se enterara después y se sintiera traicionado se consideraba el factor más importante en la decisión de los padres a favor de la revelación. A veces los hijos *sí* se enteran.

Con la llegada de más compartimiento de la información acerca de la adopción, más personas insisten ahora que el derecho del hijo de saber es universal. Como lo expresa un experto: «ahora hay una corriente fuerte de pensamiento que es irresponsable ayudar en el engendramiento no solo de los niños sin padres sino también de niños que nunca podrán saber quiénes fueron sus padres». David Blankenhorn, autor del libro éxito de ventas *Fatherless America* [América sin padre] es un fuerte crítico de lo que él denomina «padres de esperma».[6] «Nuestra identidad esencial está conectada con nuestros orígenes biológicos», según el Dr. John Fleming, director del Southern Cross Bioethics Institute en Adelaide, Australia. «Rechazar la idea de la paternidad o verla como un extra añadido, opcional, es negar la naturaleza de los seres humanos».[7] Es difícil justificar cómo puede ser de mayor beneficio para el niño que se le críe ignorando la mitad de su herencia genética.

La mayoría de los trabajadores sociales y de los consejeros que trabajan con donantes están de acuerdo en que la franqueza entre los padres y los hijos es la opción más sabia. Las parejas que consideran no decir nada a sus hijos deben preguntarse a sí mismas cómo dicha decisión encajaría con «Traten a los demás» (Lucas 6:31) o con las amonestaciones bíblicas a practicar la verdad (1 Juan 1:6).

Los estudios han demostrado que el secreto tiene varios efectos dañinos. Las familias que escogen ocultar la verdad de sus hijos reafirman potencialmente estereotipos negativos con relación a los donantes y las TRA así como violan las normas sociales de relaciones interpersonales. Un estudio de dieciséis parejas de inseminación con donante reveló que el secreto con respecto a la inseminación con donante dañaba su capacidad de manejar los conflictos relacionados con la infertilidad.

El mismo estudio reveló que un factor en el éxito de un arreglo de inseminación con donante era que aquellos que esperaron algún tiempo antes de seguir adelante se ajustaban mejor a su infertilidad que aquellos que no esperaron antes de buscar la inseminación con donante. Otra investigación demuestra que aquellos que escogieron la revelación han descubierto que dicha franqueza ha tenido muy pocos efectos negativos en el hijo o en la familia.

Para aquellos que llegan a la conclusión de que la reproducción por terceros es permisible, las consideraciones con respecto a la revelación requieren atención. Las parejas deben explorar los sentimientos de ambos con relación al uso de un donante de gametos, así como la motivación, antes de iniciar los arreglos con el donante. Y deben considerar los derechos y necesidades de los hijos en potencia que se creen a partir de dichos arreglos.

En el pasado, la participación de los donantes estaba supeditada al anonimato. Ahora que hay más información disponible con relación a los efectos de la no revelación en el hijo del donante, no estamos discutiendo si los derechos y necesidades de un hijo adulto debieran anular los acuerdos del anonimato. Lo que queremos decir es sencillamente que mientras que los acuerdos de donante-receptor se hicieron de buena fe, con mucha frecuencia se hicieron sin la información o con poca información sobre la perspectiva de los hijos con relación al anonimato de sus padres genéticos. Ahora tenemos alguna información. En este capítulo hemos incluido lo que ahora conocemos de estudios y entrevistas con hijos de inseminación con donante. (La mayoría de los hijos de donación de óvulos son todavía demasiado jóvenes para comentar.) Por consiguiente, las parejas infértiles que enfrenten decisiones con relación a la reproducción por terceros deben tomar decisiones importantes en cuanto a la revelación, actuando en el mayor beneficio del hijo o los hijos que anhelan crear.

PREGUNTAS PARA COMENTAR

1. Si usted es la parte fértil de la pareja, ¿cómo se sentiría si fuera el que no puede contribuir con sus propios gametos?
2. ¿Cuál sería el sentir de su familia con relación a su uso de un donante?
3. ¿Cuáles son las repercusiones de tal elección en su comunidad religiosa?
4. ¿Cuál es su comprensión teológica y ética de la reproducción por terceros?
5. Si usted fuera a buscar consejería con un miembro del personal de su clínica, ¿respetaría este su concepto ético?
6. ¿Cuál es su posición en cuanto a la revelación?

Capítulo 18

PÉRDIDA TRAS PÉRDIDA

ABORTO, LA FERTILIZACIÓN IN VITRO FALLIDA Y LA ADOPCIÓN FALLIDA

Cuando las penas vienen, no vienen solas como espías sino en batallones
William Shakespeare, Hamlet, acto 4, escena 5

En mi primer embarazo yo estaba despreocupada. Los embarazos siguientes fueron muy diferentes. Después de cada pérdida subsiguiente, yo me concentraba más en los detalles de lo que estaba haciendo, tocando, con qué tenía contacto, lo que comía. En un momento me negué a usar desodorante porque temía que un ingrediente pudiera causar aborto. ¡Me convertí en la personificación de la paranoia! Por desgracia ninguno de mis esfuerzos dio por resultado diferencia alguna.

Yo era incapaz de concentrarme en mis puntos fuertes porque no me parecía que tuviera ninguno. Me sentía tan perdida, tan sola y señalada por el fracaso que apenas podía funcionar. Si no fuera por mis mascotas probablemente no me habría salido de la cama por la mañana.

La incapacidad de tener hijos cuando uno los quiere es devastadora. Tristemente, para muchas parejas, la lucha de la infertilidad se vuelve aun más difícil cuando experimentan pérdidas adicionales en el proceso. Cualquier pérdida de un hijo tan esperado puede ser dura, ya sea por un aborto, por un embarazo ectópico, por una adopción fallida, la pérdida de uno o más hijos en un embarazo múltiple,[1] un ciclo fallido de fertilización in Vitro (FIV) o un parto en el que el niño nació muerto. Pero para la pareja que ha invertido años en tener un bebé la noticia es especialmente aplastante. Los pacientes de infertilidad tienden a experimentar estas pérdidas más intensamente que aquellos que salen embarazadas en el «mundo regular».

Aborto y mortinato

Tuvimos un aborto temprano y yo creo que muchas personas piensan que eso no es gran cosa, pero yo estuve embarazada unos pocos días. Y en esos días establecí vínculos con mi hijo e hice todo tipo de planes. Incluso mi esposo y yo buscamos una cuna en la Internet y también buscamos nombres. Solo porque esa alegría no nos duró mucho, no quiere decir que no fuera dolorosa.

Después de que nuestro bebé murió yo leí dos libros cristianos. Luego me sentí peor, como si solo por yo tener suficiente fe, el dolor se desapareciera mágicamente.

Hace catorce años yo di a luz una niña. Cuatro horas después, murió. Los médicos, las enfermeras, los amigos, todos decían: «Tú eres joven. Tendrás otros bebés. Trata de olvidarlo».

Una pérdida de embarazo ocurre antes de la semana vigésima de la gestación y se le llama oficialmente «aborto espontáneo», más conocido comúnmente como «aborto». La pérdida después de las veinte semanas se llama «mortinato».

Aunque las parejas que han experimentado el trauma de una pérdida a veces se preguntan cómo tantas personas pudieron sobrevivirla, la pérdida de un embarazo en realidad es una experiencia bastante común.

- Los abortos ocurren en cerca del 15 por ciento de los embarazos confirmados con ultrasonido y en cerca del 50 por ciento de todos los embarazos.[2] Otros dan esta cifra aun más alta, sugiriendo que tanto como tres cuartos de todos los óvulos fecundados se pierden.[3]
- Asumiendo de manera conservadora que uno de cuatro embarazos termina en aborto, cerca de un millón de pérdidas de embarazos ocurren cada año en solo los Estados Unidos.[4]
- La mayoría de las pérdidas de embarazo ocurren en las primeras doce semanas.
- Uno de cada 115 nacimientos es un mortinato, lo que quiere decir que cada año 2,600 mujeres estadounidenses tienen bebés nacidos muertos.[5]

- Muchas de las que experimentan pérdidas de embarazo están sufriendo la pérdida de al menos su tercer embarazo consecutivo.

¿Qué causa la pérdida de un embarazo? La mujer que pierde un embarazo normalmente se pone a analizar qué podría haber hecho de otro modo. Se censura a sí misma con «No debí haber usado ese desinfectante» o «no debí haberme ido de camping» o «debí haber escuchado lo que abuela me dijo de no levantar los brazos por encima de la cabeza».

No hay evidencia convincente que vincule la pérdida del embarazo con el exceso de trabajo, el ejercicio razonable, la intimidad sexual, el uso anterior de píldoras anticonceptivas, el estrés, los malos pensamientos, las náuseas, los vómitos o incluso la soldadura. La causa más común para la pérdida del embarazo son problemas cromosómicos que ocurren al azar. De hecho, los estudios nos dicen que en cerca de un 50 a un 60 por ciento de las pérdidas tempranas la causa son embriones genéticamente anormales.[6] El defecto más común de un embrión es un número anormal de cromosomas. El riesgo de pérdidas aumenta con las edades tanto del padre como de la madre.

Al escuchar esto, los amigos bien intencionados a menudo dicen: «Tu pérdida fue la manera que Dios usó para llevarse a un niño con graves defectos de nacimiento. Esto es tanto cruel como de poca ayuda. Solo hace surgir más preguntas: «¿Por qué entonces Dios no se llevó a este niño incluso antes de que yo supiera que estaba embarazada?»

Mientras que es más probable que la pérdida de un solo embarazo sea el resultado de una anomalía cromosomática en el feto, se cree que las pérdidas repetidas la provocan los factores maternos incluyendo imperfecciones estructurales uterinas, anomalías hormonales, infecciones, problemas autoinmunes y enfermedad. Otros factores que contribuyen a la pérdida del embarazo incluyen causas ambientales e incompatibilidad de la sangre entre la madre y el embrión. En la mayoría de los casos la razón específica de la pérdida sigue sin identificarse.

No obstante, es difícil convencer a una mujer que ha perdido un embarazo de que ella no hubiera podido prevenir dicha tragedia *de alguna manera*. A veces el esposo también siente que él debió haber sido capaz de «arreglarlo», de encontrar una manera de proteger a su esposa y a su hijo de semejante trauma.

¿Cuáles son los tipos de pérdida de embarazo? La pérdida más temprana es un *embarazo bioquímico* en el que el embarazo deja de desarrollarse en las

primeras semanas antes de que haya evidencia en ultrasonido. Sabemos que la concepción ocurrió porque la «hormona del embarazo» (GCH) se detecta en la sangre.

El llamado *óvulo malogrado* ocurre cuando la parte placentaria del embrión se desarrolla pero el feto no. Usar el término «óvulo malogrado es tanto sexista como inexacto ya que culpa a la mujer (óvulo) cuando técnicamente el óvulo dejar de ser óvulo cuando es fecundado; es un cigoto y si se desarrolla adecuadamente o no pudiera estar relacionado con el espermatozoide, el óvulo o ambos. La «pérdida temprana» es una nomenclatura más apropiada.

El tercer tipo de pérdida temprana del embrazo es en un *embarazo ectópico* o *tubárico* en el cual el embrión se implanta en la trompa de Falopio o en un lugar fuera del útero.

> *Yo dejé mi trabajo porque volver a este parecía tan difícil después de las pérdidas. Cada vez se hacía peor. Era difícil programar las citas para el tratamiento de infertilidad y mis gerentes no me ayudaban con los horarios. El desempleo fue lo peor para mi depresión. Estaba más aislada que antes.*

> *El Día de las Madres, ¡qué día tan difícil! Yo luchaba con sentirme excluida. Por dentro me sentía como una madre porque me había apegado a los bebés que había llevado dentro de mí. Era difícil ser la única persona que reconocía a aquellos bebés. Sin embargo, no tener reconocimiento en el Día de las Madres cuando mis hijos no estaban conmigo en la tierra, también era un doloroso recordatorio de lo que había perdido. No hay manera cómoda, indolora de pasar ese día.*

Como si una pérdida no fuera suficiente, entre el 1 y el 2 por ciento de las mujeres tienen 3 o más abortos a lo que se le denomina *pérdida de embarazo recurrente*. Un factor subyacente que contribuye a esto se puede identificar entre el 40 y el 50 por ciento de las veces. Cuando un factor contribuyente se encuentra y se trata, el pronóstico de un embarazo exitoso es típicamente del 80 por ciento. Incluso, cuando no se encuentra ningún problema subyacente, las posibilidades de un embarazo exitoso pueden estar típicamente en el rango del 50 al 70 por ciento.[7] Casi todo el que ha perdido un embarazo se preocupa por pérdidas subsiguientes y en el pasado muchos médicos esperaban hasta la tercera pérdida para comenzar a investigar los problemas subyacentes. Una información más reciente sugiere que los exámenes deben comenzar después de dos pérdidas, especialmente en mujeres mayores de treinta años. Estudios más recientes indican un índice entre el 26 y el 40 por ciento en mujeres que han tenido dos pérdidas, así que comenzar los exámenes más temprano tiene sentido desde el punto de vista emocional, físico y en muchos casos, también desde el punto de vista financiero.[8]

¿Por qué nos sentimos tan mal con las pérdidas del embarazo?

A veces temo que me está tomando demasiado tiempo vencer el dolor pero entonces intento recordar que todo el mundo tiene un tiempo diferente y que los ojos de mi abuela todavía brillan con una lágrima cuando habla de una niña que perdió hace cuarenta y cinco años.

Mi esposo y yo sufrimos una pérdida a las once semanas así que nunca planeamos un servicio conmemorativo. Sí fuimos a una misa de sanidad para padres que han sufrido la pérdida de un hijo. También plantamos un árbol en nuestro patio en honor de nuestro bebé. Estas cosas fueron de ayuda en nuestro proceso de sanidad. Cuando nos preparamos para dormir siempre elevamos una oración tranquila por todos los miembros de nuestra familia y luego nos tomamos de la mano y le pedimos a Dios que vele por nosotros y nos proteja. También nos damos un beso extra por nuestro bebé.

Según la personalidad y origen de la persona, la reacción de cada persona a la pérdida de un embarazo varía. Por lo general, los hombres y las mujeres también tienen sentimientos diferentes con respecto a estas pérdidas, las mujeres tienden a sentir un lazo más grande con el hijo que se perdió. Y tristemente, muchos que vienen a dar consuelo pasan por alto al esposo cuando expresan su compasión. A la madre le envían flores y tarjetas y las personas que vienen a traer comida pasan por al lado de los hombres sin detenerse a ofrecer consuelo. Los amigos tienden a dirigir todas sus palabras y expresiones de afecto a la madre joven que ha sufrido la pérdida. Y debido a que muchos esposos sufren de forma más privada que sus esposas, las esposas pudieran tener una mayor sensación de estar sufriendo solas.

Mientras que la infertilidad es una pérdida expandida, interminable, el aborto es una pérdida comprimida. Sin embargo, las emociones y las percepciones a menudo son las mismas, solo que se agrandan en el aborto. Y la intensidad de ese dolor depende de varios factores, el más significativo de estos es la inversión psicológica de la pareja en el embarazo. A menudo, mientras más tiempo llevan las parejas tratando de concebir, más grande es su sensación de pérdida. Además, aunque el 75 por ciento de las pérdidas de embarazo ocurren antes del final de la duodécima semana, estas pueden ocurrir en cualquier momento durante el período de cuarenta semanas que abarca la gestación. Algunas parejas experimentan un dolor añadido porque creyeron en la idea falsa de que «una vez que se pasa el tercer mes, la victoria está asegurada».

Según un psicólogo, la ola de dolor a menudo llega a la cima y comienza a decrecer entre tres y nueve meses después de la pérdida, aunque algunos informan que toma entre dieciocho y meses y dos años. Y el proceso de sanidad puede ser interrumpido por otros problemas de la vida incluyendo un ulterior tratamiento de la fertilidad.

La pérdida de embarazo como un viaje espiritual: la historia de Maureen y Erik

Maureen: «Después de intentarlo durante dos años, por fin salí embarazada. Estábamos eufóricos. No sabíamos si debíamos contárselo a alguien, así que esperamos más de un mes antes de informar a nuestros padres. Alrededor de las dieciocho semanas de gestación, comencé a tener manchas de sangre. Fui a hacerme un ultrasonido y estábamos rebosantes de alegría al ver el latido del corazón. Unas pocas semanas después tuve unos dolores, así que fui sola a ver al médico porque mi esposo estaba en una reunión. Cuando el médico hizo el ultrasonido, no encontró latido ninguno. Erik se cruzó conmigo de camino a casa y por la expresión en mi rostro supo inmediatamente lo que había pasado. Después de eso no salí de la casa durante dos semanas. Yo era un desastre, un desastre total.

Erik se deshizo de su horario y nos quedamos en casa. Yo no podía dormir de noche. Dormía mucho durante el día y veía películas y espectáculos de navidad. Estaba evitando que me hicieran una D & C, pero cuando mi esposo me encontró arrastrándome por el dolor, me llevó al hospital en una silla de ruedas.

Me pusieron en la sala de maternidad… con todas las fotos de bebés. Me dieron la habitación peor que tenían, era del tamaño de un ropero. Yo caminaba diciendo: "No puedo creer que estemos aquí"».

Erik: «El padrino de nuestra boda vino al hospital y se quedó hasta las 3 a.m. Vimos televisión y conversamos. Fue bueno tener a alguien cerca».

Durante dos semanas mi esposa y yo solo nos abrazamos y lloramos y no hablamos del asunto. Después de dos semanas fuimos a tomar un café en Starbucks y nos sentamos y nos hicimos las preguntas difíciles. ¿Qué quiere decir esto de parte de Dios? ¿Qué pasa con los bebés cuando mueren?

Alguien me había dicho que Dios debe haber destinado que eso sucediera. Yo estaba enojadísimo. A lo largo del asunto yo he sentido la paz de Dios, incluso en el dolor extremo. El mundo está descompuesto, no es como se suponía que fuera, pero Jesús está redimiendo a las personas. Y algún día ya no tendremos todo este quebrantamiento. De una manera rara eso es reconfortante. Una pocas personas han citado Romanos diciendo que todas las cosas obran para bien. Sonreímos y por dentro decimos: «Cállate». A veces me pongo un rostro cristiano bonito y en la mente los maldigo. En honor a la verdad, literalmente en un momento le saqué el dedo a Dios. Entonces pensé: "Eso fue algo estúpido". Así que me arrepentí pero le pregunté: "¿Dónde estabas tú?" Pero luego me di cuenta: "Tú estuviste ahí todo el tiempo. ¿Por qué pasó? No lo sé, pero todavía confío en ti". ¿Cómo sobrevive uno a algo así sin conocer quién es Dios?»

Embarazo ectópico

Varios años después de que adoptamos a nuestra hija Alexandra, yo (Sandi) concebí espontáneamente. Pero el día en que se esperaba que me hicieran el ultrasonido, comencé a sentir un dolor abdominal agudo, me faltaba el aire y tenía el pulso muy acelerado.

Ay...

Esa tarde el médico echó un vistazo por medio del ultrasonido. Nada se veía en el útero. Mirábamos a la pantalla mientras él movía la sonda transvaginal para mirar en al trompa. Entonces nos hizo una pregunta un poco rara:

—¿Qué planes tienen para esta noche?

—¿Cirugía de emergencia, no?

Él suspiró.

—Me temo que sí —meneó la cabeza—. Lo siento.

El embarazo estaba en la trompa de Falopio.

En el caso de un embarazo ectópico (o tubárico), el embrión se implanta en una trompa o en un lugar extrauterino y, de ser posible, hay que quitarlo antes de que haya una ruptura en la trompa. Un método alternativo es el uso de un agente de quimioterapia, el metotrexato, para destruir el embarazo en crecimiento en un esfuerzo por evitar la cirugía. Esto ha tenido éxito al principio de los embarazos ectópicos. Sin embargo, la idea de tomar un veneno para «curar» un embarazo anormal puede ser bastante traumática. En este momento *no* tenemos manera de salvar el embarazo o de moverlo a un lugar más deseable. Así que el equipo médico, el equipo de cuidado pastoral y el esposo de la paciente deben concentrarse en salvar su vida y tratar de preservar su fertilidad.

Un embarazo ectópico puede tener riesgo de muerte para la madre y casi siempre es fatal para el niño. Un bebé puede sobrevivir para viabilidad solo en muy raras ocasiones cuando la implantación ocurre en los intestinos o en otra estructura abdominal, habiéndose extrudido de la trompa. Pero esto es muy riesgoso para la madre. Si el embarazo se implanta en el área intersticial (la parte de la trompa que pasa por la pared uterina), de manera que el embrión está casi allí pero no del todo, el riesgo de una hemorragia materna es alto debido a la proximidad de unas arterias pequeñas. El riesgo de una hemorragia materna también es significativo si el embarazo se implanta en el cuello del útero. El médico determina dónde exactamente está implantado el embarazo usando un ultrasonido de calidad. Una vez que se conoce la ubicación, entonces el médico puede determinar si sería mejor un tratamiento por cirugía (laparoscopia) o con medicamentos (metotrexato).

En aproximadamente uno de 6,000 embarazos ocurre la llamada gestación heterotópica en la cual un embrión se implanta dentro del útero y otro se implanta en la trompa o en algún otro lugar. Esto pudiera ser tan alto como uno en cien después de la FIV y de la transferencia embrionaria.[9]

Lamentablemente, en la actualidad es imposible sacar un embrión de la trompa y reimplantarlo en el útero. Las personas bien intencionadas que sugieren orar y esperar en Dios para «ver si el embarazo "emigra"» están peligrosamente equivocadas. Esto es el equivalente de decirle a alguien con un dolor aplastante en el pecho que ore y espere a que el dolor se vaya a otro lugar. Si las placas de colesterol tupen sus arterias y provocan un ataque al corazón, usted espera que alguien le lleve corriendo a la sala de emergencia. El embarazo ectópico es igualmente peligroso para la vida de una madre y requiere mucha atención médica ya que en este momento el embarazo ectópico es la causa número uno de la muerte materna en los Estados Unidos para las mujeres que están en el primer trimestre del embarazo.

Los riesgos principales para un embarazo ectópico, de acuerdo a un gran estudio basado en la población, son un historial de enfermedades de transmisión sexual y el hábito de fumar. El estudio observó a 803 mujeres que habían experimentado embarazo ectópico y descubrió que las mujeres que fuman más de veinte cigarrillos al día tenían cuatro veces más posibilidades de tener un embarazo ectópico que las que no fuman. Las mujeres con un historial de inflamación pélvica tenían un riesgo tres veces mayor de embarazo ectópico en comparación con la población en general.[10] Otros factores de riesgo incluyen una historia de infertilidad, la edad, pérdidas anteriores, uso previo de DIU, cirugías abdominales o pélvicas y endometriosis. Además, el riesgo de un embarazo ectópico es casi tres veces mayor si una mujer ha tenido un aborto por inducción por medicina (usando RU-486). No se ha señalado un aumento del riesgo después de un aborto quirúrgico.[11]

Los síntomas de un embarazo ectópico incluyen hemorragia vaginal, dolor en el hombro (sinalgia de la irritación del diafragma debido a la sangre en el abdomen) y cierta debilidad o mareo debido a la pérdida de sangre y a la presión baja. Una paciente con un embarazo ectópico a menudo se sentirá mareada o se desmayará cuando se para.

A veces el metotrexato (tomado por vía oral o con una inyección en la cadera) no funciona; el nivel de GCH sigue subiendo o se mantiene estable en lugar de disminuir. Cuando este es el caso, la paciente necesitará una cirugía.

Hay algunos problemas poco comunes del embarazo después de un embarazo ectópico o de un aborto. Estos problemas incluyen una transformación del tejido placentario semejante al cáncer. Los niveles de GCH deben monitorizarse para confirmar que esta rara situación no está presente y que la sanidad física está completa.

Los casos en los que el embarazo está demasiado avanzado para tratarse con medicamentos requieren cirugía. A veces será imposible salvar la trompa implicada y en casos raros el útero también se perderá. Si las trompas no están dañadas, las posibilidades de volver a concebir son buenas. Incluso si hay que quitar una trompa dañada, muchas conciben con una sola trompa. Sin embargo, una vez que la mujer ha tenido un embarazo ectópico, las posibilidades de recurrencia son más altas.

Yo he tenido dos embarazos ectópicos. Ambos fueron tratados con un enfoque de «espera a ver qué pasa» y metotrexato. Esto fue especialmente duro para mi esposo y para mí por el peligro añadido de perder mi vida y/o la fertilidad.

La única emoción que mi esposo mostró fue el alivio de que yo iba a estar

bien. Él me ha dicho varias veces que pensó que yo iba a morir. Estaba ex-
tremadamente preocupado por mí, incluso más de lo que estaba porque
perdiéramos el bebé. Se siente tan bendecido por tenerme todavía.

Un embarazo ectópico puede traer un manojo de emociones mezcladas además del dolor usual causado por la pérdida del embarazo. El alivio de que la esposa se salvó está mezclado con la tristeza de perder al niño. Además, cada vez que una mujer experimenta una pérdida de embarazo de cualquier tipo, su cuerpo atraviesa una enorme agitación con repercusiones físicas y emocionales que en parte surgen debido a los increíbles cambios hormonales asociados con el embarazo. Pudiera tomar hasta seis semanas o incluso más para que una mujer vuelva a sentirse como antes físicamente y el proceso normal de sufrimiento puede tomar mucho más.

Ciclo fallido de FIV

Estábamos en el umbral de esas aterradoras palabras: FIV. Entonces pen-
sé: «Tendrá que funcionar. No hay razón real para que no funcione, in-
cluso en el primer intento. Si esto no resulta, entonces, ¿qué? No había
un: «Yo puedo manejar un fracaso». Sencillamente no pasaría, no podía
pasar. Cuando falló, imagínese nuestra tristeza e impresión.

Aquella fue la llamada más dura, cuando el médico llamó para decirnos
que el examen dio negativo después de la FIV. Me golpeó tanto que no
pude decir nada sino: «¿Por qué? ¿Qué paso?» Su respuesta: «Quisiera
que algo hubiera salido mal. Tal vez entonces yo sabría por qué».

Michelle, una mujer capellán, estaba discutiendo cómo podía ella establecer una red de apoyo para parejas que hubieran experimentado la pérdida de un embarazo. Cuando se sugirió que quizá pudiera incluir a las parejas que habían pasado por ciclos fallidos de FIV, de pronto sus ojos se llenaron de lágrimas. Entonces su propia historia comenzó a develarse.

Ella y su esposo habían pasado por un tratamiento sin éxito. Finalmente su endocrinólogo reproductivo recomendó la FIV. Cuando llegó el momento, se fertilizaron varios óvulos y se transfirieron. Era difícil para ella no dejarse llevar por la sensación de estar embarazada sabiendo que en la transferencia aquellos embriones estaban vivos.

Pero entonces llegaron las malas noticias. Después de solo unas semanas, comenzaron las manchas. Un examen de sangre confirmó sus temores, ella no estaba embarazada. Michelle estaba tanto aturdida porque los embriones habían muerto como atónita por la intensidad de su propio dolor.

Pasaron varios meses sin que llegara alivio. El ciclo de FIV fallido representaba tanto la muerte de sus hijos como la muerte de cualquier esperanza de concebir. Para Michelle este era el final del camino. Parte de su dolor, decía ella, era por la sensación de no pertenecer a ninguna categoría clara. No sentía que podía encontrar consuelo en ningún grupo de apoyo de pérdida del embarazo. El dolor era como dolores fantasma.

Algunos se han preguntado si la FIV tiene un índice de aborto mayor que el promedio. De hecho, el índice de pérdida de embarazo entre las mujeres que se someten a procedimientos de TRA está a la par que el de las mujeres que conciben naturalmente. Un equipo evaluó el índice de pérdidas de embarazo entre más de 60,000 embarazos producto de procedimientos de TRA hechos en clínicas de los Estados Unidos entre 1996 y 1998 y descubrieron lo siguiente:

- El índice de aborto entre embarazos de TRA era del 14.7 por ciento, similar a los índices entre los embarazos reportados por la Encuesta Nacional de Crecimiento Familiar.
- Entre los embarazos sin donantes con embriones frescos, el índice de abortos iba desde el 10.1 por ciento entre mujeres en los veinte hasta el 39 por ciento en mujeres mayores de cuarenta y tres.
- Las mujeres que usaron la donación de óvulos tenían un índice de aborto del 13.1 por ciento con poca variación entre los diferentes grupos de edades.
- En general, el índice de aborto era un tanto más alto entre las mujeres cuyos embarazos fueron concebidos con embriones congelados y descongelados en comparación con aquellas que recibieron embriones recién fertilizados.
- Los embarazos en los que la madre solo tenía un bebé tenían un índice de aborto más alto que aquellos en los que tenían gemelos, trillizos o más.[12]

Si usted ha experimentado una pérdida después de un ciclo de FIV —Ya sea que sus embriones no sobrevivieron, que usted haya tenido un aborto o que perdiera uno o más hijos en un embarazo múltiple— el dolor es la respuesta normal a su situación. Las parejas que experimentan pérdidas semejantes no tienen nada tangible que los conecte con su hijo: ningún mechón de pelo, ninguna fotografía, así que a menudo luchan con el dolor sienten incluso dudando si el dolor es legítimo. Ciertamente lo es. Esa vida pequeñita tiene un valor infinito, eterno para el Creador. Se ha perdido una vida humana y el sufrimiento por esa pérdida es real y válido.

Si usted ha experimentado un ciclo fallido de FIV en el que no ocurrió fertilización, usted también ha pasado por una enorme agitación emocional y física. Usted necesita tiempo, simpatía, paciencia, compasión, amabilidad y ánimo para hablar sin tener que escuchar soluciones. ¡Usted no está sola!

Adopción fallida

Shelley llamó para decir que había cambiado de idea con relación a darnos su bebé. Su pastor le aconsejó que ya que había tomado la decisión que la llevó al embarazo, necesitaba asumir responsabilidad total por las consecuencias y criar el bebé ella misma.

Las parejas que esperan un hijo por medio de la adopción sufren emocionalmente cuando los padres biológicos cambian de idea. Después de haber establecido lazos emocionales con la madre biológica (y a veces con el padre biológico) y en particular con el hijo esperado, la pareja una vez más experimenta la pérdida de los sueños. Si los padres adoptivos ya han tomado la custodia física, el trauma es todavía mayor.

Si usted ha experimentado este tipo de pérdida, tal vez se identifique con las expresiones de tristeza y esperanza que han mostrado otros quienes han pasado por experiencias similares.

Me siento tan vieja; yo quería tener un bebé antes de los treinta y cinco años.

Durante mucho tiempo las personas han dicho: «Siempre tienes la opción de adoptar». Ahora que nuestra adopción quedó en la nada me preguntó si alguna vez seremos capaces de tener algún hijo.

Por primera vez estoy luchando realmente con ira hacia Dios. Estoy aprendiendo que está bien sentir cualquier cosa que sienta pero tengo que recordar que es dentro del contexto de una relación. Podríamos decir: «Está bien enojarse con Dios», pero también necesitamos decir: «Llegó el momento de disculparse», como haríamos en cualquier otra relación.

Yo hago muy mal trabajo siendo gentil. Es bastante difícil dejarle pasar las cosas a la gente cuando está al borde de sí mismo.

En oración estoy convencida de que las únicas cosas que podemos creer confiadamente que Dios hará, son aquellas que él ha revelado que hará...dar sabiduría, paz, gracia.

No importa cuál de estas pérdidas se experimenta, los hombres y las mujeres descubren que no están preparados para la angustia que sigue. Puede que demore más tiempo curarse del trauma emocional de semejante pérdida. Y como con otros aspectos de la infertilidad, los hombres y las mujeres típicamente manejan su sufrimiento de forma diferente. La esposa tiende a sentirse más incapacitada; su esposo con frecuencia siente que debe seguir adelante. A veces la capacidad aparente de este de funcionar normalmente hace que ella se pregunta si alguna vez a él le interesó el asunto.

Muy a menudo los tipos de pérdidas discutidos en este capítulo no se comentan en público así que muchas personas no se dan cuenta de cuán debilitador puede ser el dolor. Y aunque muchas personas pueden simpatizar, aunque sea de manera imperfecta, con la pareja que ha perdido un embarazo mediante un mortinato, un aborto o un embarazo ectópico, muy pocos reconocen el dolor de un intento fallido de FIV, la pérdida de un hijo en un embarazo múltiple o una adopción fallida, sea que el niño estuviera ya en el hogar de la pareja o no. Sin embargo, estas pérdidas de hijos y sueños pueden ser devastadoras y se impone una gran sensibilidad. Si usted ha experimentado una pérdida semejante, tómese tiempo para expresar y superar su angustia, sabiendo que llorar es una expresión saludable por lo que podría haber sido.

PREGUNTAS PARA COMENTAR

1. ¿Ha experimentado usted alguna de las pérdidas descritas? Si es así, ¿cuál fue su experiencia? ¿La de su cónyuge?

2. Si usted ha pasado por una pérdida semejante, ¿se sintió separado de su cónyuge? Si fue así, ¿cómo lo superaron? ¿Está usted dispuesto a reconocer que se ha perdido una vida humana?

3. ¿Necesita usted un descanso del tratamiento y tomar un tiempo extra para superar el dolor? Si es así, ¿cuánto tiempo cree que necesita?

4. ¿Conoce usted a alguien que ha experimentado alguno de estos tipos de pérdidas? ¿Cómo respondieron?

5. ¿Se ha encontrado con algunos de los que creen que el embarazo ectópico puede «emigrar hacia el útero»? Si es así, ¿qué dijo usted? ¿Cómo respondería usted si se encontrara con una persona así?

6. ¿Qué errores ha escuchado sobre el mortinato, el aborto, los ciclos fallidos de FIV y/o la adopción fallida?

7. ¿Se identificó usted con alguna de las historias o citas presentadas en este capítulo? ¿Por qué o por qué no?

8. Si usted ha experimentado una o más de las pérdidas descritas en este capítulo, ¿cómo diría usted que lo está sobrellevando? ¿En qué etapa se encuentra usted en el proceso de su sufrimiento? ¿Se describiría usted en este momento como que está en una etapa de negación, ira, depresión, luto o resolución?

9. ¿Serviría de ayuda un reconocimiento tangible de su pérdida como sembrar un árbol o celebrar un servicio conmemorativo? (El *Book of Common Prayer* [Libro de la oración común] incluye en su servicio de *Entierro para los muertos*, oraciones para aquellos que han perdido hijos.)

Capítulo 19

El paciente de infertilidad como padre

La infertilidad secundaria, el embarazo y la crianza de los hijos después de la infertilidad

⌒

Infertilidad secundaria

Atrapada entre dos mundos: fértil e infértil. ¡Y excluida de ambos!

Hacer arreglos para el cuidado de los hijos puede ser difícil y se vuelve costoso. Ir a una clínica de infertilidad puede ser estresante. Un niño en una sala llena de mujeres infértiles: ¡Ahí está el factor mirada!

¿Se puede pagar por un tratamiento de infertilidad y no obstante ahorrar para la educación de su hijo?

Los pacientes de infertilidad primaria, aquellos que no tienen hijos, escuchan «relájate» y «adopta y ya». Los pacientes de infertilidad secundaria, aquellos que tienen un hijo o más pero que no han podido tener otro, escuchan su propio grupo de comentarios insensibles. Tristemente algunos de estos provienen de pacientes con infertilidad primaria:

- Al menos tienes un hijo. Debieras estar agradecida.
- Deja de preocuparte. Tu cuerpo ha demostrado que lo puede hacer. Sucederá, solo que toma tiempo.
- ¿Es hijo único? ¿No quieres darle un hermano o una hermana? Va a ser muy malcriado.

La Sociedad Estadounidense de Medicina Reproductiva (ASRM, por sus siglas en inglés) estima que 1.3 millones de mujeres en los Estados Unidos sufren de infertilidad secundaria. Otros señalan que la cifra es tan alta como de 3 millones.[1] Estas parejas, la mayoría de las cuales concibieron fácilmente cuando empezaron sus familias, de pronto se dan cuenta de que no va a ser fácil quedar embarazada de nuevo. La infertilidad después del nacimiento de un primer hijo es más común ahora incluso que a mitad de los años 90, debido en parte a una tendencia creciente a demorar el matrimonio y la maternidad. Las mujeres con infertilidad secundaria son alrededor del 40 por ciento *menos* dadas a buscar asistencia médica que las mujeres con infertilidad primaria.[2]

Las causas de la infertilidad secundaria a menudo son las mismas de la infertilidad primaria, incluyendo la ovulación irregular, la endometriosis y los fibromas. La infección también desempeña un papel importante. Además, algunos casos de infertilidad secundaria se producen a causa de traumas sufridos durante el parto de un primer embarazo.

Cuando Carla y Bob trataron de tener un segundo hijo, se quedaron desconcertados al descubrir que tenían un problema de fertilidad. Había sido tan fácil la primera vez, nunca se les ocurrió que podrían tener alguna dificultad la segunda vez. Después de haberse repetido a sí mismos varias veces: «Pero ya funcionó una vez», esperaron mucho tiempo antes de buscar tratamiento.

Los psicólogos confirman que tanto la infertilidad primaria como la secundaria suscitan sentimientos de culpa, negación, ira, depresión y frustración. Pero las diferencias existen. Las parejas con infertilidad secundaria a menudo sienten que caen entre la fertilidad y la infertilidad. La población fértil generalmente los percibe como que no tienen problemas porque ya tienen un hijo. Como resultado, cuando están en compañía de pacientes de infertilidad, los pacientes de infertilidad secundaria a menudo se sienten demasiado avergonzados como para pedir apoyo por temor a despertar resentimiento. Y soportan preguntas de la población fértil acerca de cuándo ellos planean tener otro hijo (esto también sucede con parejas que han adoptado). Las parejas con infertilidad secundaria deben funcionar como padre al tiempo que sufren por su hijo o hijos ausentes.

Debra, quien volvió al tratamiento de fertilidad después de tener un bebé por alta tecnología, dice que la segunda vez en el tratamiento ella sintió un tipo de dolor diferente: «Ahora que tengo un hijo he cambiado la angustia de no tener hijos por la angustia de saber qué me estoy perdiendo la segunda vez». Otra mamá descubre que una actividad tan común como recoger a su hija del preescolar le trae un dolor inesperado: «Uno se da cuenta de ser la única madre que no está embarazada, que no carga un bebé en brazos o trayendo de la mano a un niño pequeño. Su hijo pregunta por qué es el único en su aula que no tiene ni hermanos ni hermanas. Uno escucha a todo el mundo en su grupo de actividades comentar cuán separados quieren un hijo del otro y entonces los ve concebir según lo planeado. Uno sigue adelante con las gráficas de temperatura, los medicamentos y las visitas de médico. Uno se pregunta si su hijo quedará marcado emocionalmente por el deseo de la madre de tener otro hijo. Uno batalla para responderles a los amigos y familiares que comentan: 'Ya es hora de tener otro, ¿verdad?' O peor, uno busca una respuesta para aquellos que dicen: "Tienes un hijo. Agradécelo"».

Los pacientes con infertilidad secundaria también enfrentan otras situaciones difíciles.

Está la pregunta de qué hacer con la ropa de maternidad. Y si es muy doloroso servir en la guardería de la iglesia, las parejas se sienten culpables de quitarse del plan de rotación asignado a todos los padres de hijos pequeños. Puede ser duro también para los pacientes de infertilidad saber qué decirle a su hijo. Un paciente dice: «Mi hija termina sus oraciones todas las noches con: 'Por favor Dios, danos un bebé».

Dice Carla: «Es casi imposible explicarle a alguien que siente que su familia está completa por qué usted sufre por un hijo fantasma. Las personas tratan de decirnos que debemos sentirnos satisfechos con el hijo que tenemos. Yo lo comparo con la manera en que me siento con respecto a mi madre. Ella murió unos meses antes de que mi hija naciera. Yo estoy agradecida a Dios porque me dio una madre maravillosa pero no importa cuán agradecida me sienta, esto nunca quita mi deseo de estar con ella. La gratitud nunca reemplaza el deseo».

Otra paciente concuerda: «Estoy agradecida de tener este hijo. El hecho de que sufra no quita mi agradecimiento. Pero sigue habiendo un espacio vacío en mi corazón».

La infertilidad secundaria a menudo trae culpa en una variedad de formas. Muchas mamás y papás censuran la calidad de la crianza que les dan a sus hijos. A menudo se preguntan si han recibido alguna maldición por lo malos padres que fueron la primera vez. Cuando sus hijos se portan mal, como hacen los niños, los padres se dicen a sí mismos: «No es de extrañarse que no podamos tener otros hijos».

Muchas parejas descubren que la infertilidad secundaria también complica el asunto de la adopción. Se preocupan por la igualdad real o percibida en los hogares con una mezcla de biológico-adoptivo. Algunas agencias rechazan parejas con un hijo biológico. También algunas agencias tienen un límite en la edad para ser padres. Y debido a que la infertilidad secundaria afecta a las parejas con al menos un hijo, por lo general son mayores que los pacientes de infertilidad sin hijos.

Junto con la preocupación y culpa viene el miedo. Muchos pacientes temen que su hijo estará solo, carente de parientes. Los padres pueden volverse sobreprotectores o inusualmente ambiciosos con respecto a su único hijo. Les preocupa que su hijo sea malcriado y temen que su único hijo muera dejándolos sin ningún legado. También temen por el futuro de su hijo al imaginarse que una sola persona tenga que llevar la carga de padres envejecidos.

Las estadísticas del Buró de Censo de los Estados Unidos indican que cerca del 20 por ciento de todas las familias tienen solo un hijo. Más investigaciones indican que este número aumentará al 25 por ciento en el futuro cercano. El tamaño promedio de la familia en los Estados Unidos está disminuyendo, en las últimas décadas el porcentaje de las familias con un solo hijo ha aumentado más que ningún otro tipo de familia, así que en la actualidad más de 15.5 millones de estadounidenses tienen un solo hijo.

Una ventaja de tener un solo hijo es que se ha vuelto aceptable desde el punto de vista social. Lejos de ser chiquillos egocéntricos, los hijos únicos tienen buena puntuación en los índices de sociabilidad lo que significa que desde el punto de vista de relaciones con sus contemporáneos les va más que bien. Y su puntaje es aun más alto que los primogénitos en la capacidad de liderazgo y la madurez. También les va bien en exámenes de inteligencia, logros y autoestima.[3]

Muchos de los mismos sentimientos y situaciones que los pacientes de infertilidad secundaria enfrentan también los experimentan las parejas que han adoptado un hijo y tienen que decidir si hacerlo otra vez.

«Las parejas que confrontan la infertilidad secundaria necesitan empatía y validación de su dolor», señala la terapeuta Judy Calica. «Necesitan la libertad de sufrir sus pérdidas y necesitan apoyo para resolver sus crisis». Y, realmente, estas son crisis. Una paciente de infertilidad secundaria, Stacia, describe el vacío que ella siente por ser incapaz de volver a concebir: «Esto es lo *más* difícil con lo que he tenido que tratar jamás. Sé que siempre me sentiré como que todavía no he terminado».

Embarazo después de la infertilidad

Aunque la infertilidad secundaria es una lucha única y merece una simpatía especial, hay otro grupo que recibe muy poco apoyo y son las parejas que conciben después de experimentar la infertilidad, que son más de la mitad de los pacientes de infertilidad.

Ahora que tengo ocho meses de embarazo he estado pensando en que un bebé no borra la infertilidad. Uno creería que sí pero todos esos años de desilusiones mensuales, tratamientos y saber que hace falta un milagro más una enorme intervención médica para salir embarazada han cambiado quien soy. La infertilidad es una parte de mí. Parece raro. Todavía detesto el Día de las Madres. Me sospecho que siempre lo haré.

Yo solía resentir un poco que las pacientes que quedaban embarazadas después de la infertilidad siguieran viniendo a nuestro grupo de apoyo. Pero ahora entiendo perfectamente por qué lo hacían.

Yo soñaba con ese momento, cómo gritaría de alegría cuando el médico me dijera que finalmente estaba embarazada. Pero cuando ese momento llegó, lo único que pude hacer fue preguntar: «¿Está seguro?» Sentía que me invadía aquel sentimiento familiar de autoprotección. «¿Y si perdía el embarazo?» Yo pensaba que el embarazo sería el final pero es solo el comienzo. ¡Es aterrador!

Parece injusto que no sienta la libertad de decir: «¡Vamos a tener un bebé!» En cambio digo: «Estamos esperando». Yo no estoy segura de que en realidad vayamos a tener un bebé. La infertilidad me robó ese gozo libre de preocupaciones. He pasado demasiado como para pensar que todo va a salir bien.

Dar la noticia

Una paciente siente un remolino de emociones tanto positivas como negativas cuando sus compañeras de infertilidad anuncian sus embarazos. La amiga infértil que escucha las noticias de otro embarazo más puede sentirse abandonada por una compañera «miembro del club». Cuando Susan finalmente concibió luego de compartir el lazo común de la infertilidad con una compañera de trabajo, supo que sus buenas noticias serían tanto alegría como dolor para su amiga. Por fin ella envió una nota que decía: «Te he escrito esto tres veces. Y cada vez lo rompo porque es demasiado difícil de decir. El hecho es que la infertilidad es sencillamente muy dura. Quiero que sepas que esta semana me hice una prueba de embarazo que dio positiva. Llámame cuando tengas deseos de hacerlo. Créeme que lo voy a entender».

El rabino Michael Gold, autor de *And Hannah Wept* [Y Ana lloró] dice: «La pareja que tenga un bebé debe compartir la noticia con sus amigos infértiles de la forma más sensible posible. Siempre recordaré una hermosa llamada telefónica de una mujer de mi sinagoga que acababa de dar a luz a un saludable bebé varón. Me dijo que aunque ella y su esposo estaban rebosantes de alegría, seguía pensando en nosotros. Ella sabía que llamadas como la de ellos tenían que ser duras para nosotros pero que estaban orando para que pronto fuéramos bendecidos con un hijo. Sus palabras trajeron lágrimas a mis ojos».

A veces, a pesar del hecho de que durante tanto tiempo han detestado las noticias de embarazos, las parejas infértiles que por fin conciben esperan que sus amigos infértiles estén encantados por ellos. Después de todo, ¡sus amigos infértiles conocen exactamente lo que la pareja ha pasado hasta ese momento! Sin embargo, esperar que estos amigos se regocijen, al menos inicialmente, pudiera ser pedir demasiado. Las noticias no solo pueden provocar sufrimiento sino que también pueden suscitar un sentimiento de abandono. Así que no importan cuánto una paciente embarazada quiera que sus compañeras de infertilidad griten y la abracen cuando ella tenga buenas noticias, aún necesita considerar escribir notas a estas amigas. Eso les permite soportar el impacto inicial en privado y luego ofrecer sus felicitaciones cuando estén listas.

«Me alegra que por fin ella diera la noticia. Corrí a llamarla y a felicitarla», cuenta una paciente cuya compañera de sufrimiento le envió una nota diciendo que finalmente había concebido. No obstante, ella reconoce que recibir la nota fue más fácil que tener que manejar el momento de la noticia cara a cara.

Ambas partes necesitan mostrar compasión y madurez, pensando en las necesidades de la otra primero que en las suyas propias. La paciente que ha soñado con una enorme celebración cuando tenga buenas noticias pudiera tener que renunciar a otro sueño más destruido por la infertilidad. Y sus amigas infértiles deben evitar minimizar los sentimientos de ella, la misma acción que ellas tan a menudo detestan en los miembros de la población fértil.

Hasta las buenas noticias tienen sus retos

Las pacientes de infertilidad a menudo se imaginan que escuchar «Estás embarazada» será el final de sus problemas. Sin embargo, esa noticia, a pesar de lo que alegre que ese, acarrea sus propios problemas.

Yo le hice una pregunta a la enfermera y ella comenzó a hablar de la placenta. Tuve que pedirle que diera marcha atrás y me dijera qué era la placenta. Yo podía recitar niveles de HEF (hormona estimuladora de folículo), tamaños en centímetros del folículo y las medidas correctas del recubrimiento uterino para el máximo potencial pero no sabía lo que era la placenta. Nunca me permití leer hasta allá.

Con un embrazo de alto riesgo tengo reposo total en cama. El aislamiento en casa me altera mucho.

Cuando empecé a tener problemas en la espalda y los dolores de un parto prematuro, pensé que tenía que ser estóica y tomarlo todo con una sonrisa, agradecida de haber llegado tan lejos. No sentía que podía compartir nada de esto con mis amigas infértiles, las personas que habían sido mi cuerda salvavida emocional.

Las pacientes embarazadas tienden a identificarse más con los miembros de la población infértil que con las de la población fértil. Pero las pacientes infértiles consideran a las pacientes embarazadas como «graduadas» del grupo y a veces incluso las aíslan como «las afortunadas».

Otra transición que es usualmente más difícil de lo que la paciente embarazada se imaginaba es el cambio de paciente de fertilidad a paciente de obstetricia. Ya se ha familiarizado con el equipo médico, ha aparecido un par de veces por semana a mitad de ciclo y conoce el manejo interno de la consulta. También está acostumbrada a los ultrasonidos varias veces al mes. Ahora está embarazada. La envían a un ginecoobstetra y de pronto le parece que es algo así como «tome su número». A menudo no hay una fuerte sensación de urgencia cuando ella llama con alguna preocupación. Nadie la conoce por nombre y los médicos son reacios a hacer un ultrasonido sin una razón médica urgente.

Además, a la paciente de infertilidad a menudo le espera un embarazo difícil. Sin embargo, ella ha jurado: «Si alguna vez salgo embarazada, ¡nunca me voy a quejar!» Como resultado, su infertilidad continúa robándole algo, en este caso, el apoyo que pudiera recibir durante un embarazo difícil. Cualquier lloriqueo se recibe con: «¡Tú te lo buscaste!», si no es de parte de otros con tantas palabras, es de sí misma. Si en el pasado perdió un embarazo, está aterrada durante el embarazo especialmente hasta que pasa el punto en el que perdió el bebé anterior. Nadie en la consulta del médico entiende por qué cada punzada y cada dolor requiere, mejor dicho, exige atención inmediata.

Las parejas que conciben después de la infertilidad, particularmente aquellas que conciben después de la fertilización in Vitro (FIV), difieren de aquellos que conciben de forma natural. Necesitan apoyo adicional. Las mujeres tienden a tener más tensión muscular y ansiedad de perder el embarazo y los hombres a menudo tiene más agresión indirecta, culpa e indiferencia. Los hombres también tienden a estar más ansiosos porque se pierda el embarazo y porque el bebé sea anormal.[4]

«Yo estaba contentísima de estar embarazada después de la infertilidad», escribió una paciente. «Pero no obstante tenía sus retos. ¿Valían la pena? Claro que sí. Pero de ninguna manera era el fin del viaje. Era solo el camino a un hermoso destino que de todos modos tenía algunas rocas y árboles caídos obstruyendo el camino en algunos lugares».

La crianza de los hijos después de la infertilidad: «Yo me lo busqué, ¿verdad?»

> *Cuando uno ha orado y llorado y orado y suplicado durante ocho años agonizantes que Dios cumpla el deseo de tener hijos, sencillamente es difícil cambiar de velocidad. Me he acostumbrado a proteger mi corazón del desengaño, a no dejarme anticipar demasiado, a no dejar que broten muchas esperanzas en mi corazón.*

> *Me tomó un tiempo establecer lazos con otros padres de múltiples hijos ya que no sentí que pudiera pedir la ayuda que necesitaba cuando los niños eran infantes. Yo había «pedido» este reto y me imagino que pensaba que debía ser capaz de descubrir cómo mi esposo y yo podíamos sobrellevarlo por nuestra cuenta.*

Aquellos que son padres después de la infertilidad —ya sea que formen sus familias mediante el nacimiento o la adopción— enfrentan un grupo de dificultades únicas. Uno es pasar del modo de «eternamente agradecidos» para que puedan ser padres normales. ¡No estamos sugiriendo que sean ingratos! Pero hacer una promesa de nunca quejarse de los hijos es tan irrealista como que una mujer soltera haga una promesa de nunca tener un pensamiento negativo sobre su esposo si tan solo pudiera encontrar uno. Tal vez usted ha hecho una promesa semejante:

- Si yo tuviera un hijo, ¡estaría agradecida por cualquier hora de sueño que perdiera!
- Si yo tuviera un hijo, nunca me quejaría.
- Si yo tuviera un hijo, nunca me irritaría cuando este me diera guerra en el supermercado.

Incluso, aunque usted no haya hecho declaraciones semejantes, quizá sus amigos lo tratan como si las hubiera hecho. Cuando su hijo vomita sobre usted de camino a una reunión importante, usted no necesita escuchar: «Oye, ¡te lo advertí! ¡Tú oraste por esto! Esto es lo que querías». (No se sorprenda por estos comentarios; la infertilidad nos enseña algo, y es que las personas serán insensibles.) Tales palabras sirven como recordatorio de que la infertilidad le hace diferente para siempre.

Es hora de dejar el pasado atrás. El matrimonio significa dos pecadores egocéntricos unidos en uno; tener hijos significa añadir una o más criatura pequeñita y egoísta a la mezcla. ¡Claro que usted se va a frustrar a veces! Fuera de la gracia y el poder del Espíritu Santo, el matrimonio y la familia nunca alcanzarán los niveles de intimidad que eran la intención de Dios.

Las personas de la población fértil a veces asumen que las parejas infértiles desean tanto tener hijos porque han idealizado la crianza de estos pero la mayoría de los pacientes de infertilidad se dan cuenta de que los padres tienen días en que los hijos causan frustración y hasta dolor. Para los padres infértiles ese riesgo es mejor que no tener hijos, como descubrió Betsy.

Después de trabajar con su médico local durante varios años, las opciones de Betsy de buscar una atención a la infertilidad más especializada estaban limitadas. Ver al especialista más cercano hubiera requerido largas caminatas a la ciudad así que cuando la terapia con Danocrine no curó su problema, ella y su esposo Marck hicieron la solicitud para adoptar.

Betsy era poco sentimental con relación al proceso biológico que implica la maternidad. De esto ella decía: «Una ventaja de la adopción es que uno no tiene el lío de la lactancia ni sufre el dolor del parto».

—¿Y qué con la «parte de ser algo de las mujeres»? —le preguntó una amiga.

—Nada. Para mí, yo solo quiero el bebé.

Poco después del Día de Acción de Gracias, Betsy y Mark sacaron a sus familias del sueño con llamadas telefónicas para anunciarles la llegada del bebé Devin por medio de la adopción. Luego siguieron actualizaciones frecuentes de parte de los nuevos padres. Ese niño hacía realidad sus sueños de un bebé Gerber: feliz, de ojos azules y cara redonda.

Entonces, una noche, después de que Devin se uniera a la familia, la usual voz alegre de Betsy en el otro extremo del auricular le delató a una amiga que Betsy estaba alterada.

—¿Qué pasó?

—¡Tenía que hablar contigo! —Betsy lloraba mientras espetaba las palabras—. Pero es tan tonto… Hasta me siento terrible de admitirlo.

Su llanto disminuyó a un gimoteo.

—He estado sufriendo todo el día por mi infertilidad. Yo amo realmente a mi hija, así que incluso me siento culpable de sentirme así.

—¿Algo provocó tus sentimientos?

—Sí. Mi amiga Mary Kay estaba en un paseo para las madres. Acaba de tener su cuarto hijo así que hablamos de nuestros nuevos bebés. Me invitó a ver su video del parto y me aseguró que «estaba filmado con buen gusto». Así que fuimos a su casa. Honestamente yo creí que lo disfrutaría.

Betsy hizo una pausa y suspiró.

—Yo no estaba preparada para lo que vi. Ahí estaba *mi* médico haciendo el parto de *su* bebé. La forma en que él se regocijaba en aquel parto lo hacía tan especial para Mary Kay y Jim. Entonces vinieron los momentos conmovedores entre el esposo y la esposa. Yo me sentí devastada de que nos hubiéramos perdido todo eso. Así que empecé a llorar. Mary Kay se sintió muy mal lo que hizo que yo me sintiera peor. Le aseguré que no era culpa de ella y manejé de regreso a casa. He llorado toda la tarde. Me sentí como que nosotros hicimos todo el trabajo y otra gente disfrutó la fiesta. Mi médico y su equipo trabajaron con nosotros y gastamos mucho tiempo y energía emocional. Sin embargo, nunca todos juntos disfrutamos un acontecimiento que ofreciera una clausura. Así que me imagino que sí duele que nunca dé a luz. Dar a luz es más que sentirse mujer, es parte también de ser esposa. Y después de la infertilidad, es incluso parte de ser paciente.

Ella suspiró profundamente.

—Yo creí que habíamos dejado atrás la infertilidad. Yo adoro a nuestra hija. Sin embargo, hay cicatrices de las que ni siquiera estoy consciente que pueden reabrirse en cualquier momento. Dime que está bien sufrir cuando suceda, que está bien llorar una que otra vez, incluso después del final feliz.

Los que se han preguntado: «¿Alguna vez se marchará el dolor?», descubre, a través de años de crianza de los hijos, que el dolor se borra casi por completo con el paso del tiempo. Barbara Eck Menning, fundadora de RESOLVE, describió su sufrimiento persistente de toda una vida como «un viejo amigo» que aparecía periódicamente. Pero puede ser agridulce en lugar de amargo. Con cada hito los padres pueden recordarse a sí mismos: «yo pensé que nunca tendría un hijo en el drama de la escuela; creí que nunca tendría un hijo a quien llevar a cantar villancicos de navidad; creí que nunca le cantaría Cumpleaños Feliz a nuestro propio hijo... ¡y aquí estamos!»

Sin embargo, muchos pacientes de infertilidad que adoptan sí experimentan un fenómeno similar a la depresión posparto.[5] Y para esa minoría de pacientes que han visto la llegada de un hijo o hijos como el final de todo el sufrimiento, el dolor de la realidad puede ser aplastante. Algunas familias descubren que el estrés de la infertilidad y la adopción han sometido sus relaciones a tanta tensión que nunca se recuperan del todo, incluso después de las buenas noticias. (Los padres biológicos en ocasiones experimentan este mismo proceso de expectación y desilusión.) Así que las parejas infértiles hacen bien al protegerse de pensar que el embarazo o la adopción marcarán el comienzo de una utopía.

Aquellos que anticipan la crianza de los hijos con expectaciones realistas al final la abordan más creativamente. Y mientras que los padres biológicos buscan las características que están transmitiendo: «Quizá sea una artista como tú o un ingeniero como yo», los padres adoptivos contemplan con admiración la personalidad floreciente que tienen delante y la estudian para poder guiarla a ser lo que quiera ser.

Otros beneficios también pueden surgir del dolor. Los investigadores en el Centro de Investigación de Psicología Clínica y Salud de la Universidad City en Londres, estudiaron 184 familias: 43 con hijos concebidos naturalmente, 41 con un hijo por FIV, 45 con un hijo por inseminación con donante y 55 con hijos adoptados, en busca de la calidad de la crianza de los hijos en cada grupo. Los resultados mostraron que las madres de los adoptados, los de inseminación con donante y los de FIV mostraban más afecto y un nivel más profundo de relación emocional con su hijo que las madres de hijos concebiros naturalmente. Y tanto las madres como los padres de estos tres grupos mostraron mayor interacción con su hijo que los padres que concibieron naturalmente. Los padres infértiles también obtuvieron mejor puntuación en los exámenes de estrés.[6]

Aunque aquellos que terminan siendo padres deben cuidarse para no malcriar ni sobreproteger al niño que les tomó siete años, tres FIV y

$100,000 para concebir, esos años de anhelo y pérdida pueden aportar en lugar de restar a lo preciosos del regalo tan esperado. Un padre que había experimentado la infertilidad siendo joven todavía lloraba a los setenta cuando describía el gozo de cargar a su niña por primera vez. Un espectador señaló: «¿Cuán a menudo se ve a un padre ponerse tan emotivo cincuenta años después de un parto normal?»

PREGUNTAS PARA COMENTAR

1. ¿Cree usted que aquellos que desean otro hijo no están agradecidos por lo que tienen?

2. ¿Cómo ha percibido y reaccionado usted a los pacientes de infertilidad secundaria?

3. ¿Qué piensa usted cuando las personas expresan lo difícil que es ser padre?

4. ¿Cómo ha respondido usted cuando sus amigas infértiles han concebido?

5. Si usted es parte de un grupo de apoyo a la infertilidad, ¿se permite a las pacientes embarazadas que asistan? ¿Por qué o por qué no?

6. ¿Cómo quiere usted que le cuenten que una miembro de su red de infertilidad va a concebir?

7. ¿Ha hecho usted promesas irrealistas como: «Si alguna vez yo tengo un hijo, nunca me voy a aquejar de las noches sin dormir», que pudieran impedirle recibir en el futuro el apoyo necesario?

8. ¿Cómo pueden usted y su cónyuge consolarse mutuamente cuando descubran que otra amiga está embarazada? ¿Cómo les gustaría que cada uno respondiera?

Capítulo 20

SOLUCIÓN

ADOPCIÓN O LA VIDA SIN HIJOS

Leí de parejas que querían consejos sobre cuándo parar, pero nuestros amigos y familias no son tan tontos como para saltar frente a un tren que viene a toda velocidad.[1]

¿Cuándo es el momento de renunciar? Esa es la pregunta que las parejas se hacen luego de años de tratamiento que pueden incluir cualquier cosa desde años de gráficas de temperatura a múltiples ciclos de fertilización in Vitro (FIV) que no tuvieron éxito. En lugar de aconsejarles que paren cuando el dinero se acaba (pudieran pedir un préstamo), o cuando la FIV ha fallado (podrían probar otra vez), o cuando han pasado seis años (¿por qué no siete?), hemos descubierto una regla general que ha sido útil: *Cuando continuar duele más que renunciar, llegó la hora de renunciar.*

Muchos factores pueden contribuir a la herida que les dice a los pacientes de infertilidad que llegó el momento de renunciar. Los pacientes pueden estar cansados de citas médicas interminables, líos con las compañías de seguro u agujas. Puede que financieramente estén al final de sus recursos o puede que anhelen que la vide regrese a la serenidad previa al tratamiento. Finalmente prefieren bajarse de la montaña rusa de la esperanza y la desilusión que tener un hijo biológico.

Ya me cansé. No puedo seguir con esto.

Queríamos asegurarnos de que habíamos terminado por completo con la FIV para poder seguir adelante y no mirar atrás. Si terminamos con esto y todavía no ha funcionado, mi esposa y yo queremos cambiar nuestras vidas adecuadamente. Tal vez adoptemos, tal vez no, tal vez cambiemos de profesión o salgamos de viaje. Yo todavía quiero hijos pero cuando las opciones se están acabando uno tiene que decidir.

A menudo, las parejas en las primeras etapas del tratamiento no pueden imaginarse un momento en el que vean la adopción o la vida sin hijos como preferible a continuar. Pero parte de la determinación es que otras opciones comiencen a parecer más atractivas. Las parejas cuyos esfuerzos para concebir han fracasado, con el tiempo deciden entre edificar su familia a través de métodos alternativos (adopción, familia de acogida) o pasar juntos el resto de sus vidas sin hijos.

Adopción: La misma montaña rusa, una fuerza de gravedad diferente

Hay muchos recursos disponibles con relación a la información sobre la adopción, y las parejas que estén considerando la adopción deben aprovechar estas ayudas. Aquí incluiremos solo una explicación breve de algunos términos y factores claves cuando se busca adoptar.

Hay dos tipos de adopción desde el punto de vista legal: adopción por *agencia* y adopción *independiente* (sin agencia o privada). En una adopción por agencia, los padres biológicos entregan sus derechos de padres a la agencia. En la adopción independiente, los padres biológicos dan su consentimiento directamente a los padres adoptivos.

Las leyes estatales controlan el proceso de adopción y hay cuatro estados que permiten solo la adopción por agencia: Colorado, Connecticut, Delaware, y Massachusetts. Cada año se entregan más recién nacidos mediante la adopción independiente que por medio de agencias ya que hay más padres biológicos que buscan esta opción.[2] De hecho, en los Estados Unidos se adoptan anualmente entre 25,000 y 40,000 infantes mediante la adopción privada. Estas cifras excluyen las adopciones de acogida y por parientes en las que los padres adoptivos tienden a estar bien familiarizados con la situación de la familia biológica.[3]

Los niños provienen de dos lugares: de dentro de los Estados Unidos (adopción doméstica) y de otros países (adopción internacional). El número de adopciones internacionales ha subido desde el final de la Segunda Guerra Mundial. Las adopciones internacionales en este momento representan cerca del 10 por ciento de todas las adopciones en los Estados Unidos. En los últimos diez años, cada vez más cantidad de niños en adopciones internacionales provienen de la antigua Unión Soviética y de China.[4]

Incluso cuando supe que podíamos adoptar, estaba insegura de abrir mi corazón otra vez. El dolor de nuestras pérdidas todavía persistía y yo sabía que no había garantías. Había tantas elecciones que hacer y tantos trámites burocráticos que surcar. ¿Y si alguien decidía que no íbamos a ser buenos padres? Yo tenía mis propias dudas después de todo. Ya habíamos perdido tres bebés por abortos así que ¿cómo podía estar segura de que se suponía que tuviéramos hijos?

Mi hermana y su esposo adoptaron una niña y después de varios años de tratamiento nosotros comenzamos a explorar la adopción. Pero decidimos que no estábamos listos para eso todavía. Yo estaba más abierta que mi esposo y queríamos estar al mismo nivel con respecto a una decisión tan importante.

Nunca hemos estado de acuerdo. Yo quería tratamiento y mi esposa quería adopción. Entonces nos cambiábamos. Luego mi esposa dijo: «hagamos ambas cosas porque sencillamente no sabemos». Entonces esta última primavera yo quería buscar tratamiento y ella no estuvo de acuerdo.

Cuando llega el momento en que las parejas han agotado sus opciones médicas y comienzan a mirar las elecciones disponibles: adopción o escoger vivir sin hijos, a menudo llegan a esa determinación en momentos diferentes. Con frecuencia uno de los miembros de la pareja, por lo general aunque no siempre la mujer, quisiera buscar la adopción pero acaba teniendo que esperar porque el otro cónyuge aún no ha llegado a ese punto. De muchas maneras es como comprometerse ya que aunque ambos están enamorados, puede que uno de los dos esté listo para comprometerse al matrimonio antes que el otro. Presionar solo empeora la situación.

Durante años yo (Sandi) había mostrado más interés en la adopción que Gary. Y justo cuando pensé que nos íbamos a quedar sin hijos, él me sorprendió. Una noche llegamos a la casa después de una boda y Gary me dijo que se sentía deprimido.

—Yo pensé que la habíamos pasado muy bien. ¿Qué sucede?

—¿No te diste cuenta de cuántos de nuestros amigos fueron con sus hijos ya grandes?

—Sí.

—En ti los bebés son los que provocan el sufrimiento. En mí el dolor viene de saber que nunca voy a ir de camping con mi hijo.

—¿Entonces estás diciendo que quieres adoptar?

—Supongo que sí.

Investigamos agencias estadounidenses de adopción y supimos para nuestra sorpresa que el costo promedio en nuestro estado, amigo de la adopción, era de $21,000. La adopción independiente es legal en Texas, así que también revisamos esa opción porque un amigo abogado se ofreció a ayudarnos. Asistimos a algunos seminarios sobre la adopción y escribimos una carta de tipo «Querida madre biológica» en la que describíamos nuestras vidas y nuestros valores. Algunos amigos nos ayudaron a distribuir las cartas a cualquiera que pudiera estar en contacto con posibles padres biológicos.

No pasó mucho tiempo antes de que empezaran a entrar llamadas con personas que tenían pistas posibles. Pero rápidamente aprendimos a no esperanzarnos mucho.

Con cuánta frecuencia las parejas infértiles escuchan las palabras: «siempre tienen la opción de adoptar» como si fuera un proceso fácil, instantáneo. Realmente no era así como nuestra experiencia estaba resultando.

Por medio de una red con otras parejas infértiles que estaban considerando la adopción descubrimos que a veces las parejas dudan en buscar la adopción debido a la frustración de que amigos bien intencionados minimizan mucho su infertilidad ofreciendo la adopción como una solución fácil. La pareja que más admirábamos sabía que la adopción no resolvería todas las pérdidas que ellos sintieron; sabían que necesitaban estar en un punto determinado para decidir con respecto a su infertilidad antes de buscar la adopción y ellos sabían que el proceso tenía su propio tipo de estrés.

Descubrimos que la infertilidad no es el único proceso envuelto en mitos. La adopción tiene su propio grupo de errores:

- *Mito:* Las parejas deben esperar más de cinco años para conseguir un hijo.
  Realidad: La espera promedio es menos de dos años.

- *Mito:* La adopción es muy cara.
  Realidad: Estamos de acuerdo en que la adopción debía ser más asequible. Pero en este momento, cuesta casi lo mismo que un ciclo y medio de FIV. La mayoría de las parejas pagan alrededor de $15,000. El crédito actual por impuesto de $10,000 en los Estados Unidos ayuda.

- *Mito:* Los padres biológicos tienen la última palabra así que nos rechazarán a menos que estemos de acuerdo con la crianza compartida.
  Realidad: La ley dice que las familias adoptivas determinan el grado

de apertura. Muchos expertos alegan que la adopción abierta, un acuerdo en el que el padre biológico y el niño tienen algún tipo de contacto, es la mejor opción. Hay muy poca evidencia para sustentar cualquier de los arreglos: identificado (abierto) o no identificado (cerrado). Pero incluso en los arreglos de adopción abierta, puede que la familia adoptiva y la familia biológica ni siquiera se conozcan. La participación puede estar tan limitada como a una foto ocasional enviada por medio de un tercero.

• *Mito:* Muchas parejas sufren que se les arranque al niño de su casa después de haber sido ubicado.
Realidad: Aunque esta es una experiencia verdaderamente dramática, solo ocurren de un 1 a un 2 por ciento de todas las adopciones.

• *Mito:* Los hijos adoptados tienen más problemas que los hijos biológicos.
Realidad: La investigación muestra que los hijos adoptados salen tan buenos como los criados por sus padres biológicos.

• *Mito:* Los padres que adoptan nunca amarán a sus hijos tanto como si tuvieran una conexión genética.
Realidad: La propia institución del matrimonio demuestra que una puede amar como familia a una persona con la que no hay relación genética. Los padres que tienen tanto hijos biológicos como adoptados, informan que los lazos con sus hijos adoptados son tan fuertes como con sus hijos biológicos.

• *Mito:* Las parejas infértiles debieran adoptar niños con necesidades especiales. Estas parejas quieren niños y los niños necesitan hogares.
Realidad: Todos los hijos de Dios son criaturas especiales. Pero solo porque haya disponibles niños con necesidades especiales que necesitan padres no quiere decir que una pareja infértil en particular deba convertirse en sus padres. Tanto las parejas fértiles como las infértiles que estén considerando niños con necesidades especiales deben preguntarse: «¿Es este el mejor uso de nuestros recursos: ya sean talentos, finanzas, temperamentos o sistemas de apoyo?» Algunas parejas se sienten atraídas hacia los retos únicos de criar a un hijo con necesidades especiales, otras no. Aquellos que no sientan alegría ante la perspectiva, que no sientan la emoción de vivir sacrificadamente por un

niño con necesidades especiales, no deben sentir obligación de hacerlo. Para otras parejas es una búsqueda noble y maravillosa.

Cualquier que esté considerando la adopción necesita saber que la mayoría de las agencias y de los terapeutas recomiendan a las parejas que terminen el tratamiento médico antes de aventurarse en el viaje de la adopción.
A pesar de las ideas falsas, el proceso de la adopción es estresante. Mientras
que en el tratamiento de la infertilidad el ciclo de esperanza y desilusión
dura aproximadamente veintiocho días, con la adopción la montaña rusa
no tiene un tiempo establecido e implica muchos giros inesperados. Muchos padres biológicos sí cambian de idea antes de la ubicación. El riesgo de
dicho cambio puede disminuirse aunque no eliminarse al trabajar con profesionales serios que ofrezcan consejería tanto para los padres biológicos
como para las familias adoptivas.

Un beneficio adicional de trabajar con profesionales en el campo de la
adopción es que estos pueden ofrecer dirección para ayudar a las parejas a
comunicar la experiencia de la adopción a sus hijos, sus familias y sus amigos. A nosotros nos ha hecho mucho bien el consejo de expertos en
adopción:

- Evite expresar la historia de su adopción con «nuestra hija *es* adoptada». Decirlo en el tiempo presente sugiera que la adopción está en
  curso. Cuando sea adecuado a referirse al hecho de la adopción
  diga: «Nuestra hija *fue* adoptada», refiriéndose a la forma en que su
  unió a su familia.
- Cuando las personas le preguntan si su hija es su hija natural diga
  que sí, ¡la alternativa es decir que su hija *no* es natural!
- Refiérase a su familia genética como sus padres biológicos. Todo el
  mundo tiene padres biológicos pero no todo el mundo vive bajo la
  custodia de sus padres biológicos.
- Cuando las personas pregunten: «¿Es su hija propia?», dígales: «Por
  supuesto». Y lo es.
- Evite decir que sus padres biológicos la cedieron. Es raro en este
  tiempo que un niño sea abandonado. En la actualidad los padres
  biológicos no *renuncian*, ni *entregan*, ni *ceden* sus hijos para adopción excepto en raros casos de terminación involuntaria de los derechos de padres debido a abuso o abandono. En cambio, usted puede decir que sus padres biológicos «hicieron un plan de adopción».
  La mayoría de las mamás y los papás biológicos reconocen que son

incapaces de darle a su hijo biológico todo lo que se necesita para su bienestar así que de antemano escogen una vida para ese niño que demuestra un amor desinteresado.

- Refiérase a su adopción como una «adopción doméstica». Si usted ha escogido adoptar un niño de otro país, refiérase a su adopción como una «adopción internacional». Antes se hablaba de esto como *adopción extrajera* pero aquellos que trabajan en el campo de la adopción señalan que «extranjera» a veces tiene connotaciones negativas.

- Describa a los padres que han escogido adoptar grupos de hermanos, niños mayores o niños con ciertos retos especiales como que están criando niños con «necesidades especiales». Esto es preferible a decir que sus hijos eran «difíciles de ubicar». También reserve el término «rescate de huérfanos» para gatos, perros y otros animales. Los padres más saludables ven a sus hijos adoptados con necesidades especiales como bendiciones en lugar de verse a sí mismos como rescatadores.

- Cuando hable sobre su red de familias adoptivas, refiérase a los hijos de sus amigos no como a «sus hijos adoptados» sino sencillamente como a «sus hijos». La adopción es una manera en la que los hijos se unen a la familia pero el modificador «adoptados» es innecesario como un calificativo continuo. (Como señala la experta en adopción Patricia Irwin Johnston, nunca describiríamos al pequeño Jimmy como el «hijo del fallo en el control de la natalidad» de Tom y Meg.)

Aunque la adopción no «resuelve» el deseo de experimentar el embarazo y el anhelo de crear juntos un hijo, sí satisface el deseo de criar y ser padres de la próxima generación.

Cada año para los miles de parejas que se vuelven padres adoptivos, la adopción trae la resolución a la crisis de la infertilidad. Eso no significa que se olvidarán de que una vez fueron infértiles. Muchos todavía detestan el Día de las Madres. Sin embargo, a los millones de personas que se unen a familias por medio de la adopción, como pasó con el medallista olímpico Scott Hamilton y el fundador de Wendy's, Dave Thomas, se les ofrecen oportunidades que nunca hubieran tenido sin sus padres adoptivos.

Si fuéramos al pasado, veríamos que Moisés y Ester, miembros del Salón de la Fama de la Fe, se criaron con padres adoptivos: A Moisés lo crió la hija del faraón y a Ester la crió su primo. Y el apóstol Pablo usa la adopción como una hermosa metáfora para dibujar un cuadro de la relación del creyente con Dios, nuestro padre amable, una vez que nos relacionemos con él mediante su Hijo (Romanos 8:23; Gálatas 4:5; Efesios 1:5). Para aquellos que desean educar y criar a la futura generación, la adopción es una amorosa realidad y un cuadro adecuado de cómo los lazos espirituales pueden ser más fuertes que la sangre.

La vida sin hijos: el camino menos transitado

Yo decidí regresar a la escuela y obtener un título de enfermería. Si no podía tener un hijo, de todos modos quería cuidar y ayudar a otros.

Puede que no tenga hijos pero aun así puedo dejar un legado duradero.

George Washington no tuvo hijos pero se le llama el padre de nuestra nación. El Dr. Seuss no tuvo hijos, sin embargo, escribió libros que han enseñado a leer a millones de niños en varias generaciones. Estas personas y muchos como ellos ilustran lo que Francis Bacon pensaba cuando escribió: «Las obras y fundamentos más nobles proceden de hombres sin hijos que buscaron expresar las imágenes de sus mentes donde fallaron las de sus cuerpos. De manera que el cuidado de la posteridad está mayormente en aquellos que no tienen posteridad».

En las páginas de las Escrituras encontramos algunas parejas que no tuvieron hijos. Si Priscila y Aquila tuvieron hijos, no se mencionan. Y al parecer Débora, la profetiza y jueza, no tuvo hijos, sin embargo, se le llamó: «como una madre en Israel» (Jueces 5:7).

Un ejemplo moderno de una que hace «obras nobles» es Mary Beth Lawson. Ella pasa la mañana limpiando el hogar de una miembro de la iglesia que no puede salir de la casa. Luego se dirige al Centro de Recursos para el Embarazo donde es voluntaria hace más de una década. Cuando la hija adolescente de una amiga se metió en problemas con la ley, los Lawsons abrieron las puertas de su hogar hasta que la muchacha puso su vida en orden. «Nosotros queríamos hijos pero eso no era lo que Dios tenía para nosotros», dijo Mary Beth. Años después de luchar con el dolor de esa realidad Mary Beth ha escogido convertirse en «mamá» de muchos jóvenes.

Se ha dicho que hay dos tipos de parejas sin hijos: los que no tienen hijos por casualidad y los que no tienen hijos por decisión propia. Pero hay otro grupo, los que comienzan en el primer grupo y luego lentamente se acogen al segundo. Comienzan llamándose a sí mismos «sin hijos» pero con el tiempo escogen el calificativo de «libres de hijos». Estas parejas no son como las que sabían desde el principio que no tendrían hijos. Con el deseo de tener hijos, buscaron ayuda médica, pero con el tiempo se hizo patente que no tendrían hijos biológicos.

Estas parejas canalizan su tiempo y energía en otras actividades. Muchos cristianos que lo hacen cuidan de las necesidades de las familias de su iglesia. Con el tiempo encuentran un lugar de satisfacción viendo el «sin» de «sin hijos» surgir como un «más».

Ahora escogimos llamarnos «libres de hijos» en lugar de «sin hijos» porque sentimos que el término sin hijos implica que nos falta algo que queremos y ya no es así. Nos consideramos libres de hijos. Estamos libres de la pérdida.

Sin dudas que la vida libre de hijos es la menos comprendida de las tres opciones para resolver la infertilidad: nacimiento, adopción y vida sin hijos. A menudo otras parejas infértiles no pueden entender cómo sus amigos pudieron escoger vivir sin hijos, incluso a veces interpretan esa decisión como «anti-adopción». Sin embargo, muchas parejas que escogen la vida sin hijos sienten que la adopción les queda muy bien a sus amigos pero sencillamente no es igual cuando se la prueban en sí mismos. Puede que decidan dedicar sus vidas al ministerio o a otra obra significativa.

Puede que tome un tiempo que la pareja se sienta cómoda con la elección. Sin embargo, muchas parejas que lo han hecho dicen que se alegran de haber llegado a un punto de decisión deliberada en lugar de andar sin rumbo indefinidamente en la indecisión. Con el paso del tiempo señala que la decisión parece aun mejor.

Aquellos que escogen vivir sin hijos también encontrarán algunas ideas erróneas.

Mito: Optar por vivir sin hijos es inusual.

Realidad: El número de parejas sin hijos está aumentando; el Buró de Censo de los Estados Unidos estima que en 1997 más de 35.5 millones de parejas estadounidenses no tenían hijos, ya fuera por casualidad o por decisión propia. Eso ha subido a casi 7 millones en un período de veinte años. Y los demógrafos esperan un aumento del 44 por ciento en el número de parejas sin hijos para el año 2010. Aunque el censo no separó el número de aquellos que inicialmente querían hijos de los que escogieron no tenerlos desde el principio, la idea es que vivir sin hijos se está volviendo más aceptable desde el punto de vista social y menos inusual.

En la actualidad cerca de una mujer de cada cinco entre las edades de cuarenta y cuarenta y cuatro no tiene hijos. En el caso de las mujeres de esa edad y más jóvenes que se han graduado y tienen títulos universitarios la cifra del 47 por ciento, ¡casi la mitad! Algunos atribuyen esto a que ahora las mujeres definen el éxito en otros términos que no son la maternidad. Sin embargo, cuando se les pregunta que recuerden sus intenciones en la época de su último año de la universidad solo el 14 por ciento dijo que definitivamente no querían tener hijos.[5] Algunas probablemente continuaron para obtener su título superior *porque* no podía tener hijos.

> *A veces las personas preguntan: «¡¿Cómo es posible que no quieran hijos?!» Lo que nos hace sentir como si fuéramos anormales.*

> *Nos sentimos como intermedios. No encajamos en ninguna parte. Ir a una iglesia nueva, ¿dónde encuentra uno puntos en común? La gente de nuestra edad tiene niños. Podemos salir con personas diez o quince años más jóvenes que nosotros. O podemos salir con los que ya los hijos se marcharon del hogar, gente que son quince años más viejos.*

> *Aquellos de nosotros que no tenemos hijos a veces nos preguntamos si realmente somos adultos.*

Mito: *Las parejas sin hijos son menos felices que las parejas con hijos.*

Realidad: A pesar de todos los gozos de tener hijos, la llegada de un niño comienza un descenso largo en la felicidad matrimonial que toca el fondo durante los años de la adolescencia de los hijos, según una encuesta nacional. Un estudio de casi 7,000 cónyuges muestra que los niveles de satisfacción matrimonial de las parejas antes del bebé solo vuelven cuando el hijo se ha marchado de casa. La mayor de las sorpresas: las parejas sin hijos son tan felices como las parejas con hijos lo eran antes de que los bebés llegaran. Y sin el embate de la crianza de los hijos, tienden a estabilizarse a un nivel alto.[6]

Mito: *Las parejas sin hijos no tiene quien cuide de ellos en su vejez mientras que las parejas con hijos tienen futuros seguros.*

Realidad: Aun las parejas con hijos no tienen garantía de que sus hijos cuidarán de ellos en su vejez. Considere la situación del padre que escribió esto:

Un hijo vino a este mundo. Un varón. Lo catalogaron como con «necesidades especiales». Nunca caminaría, hablaría, cantaría ni bailaría. Se ensucia la ropa y tiene que depender de las manos y pañales de otros. Este niño es mi hijo y aunque nunca cuidará de mí en su vejez, yo le doy gracias a Dios por su presencia. Él me ha enseñado más acerca del amor y de los retos de la vida que cualquier otra persona que yo haya encontrado.

Ninguno de nosotros sabe lo que traerá el futuro. Sin embargo, es válida la preocupación de hacer preparativos para el futuro. Pablo pensó en el cuidado de los ancianos cuando escribió estas palabras: «Pero si una viuda tiene hijos o nietos, que éstos aprendan primero a cumplir sus obligaciones con su propia familia y correspondan así a sus padres y abuelos, porque eso agrada a Dios. La viuda desamparada, como ha quedado sola, pone su esperanza en Dios y persevera noche y día en sus oraciones y súplicas» (1 Timoteo 5:4-5).

Como se mencionó anteriormente, en la época de Pablo las personas no podían comprar un seguro que les brindaran una seguridad futura. Hoy en Occidente, las parejas sin hijos por lo general tienen más ingresos disponibles y pueden planear de antemano para satisfacer sus necesidades futuras.

Dejar un legado espiritual

Una de las fuentes mayores de dolor para una pareja incapaz de tener hijos es la idea de no ser capaces de dejar un legado. Sin embargo, pueden dejar un legado espiritual.

Tengo una pregunta con relación a no tener hijos. Quisiera saber si es posible que Dios quiera que una pareja no tenga hijos para que le sirva más como también pudiera querer que una persona esté soltera, que esté libre, para servirle más.

Tiene sentido, ¿verdad? En 1 Corintios 7, leemos sobre cómo una persona soltera está más disponible para servir al Señor que una que está casada. De la misma manera las parejas sin hijos tienen menos obligaciones familiares y la libertad de ser más «fructíferos» incluso si no pueden «multiplicarse». Vemos esto reflejado en la actitud del Señor hacia aquellos que nunca tuvieron hijos, como se expresa en Isaías 56:3-5: «Tampoco debe decir el eunuco: "No soy más que un árbol seco." Porque así dice el Señor: "A los eunucos que observen mis sábados, que elijan lo que me agrada, y sean fieles a mi pacto, les concederé ver grabado su nombre dentro de mi templo y de mi ciudad; eso les será mejor que tener hijos e hijas!"».

Un eunuco es un hombre esterilizado por medio de cirugía. Así que la descripción que el eunuco hace de sí mismo como un «árbol seco» es una referencia metafórica a su incapacidad de reproducirse. En el tiempo de Isaías, «la práctica barbárica de la auto mutilación y la mutilación de otros de esta manera era frecuente. La ley excluía a los eunucos de la adoración pública en parte porque la auto mutilación a menudo se practicaba en honor a un dios pagano y en parte porque una criatura mutilada de cualquier tipo no se consideraba adecuada para el servicio a Jehová (Levítico 21:16ss.; 22:24)».[7]

Se creía que los eunucos eran inútiles porque no tenían hijos. Sin embargo, Dios tuvo una palabra especial de consuelo para ellos: si desarrollaban un carácter piadoso, si escogían las prioridades espirituales a las materiales, él prometía darles un legado que sería mejor que los hijos. ¡Qué promesa! Algo así era insólito. ¿Mejor que *los hijos*?

Leemos que se les haría un memorial en el templo de Dios. Qué adecuado es que siglos después de que Isaías escribiera estas palabras viéramos los mismos ideales vividos en la vida de Ana: «Había también una profetisa, Ana, hija de Fanuel, de la tribu de Aser. Era muy anciana; casada de joven, había vivido con su esposo siete años, y luego permaneció viuda hasta la edad de ochenta y cuatro. Nunca salía del templo, sino que día y noche adoraba a Dios con ayunos y oraciones. Llegando en ese mismo momento, Ana dio gracias a Dios y comenzó a hablar del niño a todos los que esperaban la redención de Jerusalén» (Lucas 2:36-38).

Veinte siglos después de que esta mujer sin hijos viviera, nosotros recordamos su nombre: Ana. Ella sirvió al Señor con todo su ser en el templo. Y tuvo el gozo supremo de ver a Jesús en su infancia, sabiendo que su Libertador finalmente había llegado.

De esto aprendemos que, como Dios lo ve, la reproducción espiritual es aun más importante que la reproducción física. Se ha dicho que «el retoño de una persona son sus buenas obras».

Si no tenemos hijos, podemos preocuparnos por los niños descuidados en nuestra reunión. Los podemos tomar bajo nuestras alas en un ministerio de enseñanza, o tenemos la libertad de llevar a los jóvenes de paseo. Esto puede ser de gran bendición.

La maternidad es una bendición pero las parejas sin hijos son bendecidas de otras formas. Honramos la maternidad y reconocemos todo lo que nues-tras mamás han hecho por nosotros pero sabemos que la satisfacción en la vida no gira alrededor de la habilidad de procrear. Dios tiene un plan para todos nosotros.

Aunque una pareja moderna de misioneros, Katarina y John, no tiene hijos, ellos dicen que ahora se sienten lejos de estar sin hijos. John dijo: «Vemos a los jóvenes de nuestra congregación como a nuestros hijos. Nos dicen "mamá" y "papá"».

Como sugirió Francis Bacon, invertir en las generaciones futuras puede tener varias formas. Aquellos que expresan las imágenes de su mente por medio de «obras y fundamentos nobles» pueden ocuparse de la posteridad creativamente aunque no tengan un legado físico. El propio apóstol Pablo, quien no tuvo hijos, tenía una perspectiva eterna. Y escribió estas palabras adecuadas: «Pues los sufrimientos ligeros y efímeros que ahora padecemos producen una gloria eterna que vale muchísimo más que todo sufrimiento. Así que no nos fijamos en lo visible sino en lo invisible, ya que lo que se ve es pasajero, mientras que lo que no se ve es eterno.» (2 Corintios 4:17-18).

PREGUNTAS PARA COMENTAR

1. ¿Qué parte de su infertilidad le resulta más difícil de aceptar y por qué? ¿Sucede lo mismo con su cónyuge?
2. ¿Qué opina de la adopción?
3. ¿Cuál es su sentir con respecto a adoptar un niño con necesidades especiales? ¿Está su cónyuge de acuerdo en este punto? ¿Por qué o por qué no?
4. ¿Se siente usted «culpada» a veces al considerar algunos escenarios de la adopción? ¿Por qué o por qué no?
5. ¿Le atrae la idea de una familia que acoge niños desamparados?
6. ¿Qué oportunidades pudiera usted tener sin hijos que no tendría con hijos?
7. ¿Cuándo diría usted «¡ya basta!» con relación al tratamiento de la infertilidad?
8. ¿Considerarían usted y su cónyuge vivir sin hijos? ¿Cuáles son los mayores pros y los contras que usted ve en su caso?

Capítulo 21

Usted no está solo

El apóstol Pablo nos dice que toda la creación gime. Mi mamá (la de Sandi) me dijo una vez con un suspiro que la mayor parte de la vida se pasa esperando. Una amiga infértil de la iglesia me pregunta casi semanalmente: «Por favor, dime que no voy a sentir este dolor para siempre». La vida tiene muchas expectativas y anhelos insatisfechos.

Durante la parte de la conferencia de un grupo de apoyo de infertilidad que se reúne todos los meses, un terapeuta preguntó a los participantes cuántos habían usado drogas. Todo el mundo levantó la mano. Entonces ella tuvo que aclarar que se refería a drogas ilegales no a los medicamentos que se usan para la fertilidad. La infertilidad trae consigo una nueva forma de procesar gran parte de la vida, hasta cambia incluso nuestra percepción de las palabras normales, cotidianas. En muchas oportunidades hemos dicho que es un club al que nadie quiere unirse. Y, a menudo, después de una solución exitosa, las personas asumen que la infertilidad se terminó: «Saliste, ¡puedes dejar el club!» Pero no siempre es así.

Después que el Dr. Bill puso a nuestra hija Alexandra, en nuestros brazos (para entonces ya él había dejado el ejercicio de la medicina y se había convertido en nuestro pastor), yo supe que las punzadas de la infertilidad podrían regresar de vez en cuando. Pero en largo tiempo no esperaba ver a mi médico actual (el antiguo compañero del Dr. Bill, de su misma oficina) para otra cosa que no fuera el chequeo anual. Sin embargo, varios años después, tuve una prueba de embarazo positiva. Esta no era la única prueba positiva que yo había tenido, como quizá recuerden. Mi cuerpo había demostrado que era un lugar significativamente peligroso para un embrión. Sin embargo, esta vez el desafío en particular era que yo acababa de reprobar mi mamografía. Así que exploramos una pregunta completamente nueva: ¿Debe uno buscar terapia para el cáncer estando embarazada?

Al final resultó que dos semanas después nos enteramos que la sombra mala en la mamografía era de una herida. Yo me había dado un golpe en el esternón con un bastón de esquiar. Esa era la buena noticia. La mala era que el embarazo era ectópico (lo mencioné en el capítulo 18). Así que le pedí a mi cirujano que atara la otra trompa mientras quitaba la que tenía la ruptura. Esa noche el Dr. Bill se sentó con nosotros «en la cuneta» hasta pasada la medianoche.

Aunque tenía una sensación de irrevocabilidad, en el fondo yo sabía que si algún día los médicos curaban lo que estaba mal en mí, siempre podía circunvalar las trompas con la fertilización in Vitro. Realmente mi intención era no hacerlo nunca, pero encontré consuelo en saber que la puerta a la reproducción no estaba completamente cerrada.

Una cuantos años y viajes misioneros después, el Dr. Bill renunció al pastorado y se mudó con su familia a Kentucky. Algún tiempo después yo comencé a tener algunas hemorragias irregulares, así que fui a ver a mi ginecólogo. Probamos varios métodos hormonales pero nada funcionaba. Finalmente él recomendó una ablación uterina, un procedimiento en el que el útero permanece intacto pero el recubrimiento se elimina.

Cuando me desperté de aquel procedimiento, el sufrimiento regresó corriendo cuando la irrevocabilidad finalmente se declaró. *Nunca daré a luz.* En aquel momento escribí: «*Nunca* sabré lo que es mirar el rostro de mi hijo biológico. En algunos días no es gran cosa, en otros como esta noche, duele».

Por aquel tiempo el Dr. Bill se preparaba para volar a Dallas, donde íbamos a dar juntos una conferencia. Le mandé un correo electrónico para decirle lo que me estaba pasando. Él me contestó con este mensaje: «¡Lo siento tanto! Hay muchos tipos de pérdidas y esta es muy significativa. Un poco de lágrimas está perfectamente bien. Yo *sé* que Gary y Alexandra son maravillosos, pero no llenan esta necesidad en particular. Ni tampoco lo hacen los hijos espirituales, aunque también son una cosa maravillosa. Está bien sentir dolor».

Ese deseo insatisfecho es parte de por qué luego de escribir nuestro primer libro sobre la infertilidad, decidí no volver atrás y añadir las buenas noticias de que habíamos adoptado a Alexandra. Recibimos «la llamada» dos meses después de que el primer borrador del manuscrito estuviera terminado, y podíamos haber añadido esta noticia feliz pero decidimos que no. ¿Por qué? Porque teníamos que luchar con responder: «¿Es bueno Dios?» y «¿Confiaré en él?» aunque nunca tuviéramos un final feliz.

Algunas cosas seguirán siendo un misterio incluso después de la «solución». Y hemos tenido ansias, pruebas y anhelos nuevos que otra vez nos han mantenido haciendo preguntas sobre la bondad de Dios y su confiabilidad. Es probable que sigamos preguntándolas y respondiéndolas hasta que muramos.

No obstante, hoy tenemos una sensación de clausura y propósito, que se debe en parte a las continuas oportunidades de caminar junto a aquellos que todavía sufren el dolor de tener «un desafío reproductivo». Y el Dr. Bill ha seguido ministrando a pacientes de infertilidad al ver la profundidad de la sanidad que puede ocurrir cuando los pacientes tienen una asistencia médica competente que también incluye un cuidado compasivo del alma. Nuestro deseo al escribir este libro ha sido caminar con usted un camino que de otra manera es solitario, y ofrecerle compañía a aquellos que «han pasado por eso» y por la gracia de Dios al proporcionar alguna luz que haga más fácil el impedir que usted tropiece.

Aunque Gary y yo nunca tendremos un hijo biológico, estamos agradecidos de haber conocido a alguien en el camino que sugirió que las parejas infértiles necesitan dos definiciones diferentes de éxito. Por supuesto que soñamos con ese hermoso regalo biológico que refleja el máximo «conocimiento» de dos personas que se aman. Sin embargo, hay otro tipo de éxito sobre el que en realidad tenemos cierto control…

Tengo éxito si paso por todo esto y descubro que amo
al que hizo las estrellas con su palabra
aun más de lo que lo amaba cuando empecé,
aunque a veces ha sido como caminar sola en noches sin estrellas.

Tengo éxito si me las he arreglado para evitar
no ahuyentar mis relaciones más importantes,
y en cambio escoger con tenacidad iniciar la intimidad
aunque no me han quedado fuerzas con las cuales tocar a la puerta.

Tengo éxito si he permitido que esos rápidos traicioneros
formen cañones de belleza interna mientras me dan forma,
incapaz de resistir, yendo a toda velocidad,
soltando el control y en cambio aprendiendo a confiar.

Tengo éxito si he tomado las decisiones rectas
Y, no obstante, expreso verdadera simpatía a aquellos que han escogido
    caminos diferentes,
secando sus lágrimas con mi mano

cuando han enfrentado consecuencias por sus decisiones.

Tengo éxito si en medio de todos estos anhelos infinitos, intensos,
todavía danzo en las sombras de un suelo silente,
esperando más allá de la razón porque los terremotos y la oscuridad
a veces sugieren una resurrección inminente.

¡Usted no está solo!

CUADERNO DE TRABAJO

EJERCICIOS PARA LAS PAREJAS

Ejercicio 1: Matrimonio

1. Lean Génesis 2:18-22 y Génesis 3:18. ¿Cuáles son algunas diferencias entre el hombre y la mujer?
2. Basado en Génesis 1:26-31 y 2:23-25, ¿de qué forma son similares el hombre y la mujer?
3. Basado en Génesis 2:24, ¿de qué manera el hombre y la mujer están unidos y son interdependientes?
4. ¿De qué forma son usted y su cónyuge diferentes? ¿De qué forma son similares? ¿Cómo son interdependientes y cómo están unidos?
5. Describan sus semejanzas y diferencias al enfrentar la infertilidad. ¿Cómo pueden funcionar más como uno solo?
6. Lean 1 Pedro 2:21–3:12.
    a. Según el pasaje 2:22-23, ¿Qué hacía Jesús cuando las personas eran groseras con él y lo insultaban?
    b. ¿Cómo pueden ser como Jesús en sus respuestas a los comentarios insensibles de las personas?
    c. Para ella: Según 3:1-6, ¿qué es de mucho valor para Dios?
    d. Para él: Según 3:7, ¿cuál debe ser su respuesta a su esposa de manera similar?
    e. Para ambos: Si su matrimonio fuera como la relación que se describe en 3:8-12, ¿qué sería diferente? ¿Qué pasos pueden dar juntos para mejorar su armonía?
    f. Tómense las manos y oren juntos en silencio dándole gracias a Dios por cada uno y pidiéndole que fortalezca su relación.

Para más lectura sobre las diferencias de los géneros: Elaine Storkey.

Origins Difference: The Gender Debate Revisited. Grand Rapids [El origen de las diferencias: otra visita al debate de los géneros], Baker, 2001.

Ejercicio 2: Comunicación

La investigación nos dice que los siguientes cuatro estilos de comunicación son especialmente letales en la relación matrimonial.[1]

Retraimiento. Un cónyuge se esconde detrás del periódico evitando al otro a propósito o incluso se levanta a prepararse un sándwich para no prestar atención a lo que se dice. Este es el más dañino de los cuatro patrones.

Escalada. Lo que comienza como un conflicto pequeño a causa de la basura termina como la Segunda Guerra Mundial salpicado con: «¡Y tu mamá es así también!»

Interpretación negativa. «¡Ninguna buena acción queda impune!» Uno dice algo con la intención de que sea positivo o al menos neutral y el otro lo interpreta como egoísta o malo.

Invalidación. Se trata a una persona y a sus opiniones como si fueran insignificantes. Esto comunica: «No solo tus pensamientos carecen de valor, tú también».

1. ¿A cuál de estos estilos de comunicación acude usted con más frecuencia?
2. ¿Cuál de ellos es más típico de su cónyuge?
3. ¿Qué pasos pueden dar ambos para sustituir estos patrones malsanos con patrones de comunicación más constructivos?
4. Responda verdadero o falso a lo siguiente:
   a. Mi cónyuge escucha bien.
   b. Mi cónyuge entiende cómo me siento.
   c. Manejamos nuestras diferencias de manera creativa.
   d. Nos es difícil tomar decisiones financieras.
   e. Tenemos un buen equilibrio de tiempo libre, juntos y separados.
   f. Es fácil encontrar actividades para hacer juntos.
   g. Estoy satisfecho con la manera en que nos hablamos.
   h. Nuestra relación sexual es plena.
   i. Puedo hablar de mis sentimientos en los desacuerdos.
   j. Mi cónyuge entiende mis opiniones e ideas.

Ahora regrese e indique cómo cree usted que su cónyuge respondería a estas preguntas. Discutan sus respuestas.

5. Determine sus necesidades principales.

   a. Enumere las cinco necesidades que usted considera principales en su relación matrimonial.

   b. Enumere lo que usted cree que su cónyuge diría que son sus mayores necesidades.

   c. Comparen las respuestas. ¿Estuvieron cerca? ¿Por qué o por qué no?

   d. ¿Cómo pueden satisfacer mejor las necesidades del otro?

Ejercicio 3: Intimidad Sexual

Un estudio que presentó la doctora Jennifer Norten en una conferencia de la Sociedad Estadounidense de Medicina Reproductiva (ASRM, por sus siglas en inglés) determinó lo siguiente: «Las mujeres bajo tratamiento de infertilidad experimentan cambios significativos en varios aspectos del deseo sexual, la excitación, el orgasmo, la duración del juego sexual previo al coito y la frecuencia de las relaciones sexuales».[2]

1. ¿Ha sido su experiencia similar a esto?
2. ¿Diría su cónyuge que este descubrimiento refleja su experiencia?
3. ¿De qué formas puede usted traer una nueva vitalidad a su relación sexual?

A continuación aparecen algunas preguntas que esperamos le ayuden a encontrar una satisfacción más profunda en su vida sexual. Se han extraído y adaptado de nuestro libro *Sexual Intimacy in Marriage* [Intimidad sexual en el matrimonio]. El problema sexual mayor es la incapacidad de hablar del sexo. Los temas que aparecen debajo están diseñados para ayudarles a explorar detalles de su vida íntima y para mejorar los momentos de relaciones sexuales para hacer el amor, no los de hacer bebés. Recomendamos enfáticamente que comenten estas preguntas fuera del contexto de las relaciones sexuales. Si se les ocurren otras preguntas de las que les gustaría hablar, añádanlas.

• Por lo general, ¿en qué momento del día están juntos sexualmente?
• ¿Es este el momento óptimo para ambos cónyuges?
• ¿Dónde sucede normalmente?
• ¿Dónde les gustaría que sucediera?

- ¿Qué grade de iluminación tienen usualmente?
- ¿Qué cambio en la iluminación les gustaría probar?
- ¿Alguna vez inhiben sus deseos problemas de higiene?
- Por lo general, ¿inicia uno más que el otro? ¿Es esta la forma en que ambos lo quieren?
- ¿Cuáles son sus señales no verbales que dicen «estoy interesado»?
- ¿Hay otras formas en las que les gustaría comunicar interés? ¿Otras formas en las que le gustaría que su cónyuge le dejara saber que está interesado?
- ¿Qué ropa usan normalmente?
- Por lo general, ¿cuánto demora que ella vaya de la excitación a la satisfacción máxima?
- Por lo general, ¿cuánto demora que él vaya de la excitación a la satisfacción máxima?
- ¿Cómo quiere usted que le busquen? ¿Con indirectas y luego retirada? ¿Indirecta y luego intentar de nuevo de manera diferente? ¿Indirecta y adelante? ¿Olvidar las indirectas y adelante? ¿Otra?
- ¿Cómo quiere que se le diga que haga algo de manera diferente? ¿Conversarlo fuera de las relaciones sexuales? ¿Redirigir las manos con delicadez? ¿Verbalmente?
- Por lo general, ¿cómo usted redirige a su pareja? ¿Cómo se siente ella al respecto?
- ¿Qué tipos de caricias prefiere usted? ¿En qué partes del cuerpo? ¿*Con* qué partes del cuerpo?
- ¿Qué posiciones aumentan la excitación en usted? ¿Qué mantiene el deseo? ¿Qué disminuye su interés?
- ¿Tiene usted algunas fantasías de las que no haya hablado? ¿Monopolio con striptease? ¿Bañarse juntos? ¿Fotos polaroides o digitales de cada uno?
- Conversen del grado de vestido o desvestido que los excita.
- Conversen del tipo y el color de ropa que les gustas. (Puede ser que a un esposo no le llame la atención un negligé negro aunque su esposa los ha usado durante años, o puede ser que el Día de los Enamorados un esposo le regale a su esposa un corsé de Frederick's of Hollywood que a ella no le gusta.)
- ¿Es lo suficientemente valiente como para entrar a un departamento de lencería y comprar algo que *usted* disfrutaría verle puesto a su cónyuge?

- ¿Cómo pueden ustedes atraer los cinco sentidos (vista, tacto, olfato, sonido) a sus relaciones sexuales?
- Interactúen con esta afirmación: «nos sentimos totalmente cómodos estando desnudos pero la sorpresa y el deleite de vernos desnudos ya no produce el torrente erótico de al principio de casados». ¿Es esto verdad en su caso? ¿Por qué o por qué no? ¿Cuáles son las ventajas y las desventajas del amor maduro, consagrado? ¿Qué despierta las ganas en él? ¿Y en ella?
- ¿Cuánto quieren dejar a la imaginación?
- ¿Qué elementos mejoran la experiencia para ustedes? Enumeren una variedad de atmósferas ideales que les gustaría probar. ¿Qué cambios han ocurrido en su vida sexual desde que comenzaron el estudio de la infertilidad?
- ¿Qué pudieran hacer para mejor el tiempo que pasan en la intimidad?

Ejercicio 4: Disminución del estrés

Hagan ejercicios tranquilizantes. Algunos expertos recomiendan disminuir la ansiedad y el estrés por medio de técnicas de relajación como la respiración o la meditación durante cinco minutos. Mientras que la meditación oriental implica vaciar la mente, la meditación cristiana implica llenar la mente con las Escrituras y rumiar la verdad. Es posible que relajarse no cure la infertilidad pero, sin dudas, ¡no le hará daño!

Paso 1: Escoja un pasaje que usted conozca como el Padre Nuestro o el Salmo 23.

Paso 2: Siéntese tranquilamente en una posición cómoda.

Paso 3: Cierre sus ojos.

Paso 4: Relaje sus músculos.

Paso 5: Respire lenta y naturalmente. Inhale lentamente contando hasta seis, luego exhale en un conteo lento hasta el seis. Use su diafragma no solo su pecho y al hacerlo recite mentalmente el pasaje que escogió o imagine un lugar bonito.

Paso 6: Asuma una actitud pasiva. No se preocupe por cuán bien lo está haciendo. Cuando otros pensamientos vengan a su mente, sencillamente regrese a su enfoque original.

HOJA DE TRABAJO DEL ESTUDIO DE LA INFERTILIDAD

Prueba	Fecha	Resultados	Fecha repetición	Resultados	Fecha repetición	Resultados
Análisis del semen						
Prueba poscoito						
Ovulación						
Palillos LH						
Ultrasonido en serie						
Nivel de progesterona						
Biopsia del endometrio						
Hormonal						
Estrógeno						
Progesterona						
Prolactina						
Andrógenos						
Testosterona						

	Feacha	Resultados
DHEA-S		
Tiroides		
Otra		
Anatomía		
Ultrasonido		
HSG		
Laparoscopia		
Irrigación de trompas		
Histeroscopia		
Exám. inmunológicos		
Exámenes genéticos		
Esposo		
Esposa		

Ejercicio 5: Ayude a su médico

Complete la hoja de trabajo de las páginas 298-299. No es exhaustiva ni todo paciente necesita cada una de las pruebas y variará el orden en que usted complete estas pruebas. Usted puede ahorrar tiempo y aumentar la precisión al llevar la cuenta de las pruebas, los resultados y las fechas y al tener la información a mano cuando vaya a la consulta del médico o cuando llame con alguna pregunta.

Lleve un almanaque con todos los medicamentos que ha tomado y las dosis, incluyendo las inyecciones de GCH, el flujo menstrual, manchas y cualquier otro síntoma. Si necesita llamar a su médico (o al compañero de este) en noches o fines de semana, su equipo médico no tendrá acceso a esta y tener esta información disponible puede ser importante en dichas ocasiones.

Ejercicio 6: Conversar sobre la adopción

1. Erma Bombeck fue una madre adoptiva. Lea debajo lo que ella escribió sobre la maternidad. Luego converse sobre su punto de vista acerca de un padre o madre «real».

   ¿Usted quiere saber lo que es «real»?
   Real es lo que busca un trabajo a tiempo parcial para pagar por un batuta que se ilumine.
   Real es lo que escucha: «Te odio» y no obstante dice: «no».
   Real es el padre que se sienta hasta las 3 a.m. esperando a la hija que salió en el auto y está lloviendo.
   Real es sufrir cuando un hijo tiene un dolor y reírse cuando está feliz.
   Real es la sala de emergencias, las reuniones de los padres en la escuela, la música que ensordece, las mentiras, rebeldías y puertas tiradas.
   ¡Real es lo que aparece todos los días! [3]

2. Comenen estas preguntas:

- ¿Siento que puedo amar a un hijo que no se parece en nada a mí, que no se asemeja en nada a mí, incluyendo mis gestos y la forma en que camino?
- ¿Qué haré si, después de que la adopción ha finalizado, resulta que mi hijo tiene un problema que lo invalida significativamente?
- Si mi hijo decidiera buscar a sus padres biológicos, ¿lo ayudaría y apoyaría yo en ese proceso?

Ejercicio 7: Conversar sobre la vida sin hijos

Vivir sin hijos no significa necesariamente que usted no pueda relacionarse con niños. Además de los personajes Grinch y Cindy Lou Who, del Dr. Seuss, personajes como Mary Poppins, Peter Pan y Alicia en el país de las maravillas fueron creados por personas que no tenían hijos. Y seis presidentes de los Estados Unidos no engendraron hijos: George Washington, James Madison, Andrew Jackson, James Buchanan, Warren Harding y James Polk.

Comenten lo siguiente:

1. Aunque nuestros cuerpos no han cooperado para crear un hijo, ¿qué otra cosa podríamos crear juntos que fuera «única» para nosotros?

2. A menudo nos concentramos en el mandato de la Biblia de llevar fruto y en la creación de la mujer por parte de Dios como «ayudadora» del hombre y pensamos que las mujeres piadosas deben ser esposas y madres. Pero Dios también les dio al hombre y a la mujer dominio sobre la tierra. ¿Cuáles son algunas formas de ejercer dominio de manera que beneficie a la tierra y a sus criaturas?

3. Si escogemos solucionar nuestra infertilidad viviendo sin hijos, ¿qué maneras de invertir en las generaciones futuras nos atraen?

4. ¿Qué pasos necesitamos dar desde el punto de vista financiero para asegurar que, dentro de nuestras posibilidades, nos hemos ocupado de nuestras necesidades de cuidado de salud para el futuro?

5. ¿Para quién podemos ser padres espirituales?

6. ¿Cómo podemos usar las ventajas de nuestra situación para invertir en actividades eternas como dar de manera sacrificada, hacer trabajo voluntario, viajar para hacer obra misionera a corto plazo, abrir nuestro hogar a los desfavorecidos o en su lugar realizar un ministerio ocupacional que pueda ser demasiado peligroso para los niños?

Declaración de la Asociación Médica Cristiana

con respecto a la Tecnología Reproductiva

⁓

Preámbulo

La familia es el núcleo principal de la sociedad según Dios la diseñó. Se forma cuando un hombre y una mujer hacen un compromiso matrimonial exclusive de amor, camaradería, intimidad y unión espiritual. Como resultado de su unión física pueden añadirse hijos a la familia.

Los hijos son un regalo y una responsabilidad que Dios le da a la familia. A los padres se les encomienda que provean y modelen amor, críen, protejan y den instrucción espiritual. La incapacidad de tener hijos no debe disminuir la plenitud de la familia.

Las parejas infértiles pueden escoger la adopción o buscar atención médica cuando deseen hijos. La adopción emula la adopción que Dios hizo de nosotros como hijos espirituales. Algunas tecnologías reproductivas son un ejercicio apropiado de la creatividad que Dios le ha dado a la humanidad.

Es posible que ciertas técnicas reproductivas presenten peligros directos e indirectos para la familia. A medida que la tecnología permita una mayor divergencia de la reproducción fisiológica normal, esta conllevará cada vez más a dilemas morales. No todo procedimiento tecnológico puede justificarse moralmente.

Los principios que pueden guiar el desarrollo y la implementación de las tecnologías reproductivas incluyen los siguiente: Primero, la concepción como resultado de la unión entre un óvulo de la esposa y el esperma de su esposo es el diseño bíblico. Segundo, la vida humana comienza en la concepción; por lo tanto, la intención de Dios es que la protejamos. Tercero, Dios nos hace responsables, desde el punto de vista moral, de nuestra descendencia genética.

Declaración

La ACMD (Asociación Médica y Dental Cristiana, por sus siglas en inglés) aprueba los siguientes procedimientos al considerar que concuerdan con el diseño de Dios para la familia:

- Educación sobre la fertilización
- Tratamiento médico (por ejemplo, medicamentos para inducir la ovulación)
- Intervención quirúrgica (por ejemplo, anomalías anatómicas que dañan la fertilidad)
- Inseminación artificial con el esposo (AIH, por sus siglas en inglés)
- Adopción
- Fertilización in Vitro (FIV) con el esperma del esposo y el óvulo de la esposa y con lo subsiguiente:
  a. Transferencia al útero (reemplazo del embrión)
  b. Transferencia intratubárica del cigoto (ZIFT, por sus siglas en inglés)
- Transferencia intratubárica de gametos (GIFT, por sus siglas en inglés): Esperma del esposo y óvulo de la esposa
- Criopreservación del esperma o del óvulo

La ACMD no puede hablar con certeza acerca del lugar de los siguientes procedimientos dentro del diseño de Dios para la familia:

- Inseminación artificial con donante
- Fertilización in Vitro (donación de óvulos o donación de esperma)
- Transferencia intratubárica de gametos (donación de óvulos o donación de esperma)
- Transferencia intratubárica del cigoto (donación de óvulos o donación de esperma)

  Razón: Aunque no hay apoyo bíblico claro para el concepto de la introducción de un tercero, hay un fuerte apoyo bíblico al ideal de una familia como se definió en el preámbulo de esta declaración.

- Criopreservación de embriones con garantías específicas
Razón: La criopreservación da lugar a la posibilidad de la destrucción de embriones y a la preservación de embriones excedentes.

LA ACMD se opone a los siguientes procedimientos al considerar que no concuerdan con el diseño de Dios para la familia:

- Aborto selectivo para la reducción de embriones o para la selección del sexo
- Procedimientos con úteros alquilados
- Transferencia de un número excesivo de embriones a la madre receptora
- Lavado uterino para la transferencia de embriones
- Desecho de embriones
- Experimentos no terapéuticos con embriones

Conclusión

La ACMD ratifica la necesidad de que se continúe el escrutinio moral de nuestra tecnología reproductiva en desarrollo según esta impacte a la familia. Reconocemos que como médicos debemos usar nuestra capacidad creativa dentro de los límites del diseño de Dios. Las parejas que padecen infertilidad se deben animar a buscar dirección y consejo pastoral así como a orar por la sabiduría de Dios en el uso de estas tecnologías.

Apéndice

En esta declaración el embrión se refiere al concepto desde el momento de la fertilización. No hacemos diferencia entre el nuevo término «preembrión» y el «embrión».

Pautas para la criopreservación de embriones:

1. La criopreservación de embriones debe hacerse con la sola intención de una transferencia futura a la madre genética.

2. Los embriones deben producirse a partir del esperma del esposo y los óvulos de la esposa.
3. Debe producirse un número limitado de embriones para eliminar la criopreservación de un número excesivo de embriones.
4. Debe existir un acuerdo previo por parte de la pareja de que si la esposa sale embarazada, todos los embriones que queden serán transferidos a ella en los momentos que ella escoja en el futuro.
5. Debe existir un acuerdo previo que en una situación en la que los embriones no puedan transferirse a la esposa (por ejemplo, la esposa muere o tiene una histerectomía), estos serán adoptados por otra pareja que desee tener un hijo y se transfieran los embriones a la madre adoptiva.

Aprobado por la Asamblea de Delegados de la ACMD
Con un voto de 63 a favor, 1 en contra
3 de mayo de 1990
Toronto, Canadá

GLOSARIO

Ablación del endometrio. Un procedimiento quirúrgico ambulatorio que elimina o reduce una hemorragia del útero al destruir el recubrimiento del útero usando un fluido caliente, cauterización eléctrica o varios tipos de láser.

Ablación. Véase endometrio, ablación del.

Aborto. Una pérdida espontánea del embarazo que ocurre dentro de las primeras veinte semanas del embarazo.

Adhesión. Tejidos adyacentes que se pegan unos a otros. Pueden ser delgados y peliculares como envoltura plástica; o gruesos, firmes y difíciles de separar. Las adhesiones en la cavidad abdominal, en las trompas o dentro del útero pueden interferir en el movimiento del óvulo y la implantación del embrión.

ADN (ácido desoxirribonucleico). La base molecular de la herencia que conforma los genes, dentro de los cromosomas, el cual determina todas las características físicas de una persona.

Adopción de embrión. La liberación de los embriones criopreservados «sobrantes» de uno para que otra pareja (usualmente infértil) lo adopte. O, por otra parte, el proceso de recibir para descongelar y transferir los embriones congelados de otra pareja. A menudo esto involucra un estudio en casa y arreglos legales.

Alquiler gestacional de útero. Un arreglo de reproducción por tercero en el que la mujer lleva a término un embrión con el que no tiene relación genética.

AMEE (aspiración microepididimaria de esperma). El proceso de cosechar esperma inmadura por medio de aspiración con aguja en los conductos existentes y luego usar la micromanipulación para la fertilización.

Amenorrea. La ausencia o cese normal de la menstruación.

Ampolla. Recipiente de vidrio que se usa para guardar soluciones para inyección.

Análisis del semen. Un examen de laboratorio que se usa para evaluar la calidad del semen: cantidad, concentración, morfología y motilidad del esperma. También mide el volumen del semen y puede usarse para determinar si hay infección.

Análogo de HLGn. Medicamento que funciona como una hormona liberadora de gonadotropina. Trae como resultado una estimulación inicial de la pituitaria seguido de una supresión prolongada de las hormonas pituitarias. Se usa a menudo para apagar el ciclo menstrual antes de que comience con el uso de las tecnologías reproductivas asistidas. Véase Lupron.

Análogo. Compuesto químico que es estructuralmente similar a otro pero que difiere ligeramente en composición.

Andrógenos. Hormonas que causan cambios de tipo masculino como piel grasosa, pelo facial y aumento de peso. Cuando están elevadas pueden producir problemas de fertilidad tanto en los hombres como en las mujeres.

Anticuerpos. Proteínas que el cuerpo fabrica para combatir o atacar sustancias extrañas que entran en el organismo. Normalmente los anticuerpos impiden las infecciones pero a veces atacan a los gametos o a los embriones y causan infertilidad.

ASRM. La Sociedad Estadounidense de Medicina Reproductiva, por sus siglas en inglés.

Autonomía. El principio ético de permitir a un ser humano la libertad de auto dirigirse o la independencia moral. En el contexto del tratamiento médico, esto significa que el paciente tiene el derecho de tomar decisiones con respecto a la atención que se le brinda.

Azoospermia. La ausencia de espermatozoides en el fluido seminal.

Banco de esperma. Un lugar donde se guarda el esperma congelado con nitrógeno líquido para su uso posterior en inseminación artificial.

Beneficencia. El principio ético de «hacer el bien». Se determina si una acción es benéfica si la razón para hacerla es producir como resultado un buen objetivo.

Bioética. La ética de la atención médica.

Biopsia endometrial. Un procedimiento en el que el médico toma una muestra del recubrimiento uterino para analizarla. Los resultados de la biopsia pueden confirmar la ovulación y la preparación adecuada del endometrio para la implantación.

Blastocisto. Una etapa primaria en el desarrollo del embrión (se alcanza aproximadamente cinco días después de la fertilización). El blastocisto parece una bola hueca de células con un grupo de células secundario en un extremo de la pared interior. El grupo interno de células se desarrollará en el bebé y la esfera exterior se convierte en las estructuras de apoyo como la placenta y el saco amniótico.

Cigoto. Un óvulo fertilizado que todavía no se ha dividido.

Cilios. Proyecciones pequeñas semejantes al cabello que recubren el interior de las trompas de Falopio. Su acción como de olas lleva al óvulo hasta el útero.

Clamidia. Una enfermedad de transmisión sexual que a menudo no presenta síntomas. Si no se trata, puede causar infertilidad tanto por inflamación pélvica y con embarazos ectópicos.

Clítoris. El órgano sexual de la mujer que no tiene otra función que ofrecer placer sexual. Contiene una gran cantidad de nervios sensores y en términos de sensación sexual es la contraparte femenina de la cabeza del pene.

Clomid. Citrato de clomifeno (también Serofeno). Un medicamento para la fertilidad que estimula la liberación de gonadotropina de la glándula pituitaria.

Clonación reproductiva. Tomar el material genético de una «célula adulta» (como de la piel o de la sangre) y colocarlo en un óvulo humano al que se le ha extraído el núcleo, luego se estimula la célula con corriente eléctrica o con una solución química para «encender» las células indicadas para el crecimiento embrionario. Después de llegar a la etapa de blastocisto, el embrión se transfiere al útero donde puede implantarse y desarrollarse. En muchos lugares esta clonación con el objetivo de crear un niño es ilegal, se considera inmoral casi de manera universal.

Clonación terapéutica. Tomar el material genético de una «célula adulta» (como de la piel o de la sangre) y colocarlo en un óvulo humano al que se le ha extraído el núcleo, luego se estimula la célula con corriente eléctrica o con una solución química para «encender» las células indicadas para el crecimiento embrionario. Después de llegar a la etapa de blastocisto, se extraen sus células embrionarias para su uso en investigación y por tanto se mata al embrión. Esto difiere de la clonación reproductiva en que el embrión se sacrifica para la ciencia en lugar de ser creado con el objetivo de transferirlo al útero de una mujer donde puede implantarse y desarrollarse. Ambos tipos de clonación violan varios principios éticos.

Clonación. Procedimiento en el que un individuo crece a partir de una sola célula somática de su padre/madre y es genéticamente idéntico a ese progenitor o donante de genes.

Concepción. Término usado por muchos para referirse al momento en que el espermatozoide fertiliza un óvulo y cuando el ADN se alinea (como en el caso de la clonación), resultando en la creación de un ser humano único. Sin embargo, desde 1972, los diccionarios médicos han definido la concepción como el momento en que el embrión se implanta en el útero, un acontecimiento que ocurre mucho después de la fertilización.

Criopreservación. Congelar un embrión humano a temperaturas superfrías lo cual lo pone en muerte aparente, un estado en el que retiene su viabilidad durante una cantidad de tiempo indeterminada.

Cromopertubación. El proceso de inyectar un tinte coloreado en las trompas de Falopio donde se observa con un laparoscopio para determinar si las trompas están abiertas o bloqueadas.

Cromosoma. La estructura de la célula que lleva los genes. Los humanos tienen cuarenta y seis cromosomas, la mitad proviene del óvulo y la otra mitad del espermatozoide. En la concepción, una vida humana tiene todos los cromosomas que siempre tendrá.

Cuello del útero. La porción inferior del útero que se extiende hasta la vagina.

Cuenta espermática. También se le llama concentración de esperma. El número de espermatozoide en una eyaculación masculina y se da como el número de espermatozoides por mililitro. La Organización Mundial de la salud define un conteo normal de esperma como de 20 millones por eyaculación con un 50 por ciento de la motilidad y un 60 por ciento de la morfología (forma) normal. La cantidad de semen en la eyaculación también importa. Si la concentración es inferior a 20 millones de espermatozoides por mililitro de eyaculación, pudiera dañar la fertilidad.

Cuerpo lúteo. La estructura que produce hormonas que resulta de la ovulación de un folículo maduro. De apariencia amarilla, es esencial para la producción normal de progesterona. La progesterona causa el ligero aumento de la temperatura basal que ocurre a mitad del ciclo menstrual. Si el cuerpo lúteo no funciona como debiera, el recubrimiento uterino pudiera no sustentar un embarazo. Una vez que ocurre la fertilización, el cuerpo lúteo mantiene el recubrimiento uterino, sustentando la implantación del embrión. Si el cuerpo lúteo no produce progesterona durante un tiempo suficiente o en cantidades suficientes, el endometrio no es capaz de sustentar un embarazo. A esto se le denomina un defecto de la fase lútea (DPL).

Danazol. Un medicamento que se usa ocasionalmente para tratar la endometriosis. Este suprime la producción de la hormona luteinizante (HL) y de la hormona estimuladora de folículo (HEF) por parte de la pituitaria y causa un estado de amenorrea durante el cual los implantes del endometrio (endometriosis) se consumen. Con este medicamento muchas mujeres experimentan piel grasosa, acné, aumento de peso, crecimiento anormal del pelo, voz más grave y calambres musculares.

Danocrine. Véase Danazol.

Defecto en la fase lútea (DPL). Una deficiencia en la cantidad de progesterona que produce (o en la cantidad de tiempo que la produce) el cuerpo lúteo. Un DPL puede hacer que el endometrio sea incapaz de sustentar un embarazo.

DES (dietil estilbestrol). Un medicamento que se recetó durante muchas décadas para prevenir el aborto. Los fetos en el útero expuestos a este medicamento desarrollaban numerosos problemas, incluyendo cáncer, deformidades e infertilidad. Ya no se receta DES por este indicio pero pudiera ser útil antes de la concepción para mejorar el moco cervical.

DHEA-S (sulfato de dehidroepiandrosterona). También se conoce como sulfato de DHEA. Véase andrógenos.

Diagnóstico genético de preimplantación (DGP). Un procedimiento por medio del cual se examina un embrión en busca de anomalías genéticas o cromosomáticas antes de ser transferido al útero. Los embriones que resultan ser portadores de problemas genéticos se desechan y solo se transfieren los embriones que se consideran saludables. Este procedimiento se estima poco ético para los que consideran que el embrión humano tiene todos los derechos de una persona.

Donación de embriones. Otro término para la adopción de embriones.

Donación de óvulos. Óvulos provistos por la madre genética en lugar de la madre biológica o «de nacimiento». También se refiere al procedimiento mediante el cual un óvulo de una donante se mezcla con esperma para crear un embrión que luego se transfiere al útero de la mujer que lo llevará a término (la portadora gestacional).

Closión asistida. El uso de la disolución mecánica o química de la cubierta exterior de un óvulo fertilizado antes de la transferencia de embriones para mejorar la habilidad del embrión para dividirse más fácilmente e implantarse después de la transferencia.

Embarazo bioquímico. Un embarazo que inicialmente se detectó como positivo mediante la medición del nivel de GCH (gonadotropina crónica humana) en el suero sanguíneo pero que luego resultó negativo porque el embrión dejó de crecer.

Embarazo ectópico. Una situación con riesgo de muerte en la que el embarazo ocurre fuera del útero, por lo general en una trompa de Falopio.

Embarazo tubárico. Véase embarazo ectópico.

Embriólogo. Una persona que se especializa en el estudio científico del desarrollo del embrión.

Embrión. La vida humana en su forma primaria. Un embrión se forma cuando un óvulo y un espermatozoide se unen, seguido de la alineación del ADN durante las primeras veinticuatro horas.

Endocrinólogo reproductivo. Un subespecialista en ginecoobstetricia con instrucción avanzada (un título) en endocrinología reproductiva e infertilidad. Mientras que el típico especialista en ginecoobstetricia recibe de cinco a doce semanas de capacitación enfocada en la infertilidad mientras que el subespecialista pasa de dos a tres años en el campo después de completar la residencia. Los endocrinólogos reproductivos se capacitan en procedimientos avanzados como cirugías complicadas, reversión de ligaduras de trompas y cirugías por laparoscopia difíciles. Después de un año de investigación y luego de publicar los resultados en una revista médica de fertilidad, el subespecialista se convierte en «candidato a certificarse». Entonces viene un examen escrito y uno oral para convertirse en un subespecialista certificado en el campo de la endocrinología reproductiva y la infertilidad. Por lo general, vemos estos médicos altamente especializados dirigiendo clínicas de FIV.

Endometrio. El recubrimiento del útero que crece y se muda como respuesta al estímulo hormonal; el tejido diseñado para abrigar al embrión implantado.

Endometriosis. Una enfermedad en la que se forma tejido endometrial fuera del útero, algunas veces causa dolor e infertilidad.

Endorfinas. Narcóticos naturales que se fabrican en el cerebro para reducir la sensibilidad al dolor y al estrés. El cuerpo produce endorfinas como respuesta al orgasmo, al ejercicio, la risa, el chocolate y el ají picante.

Erección. El proceso durante el cual el pene se llena de sangre lo que hace que se inflame y se ponga rígido.

Esterilidad. Una enfermedad irreversible que impide la concepción.

Estrógenos. Un grupo de hormonas que causa cambios femeninos como depósitos de grasa en los senos y las caderas, voz más aguda y ausencia de vello facial.

Estudio de infertilidad. Los exámenes y pruebas médicos iniciales para determinar la causa o causas de la infertilidad.

ETD. Enfermedad de transmisión sexual.

Examen Beta GCH (Examen beta de la gonadotropina crónica humana). Un examen de sangre que se hace para detectar la presencia de un embarazo temprano y para monitorizar el desarrollo del embrión.

Extracción de óvulos. También se le llama cosecha de óvulos. Un procedimiento que se usa (a menudo después de una superovulación) para obtener óvulos de los folículos del ovario para su uso en fertilización in Vitro. El procedimiento puede realizarse por medio de laparoscopia o usando una aguja transvaginal guiada por ultrasonido para localizar el folículo dentro del ovario.

Eyacular. (n.) Semen que se libera durante el orgasmo masculino.

Falla prematura del ovario. Un problema en el que a los ovarios se les acaban los folículos antes de la edad normal asociada con la menopausia (cuarenta y cinco a cincuenta y dos años como promedio). Las células germinales primitivas proveen los 1 a 2 millones de oocitos que se encuentran en los ovarios en el nacimiento. Este número se reduce en la pubertad a aproximadamente 300,00 mediante la muerte celular.

Fase folicular. La porción del ciclo de una mujer previa a la ovulación (por lo general entre siete y veintiún días) durante la cual un folículo crece y los altos niveles de estrógeno hacen que el recubrimiento del útero prolifere.

Fase lútea. La fase posovulatoria o segunda mitad del ciclo de una mujer. Durante esta fase, el cuerpo lúteo produce progesterona y hace que el recubrimiento uterino se haga más grueso para que pueda sustentar la implantación y crecimiento del embrión.

Fertilización. El proceso en el que el espermatozoide penetra al óvulo, trayendo como resultado un óvulo humano cuando los cromosomas se alinean y activan.

Fertiloscopio. Un aparato óptico semejante a un aguja que atraviesa la pared trasera de la vagina hasta la cavidad pélvica. Un poco más grande que una aguja de diámetro grande, puede usarse en la consulta del médico junto con anestesia local. Se inyecta una solución salina que le permite al operador examinar partes de la pelvis y de los ovarios. Si no hay adhesiones, el doctor puede ver la parte de atrás del útero, los ovarios y a veces hasta los extremos de las trompas.

Fertinorm HP. Una preparación altamente purificada de la hormona estimuladora de folículo (HEF), una gonadotropina. Su acción principal es la inducción del crecimiento folicular en las mujeres fértiles que no tienen una insuficiencia primaria en los ovarios.

Fimbrios. Proyecciones pequeñas semejantes a dedos en la entrada de las trompas de Falopio.

FIV-ET (fertilización in Vitro—transferencia de embriones). El proceso de extraer de una mujer óvulos quirúrgicamente (a menudo después de una superovulación), mezclar los óvulos con el esperma en una placa de cultivo en el laboratorio y después transferir el embrión o embriones al útero.

Folículo. Bolsa llena de fluido en el ovario que contiene al óvulo que se liberará en la ovulación.

Gameto. Una célula reproductiva, espermatozoide en el hombre y óvulo en la mujer.

GCH (gonadotropina crónica humana). Una hormona que se produce al principio del embarazo y que le ordena al cuerpo lúteo que siga produciendo progesterona. La GCH también se inyecta para provocar la ovulación en las mujeres y se usa para estimular la producción de testosterona en los hombres. Los productos de marca incluyen Ovidrel, Novarel, Pregnyl y Profasi.

Gestación heterotópica. Un embarazo en el que al menos hay presentes dos embriones, uno en el útero y otro fuera de este (ectópico).

Gestación. El llevar una vida dentro del útero.

GIFT (transferencia intratubárica de gametos, por sus siglas en inglés). Un procedimiento en el que, después de la extracción del óvulo, los óvulos y los espermatozoides se mezclan y se inyectan en las trompas de Falopio permitiendo que la fertilización ocurra en su medio natural.

Glándula pituitaria. La glándula hormonal maestra del organismo que se extiende desde la base del cerebro y que es estimulada por el hipotálamo. La pituitaria controla todas las funciones hormonales.

Glucofago. Nombre de marca de la metformina, un medicamento que disminuye el azúcar en la sangre al impedir que el hígado fabrique demasiado azúcar. Se usa en el tratamiento de la infertilidad para pacientes con el síndrome de ovarios poliquísticos (SOPQ).

GMH (gonadotropina menopáusica humana). Una combinación de hormonas (HL y HEF) que se usa para inducir la ovulación en una variedad de tratamientos para la fertilidad. (Históricamente, la GMH se colectaba y purificaba usando la orina de monjas.) Los productos de marca incluyen Pergonal y Repronex.

GnRHa. Agonista de la hormona liberadora de gonadotropina.

Gónadas. Las glándulas (testículos, ovarios) que fabrican las células reproductivas (espermatozoides, óvulos) y las hormonas sexuales (testosterona, estrógeno).

HEF (hormona estimuladora de folículo). Una hormona pituitaria que estimula el desarrollo de los espermatozoides en el hombre y el desarrollo folicular en la mujer. Tanto en los hombres como en las mujeres, los niveles elevados de esta hormona indican una insuficiencia gonadal. Los productos de marca incluyen Gonal F, Fertinex, Follistim y Bravelle.

Hiperestimulación. También se le llama superovulación. El uso de medicamentos para la fertilidad con el objetivo de estimular al ovario para que produzca múltiples óvulos.

Hipertiroidismo. La sobreproducción de hormonas por parte de la glándula tiroides.

Hipotálamo. El centro del cerebro que regula las hormonas.

Hipotiroidismo. La producción insuficiente de hormonas por parte de la glándula tiroides.

Histerosalpingograma (HSG). Un procedimiento en el cual se inyecta un colorante a través de la vagina y el cuello del útero hasta el útero. Una vez que la cavidad uterina se llena con el colorante, si las trompas de Falopio están abiertas, el fluido se derrama en la cavidad abdominal. Las imágenes de rayos-X pueden indicar si las trompas están bloqueadas y si es así dónde. También puede determinarse la forma de la cavidad uterina y la presencia de pólipos o fibromas.

Histeroscopia. Un procedimiento en el que el médico inserta un lente de fibra óptica en el útero en busca de anomalías. A veces pueden realizarse reparaciones quirúrgicas menores durante este procedimiento.

HL (hormona luteinizante). Una hormona pituitaria que estimula las gónadas. La HL es necesaria para la producción de esperma y testosterona en los hombres y de estrógenos en las mujeres. Cuando el estrógeno llega al máximo, la pituitaria libera un impulso de HL que libera al óvulo del folículo.

HLGn. Véase hormona liberadora de gonadotropina.

Hormona liberadora de gonadotropina (HLGn; también GnRHa, para el agonista de la hormona liberadora de gonadotropina). Una hormona secretada por el hipotálamo aproximadamente cada noventa minutos y que permite que la pituitaria secrete gonadotropinas como la hormona luteinizante (HL) y la hormona estimuladora del folículo (HEF), las cuales estimulan las gónadas. Véase también HEF y HL. Los productos de marca incluyen Lupron, Zoladex y Synarel.

Hormona luteinizante. Véase HL.

HSG. Véase histerosalpingograma.

IICE (Inyección intracitoplasmática de espermatozoide). Un procedimiento de micromanipulación en el que se inyecta un solo espermatozoide al óvulo. A veces esto permite la fertilización incluso en los casos de una cuenta espermática baja o de espermatozoides sin motilidad.

IIU (inseminación intrauterina). Un médico usa un catéter para colocar esperma especialmente tratada directamente en el útero de una mujer.

Implantación. El encajamiento del embrión en el tejido de la pared uterina para que pueda establecer contacto con el suministro de sangre de la madre. Idealmente la implantación ocurre en el recubrimiento del útero; sin embargo, en un embarazo ectópico esta ocurre fuera del útero.

Inducción de la ovulación. Tratamiento que se realiza usando medicamentos para iniciar o inducir la ovulación.

Infertilidad con factor masculino. Infertilidad en la que un factor masculino es la causa o una causa que contribuye.

Infertilidad primaria. La incapacidad de concebir después de un año de relaciones sexuales desprotegidas y/o la incapacidad de llevar a término un embarazo.

Infertilidad secundaria. La incapacidad de concebir o llevar a término habiendo tenido uno o más hijos.

Inseminación artificial. El proceso de depositar esperma en el cuello del útero o directamente en el útero (inseminación intrauterina, IIU), mediante el uso de una jeringuilla.

Inseminación con donante. Inseminación artificial en la que se usa el esperma de un donante y no el del esposo. El esperma se deposita en el cuello del útero o directamente en el útero (inseminación intrauterina, IIU), usando una jeringuilla.

Intratubárica. Dentro de las trompas de Falopio.

Inyección intracitoplasmática de espermatozoide. Véase IICE.

Irrigación de las trompas. Proceso de inyectar un colorante a las trompas de Falopio para observar con ultrasonido el movimiento del líquido y así determinar si las trompas están abiertas o bloqueadas.

Justicia. En el contexto de la ética reproductiva, es el principio ético de administración equitativa de la ley y los derechos individuales de un ser humano.

Laparoscopia. Procedimiento en el cual se introduce un pequeño telescopio en una incisión en la pared abdominal para observar los órganos internos. Esto permite el diagnóstico de varios problemas de infertilidad, incluyendo la endometriosis, adhesiones abdominales y ovarios poliquísticos. La laparoscopia también se usa en algunas clínicas para extraer óvulos en los procedimientos de FIV (fertilización in Vitro), GIFT (transferencia intratubárica de gametos) y ZIFT (transferencia intratubárica de cigotos).

Lupron. Nombre de marca para el Acetato de Leuprolida. Un análogo de HLGn de acción prolongada. Una inyección de Lupron trae como resultado el estímulo inicial de la pituitaria seguido de una supresión prolongada de hormonas pituitarias. Ya que el Lupron disminuye los niveles de estrógeno, es un tratamiento para la endometriosis aunque nunca ha sido aprobado por la FDA con este propósito. A menudo se utiliza para apagar el ciclo menstrual natural antes de comenzar un ciclo usando tecnologías reproductivas asistidas. Lupron, Lupron Depot, Lupron Depot-Ped y Viadur sin análogos sintéticos de la hormona que libera gonadotropinas (hormonas liberadoras de Gn o HL) de manera natural. El análogo tiene una potencia mayor que la hormona natural.

Madre sustituta. Una mujer que sale embarazada por inseminación artificial (alquiler tradicional de úteros) o por transferencia quirúrgica de un embrión (alquiler gestacional de úteros) con el objetivo de llevar un bebé a término para otra mujer.

Masturbación. Estimulación manual del órgano sexual. La masturbación masculina se utiliza para colectar semen para los análisis y para la inseminación artificial.

Matrimonio de levirato. La ley del Antiguo Testamento exigía que el cuñado sobreviviente (o el pariente masculino más cercano) se casara con la viuda de su hermano fallecido y la embarazara. El primogénito de esta unión llevaba el nombre del fallecido y así su nombre se mantenía.

Menstruación. El desprendimiento cíclico en la mujer del recubrimiento uterino como respuesta a la estimulación del estrógeno y la progesterona.

Metformin. Medicamento que disminuye el azúcar en la sangre al impedir que el hígado fabrique azúcar en exceso. Se usa en el tratamiento de la infertilidad con pacientes que tienen el síndrome de ovarios poliquísticos (SOPQ). Marca: Glucofago.

Metotrexato. En el contexto de la infertilidad, el metotrexato es un medicamento de quimioterapia (agente químico) que se usa para el tratamiento no quirúrgico del embarazo ectópico.

Metrodin. HEF pura (hormona estimuladora del folículo) de forma inyectable para estimular la ovulación.

Micromanipulación. Procedimientos en los que la fertilización se induce a través de varios métodos diseñados para superar la infertilidad. Estas técnicas implican asegurar o «estabilizar» bajo el microscopio al óvulo cosechado con un instrumento de vidrio especial y pinchar al óvulo con una pequeña «aguja» de cristal antes de inyectar un único espermatozoide. La micromanipulación también incluye la «eclosión asistida», el uso de adelgazamiento químico o mecánico de la capa exterior del óvulo fertilizado antes de la transferencia del embrión para mejorar la habilidad del embrión para dividirse con más facilidad e implantarse después de la transferencia.

Milophene. Marca del citrato de clomifeno, un medicamento para la fertilidad que estimula la liberación de gonadotropinas de la glándula pituitaria.

Moco cervical. Una sustancia que tapa la abertura del cuello del útero. Por lo general impide que el esperma y las bacterias entren a la matriz pero en la ovulación, bajo la influencia del estrógeno, el moco se vuelve fino, aguado y elástico para permitir que el esperma pase.

Morfología. En el contexto del tratamiento de la infertilidad, es el estudio de la estructura del espermatozoide para determinar el número o por ciento de esper-matozoides en una muestra que parece haberse formado de manera normal. Los espermatozoides con estructura anormal están enroscados o tienen doble cabeza o colas enrolladas.

Mortinato. El nacimiento de un feto muerto después de la semana veinte del embarazo.

Mótil. Que exhibe movimiento o es capaz de este.

Motilidad. Las propiedades de movimiento del esperma, incluyendo la habilidad de impulsarse hacia delante.

No maleficencia. El principio ético de «no hacer daño».

Núcleo del óvulo. Una estructura central dentro del óvulo que contiene el mate-rial del ADN.

Oocito. El óvulo antes de la maduración.

Orgasmo. La emoción psicológica y física que acompaña el clímax sexual.

Ovulación. La liberación de un óvulo maduro de un folículo ovárico.

«Óvulo malogrado». El llamado óvulo malogrado se produce cuando la placenta del embarazo se desarrolla pero el feto no. Usar el término «óvulo malogrado» es tanto sexista como inexacto ya que culpa a la mujer (óvulo) cuando técnicamente el óvulo deja de ser óvulo cuando se fecunda; es un cigoto y si se desarrolla adecua-damente o no pudiera estar relacionado con el espermatozoide, el óvulo o ambos. La «pérdida temprana» es una nomenclatura más apropiada.

Pergonal. Marca de la gonadotropina menopáusica humana (GMH). Medicamen-to que se usa para sustituir las hormonas pituitarias (hormona luteinizante y hor-mona estimuladora del folículo). Se utiliza para inducir la ovulación en las muje-res y para estimular la producción de esperma en los hombres.

Preembrión. Un término mal definido que a veces se aplica al embrión en los pri-meros diez a catorce días después de la fertilización.

Principio de una sola carne. Un principio ético, que se deriva de la Biblia pero que no está expuesto en esta, que dice que los gametos pueden unirse solamente cuando provienen de un hombre y una mujer que están unidos en matrimonio.

Progesterona. La hormona sexual femenina que secreta el cuerpo lúteo durante la segunda mitad del ciclo de una mujer (después de la ovulación). Este engrosa el re-cubrimiento del útero para prepararlo para que acepte la implantación de un óvu-lo fertilizado y para sostener un embarazo en curso.

Prolactina. La hormona producida por la glándula pituitaria que estimula la pro-ducción de leche en las mujeres lactantes. Los niveles excesivos de prolactina cuando una mujer no está lactando pueden traer como resultado la infertilidad.

Prueba de Huhner. También se le llama prueba poscoito (PPC) o prueba de Sims-Huhner. Un examen microscópico del moco cervical que se realiza mejor dos horas después de las relaciones sexuales para determinar la compatibilidad entre el moco de la mujer y el semen del hombre. Esta prueba se utiliza para detectar problemas de interacción entre el esperma y el moco y la presencia de anticuerpos en el esperma y para evaluar la calidad del moco cervical.

Prueba poscoito (PPC). También llamada prueba de Huhner o prueba de Sims-Huhner. Un examen microscópico del moco cervical que se realiza mejor dos horas después de las relaciones sexuales para determinar la compatibilidad entre el moco de la mujer y el semen del hombre. Esta prueba se utiliza para detectar problemas de interacción entre el esperma y el moco y la presencia de anticuerpos en el esperma y para evaluar la calidad del moco cervical.

Prueba Sims-Huhner. Véase prueba poscoito (PPC) o prueba Huhner.

Radiólogo. Un médico que se especializa en el uso de energía radiante (como rayos-X o fluoroscopios, útiles en los histerosalpingogramas) para diagnóstico y tratamiento.

Reducción del embarazo multifetal. La destrucción de uno o más fetos en una gestación múltiple como resultado de un procedimiento de fertilización in Vitro (FIV). Por lo general el objetivo es mejorar las posibilidades de vida de los embriones restantes aunque a veces se hace para reducir el embarazo a un embrión cuando se desea un solo hijo.

Reducción selectiva. La interrupción de uno o más fetos en un embarazo múltiple dejando que el reto llegue a su término. El procedimiento por lo general se realiza entre las semanas nueve y once del embarazo. El término «reducción selectiva» se intercambia a veces con la «reducción del embarazo multifetal». Sin embargo, algunos usan «reducción selectiva» para referirse solamente a aquellos embarazos en los que un feto específico está destinado a la reducción porque se ha mostrado que tiene anomalías.

Revelación especial. Aquello que Dios revela directamente sobre sí mismo, como por medio de las Escrituras.

Revelación general. Lo que Dios revela sobre sí mismo mediante la naturaleza y el mundo en general.

Reversión de vasectomía. El intento de restaurar el flujo de la esperma a través de los vasos deferentes después de una esterilización quirúrgica.

ROSNI (Inyección intracitoplásmica de espermas redondas). El proceso de cosechar esperma inmaduro de los testes mediante la aspiración por aguja. El esperma resultante puede usarse en el proceso de la micromanipulación.

SART. La Sociedad de Tecnología Reproductiva Asistida.

Semen. La porción fluida de la eyaculación que consiste en secreciones de las vesículas seminales, la próstata y varias glándulas en el tracto reproductivo masculino. El semen provee alimento y protección al espermatozoide en un medio que le permite viajar a la vagina de la mujer. El semen también puede referirse a toda la eyaculación, incluyendo los espermatozoides.

Serophene. Marca del citrato de clomifeno.

Síndrome de ovarios poliquísticos (SOPQ). También se le llama síndrome de Stein-Leventhal. Una enfermedad que se encuentra en las mujeres que no ovulan regularmente si es que ovulan. Se caracteriza por una producción excesiva de la hormona masculina (andrógeno) y por la presencia de quistes en los ovarios.

Superovulación. La producción por inducción con medicamentos de un número excepcional de óvulos humanos en un ciclo menstrual. También se le llama hiperestimulación.

Temperatura corporal basal (TCB). La temperatura del cuerpo cuando se toma en su punto más bajo, usualmente en la mañana antes de salir de la cama. El gráfico de la temperatura basal se usa para predecir la ovulación.

Testículos no descendidos. Falla de los testículos al no descender de la cavidad abdominal al escroto al año de edad. Si no se arregla antes de los seis años, puede tener como resultado una pérdida permanente de la fertilidad. También se le denomina criptorquidismo.

Testosterona La hormona masculina responsable de la formación de características sexuales secundarias (como voz grave, maduración del esperma, vello facial y del cuerpo) y de apoyar el apetito sexual. La testosterona también es necesaria para la producción de esperma.

Tiroides. La glándula endocrina que se encuentra en el cuello y que produce las hormonas necesarias para la fertilidad.

Transferencia de embriones. El proceso de colocar un óvulo que fue fertilizado fuera del útero en una trompa de Falopio o en el útero. A menudo la transferencia de embriones aparece en conjunción con la fertilización in Vitro (FIV).

Transferencia «compasiva». La transferencia de embrión en un momento del ciclo menstrual en que es improbable que ocurra un embarazo, se usan embriones descongelados que se criopreservaron.

Transferencia. También se le llama transferencia embrionaria. El movimiento del embrión (ya sea fresco o descongelado de la criopreservación) de una placa de laboratorio al útero después de un ciclo de fertilización in Vitro (FIV).

TRAs (tecnologías de reproducción asistida). Según la definición más amplia (la cual usamos), las TRAs son procedimientos que se usan para producir la concepción sin relaciones sexuales (como por ejemplo la IIU, la FIV, la inyección intracitoplasmática de esperma y la transferencia intratubárica de cigotos). Una definición más limitada incluye solo aquellos procedimientos que implican el manejo de óvulos y esperma.

Ultrasonido. En el contexto del tratamiento de la infertilidad, un procedimiento en el que una imagen se muestra en una pantalla de televisión con ondas sonoras que rebotan de los órganos internos. A menudo se usa para monitorizar el desarrollo folicular y para examinar las trompas de Falopio y el útero. Se hace abdominal y transvaginalmente. Véase también ultrasonografía.

Ultrasonido transvaginal. Un procedimiento en el que se inserta una sonda de ultrasonido delicadamente afilada en la vagina para generar imagines dramáticas y detallas de la anatomía pélvica. Véase también ultrasonido.

Ultrasonografía. El uso de ultrasonido para crear imágenes de partes internas del organismo.

Ultrasonograma. Imagen de partes internas del organismo que se producen con ondas de sonido de alta frecuencia. En el contexto del tratamiento de la infertilidad, un ultrasonido se usa para detectar y contar el crecimiento del folículo ovárico (y su desaparición) en muchos tratamientos y para detectar y monitorizar un embarazo.

Urólogo. Un médico que se especializa en el tracto genitourinario.

Útero huésped. También se le denomina «madre sustituta gestacional». El embrión de una pareja se transfiere al útero de otra mujer (el «huésped») quien lleva el embarazo a término y quien estuvo de acuerdo en entregar el bebé a los padres genéticos inmediatamente después del nacimiento.

Útero. La matriz. El órgano hueco y muscular que alberga y alimenta al feto durante el embarazo.

Vagina. El canal que lleva del cuello del útero al exterior del cuerpo de una mujer; el canal del parto.

Varicocele. Una vena dilatada en el escroto.

VIPPS (Sitios verificados del ejercicio de farmacia en la Internet). Un programa en el que la Asociación Nacional de Juntas de Farmacia verifica la licencia de las farmacias en línea.

Virus del papiloma humano (VPH). Una enfermedad de transmisión sexual (ETS) que si no se trata, puede causar infertilidad.

ZIFT (transferencia intratubárica de cigotos). Un procedimiento que involucra permitir que el óvulo y el espermatozoide se «encuentren» en una placa de laboratorio. Los embriones resultantes se transfieren a una trompa de Falopio saludable desde donde pueden viajar hacia el útero.

Recursos

Organizaciones

～

Adopción

Adopt: Assistance, Information, Support [Adoptar: Ayuda, información, apoyo]: www.adopting.org

Adoption [Adopción]: www.adoption.com

Adoptive Families of America [Familias adoptivas de américa]: www.adoptivefa-milies.com

National Adoption Information Clearinghouse [Centro de información nacional de adopción]: www.calib.com/naic

National Council for Adoption [Concilio nacional para la adopción]: www.ncfa-usa.org

North American Council on Adoptable Children [Concilio nacional acerca de niños que se pueden adoptar]: www.nacac.org

Office of Children's Issues [Oficina de asuntos de niños]: www.travel.state.gov/adopt.html

RainbowKids: International adoption information [RainbowKids; Información acerca de la adopción internacional]: www.rainbowkids.com

Lactación luego de adoptar

Sitio del Internet: www.fourfriends.com/abrw/breastfeed.com

Libros: Peterson, Debra Stewart, *Breastfeeding the Adopted Baby* [Dar de mamar al bebé adoptivo], Corona, San Antonio, TX, 1999.

Anderson, Kathryn, *Nursing Your Adopted Baby* [Lactar su bebé adoptivo], La Leche League International, Schaumburg, IL, 1999.

Vivir sin hijos

Living without Children [Vivir sin hijos]: www.childfree.net

Adopción de embrionos

Embryo Adoption Awareness [Conciencia de la adopción de embriones]: www.embryoadoption.org

National Embryo Donation Center [Centro nacional de donación de embrionos]: www.embryodonation.org

Snowflakes Embryo Adoption Program [Programa de adopción de embrionos copas de nieve]: www.snowflakes.org

Información y apoyo para la infertilidad

Aunque no necesariamente sostienen una cosmovisión cristiana, los siguientes sitios del Internet brindan información y apoyo para las pacientes que se tratan por la infertilidad.

American College of Obstetricians and Gynecologists (ACOG): www.acog.org

American Infertility Association: www.americaninfertility.org

American Society for Reproductive Medicine (ASRM): www.asrm.org (Ofrece abstractos gratis de la revista: *Fertility and Sterility* [Fertilidad y esterilidad]).

Aspire [Aspirar]: www.aspire2.com

Bertarelli Foundation [Fundación Betraelli]: www.bertarelli.edu

Caleb Ministries [Ministerios Caleb]: www.calebministries.org

Child of My Dreams [Hijo de mis sueños]: www.childofmydreams.com

Conceiving Concepts [Conceptos de la concepción]: www.conceivingconcepts.com

Diethylstilbestrol (DES) and Infertility [Dietil estilbestrol [DES] y la infertilidad]: www.cdc.gov/DES/

Endometriosis Association [Asociación de endometriosis]; www.endometriosisassn.org

Endometriosis information [Información de endometriosis]: www.endozone.org

Ferre Institute infertility project [Proyecto de infertilidad del instituto Ferré]: www.ferre.org

Fertile Thoughts [Pensamientos fértiles]: www.fertilethoughts.net

Fertility Plus [Fertilidad y más]: www.fertilityplus.org

Hannah's Prayer Christian Support [La oración de Ana: apoyo cristiano]: www.hannah.org

Infertility resources for consumers [Recursos para consumidores infértiles]: www.ihr.com

InterNational Council on Infertility Information Dissemination, Inc. [Concilio Internacional para la diseminación de información acerca de la infertilidad]: www.inciid.com and www.inciid.org

Infertility Awareness Association of Canada [Asociación canadiense de la conciencia de la infertilidad]: www.iaac.ca/

Infertility and Cancer [Infertilidad y cáncer]: www.fertilehope.org

FIV Support [Apoyo para la fertilización in Vitrio, (FIV)]: www.ivfconnections.com

Ob-gyn medical information [Información médica de obstreginecología]: www.obgyn.net

Polycystic Ovary Syndrome Association (SOPQ) [Asociación del síndrome de ovarios poliquísticos]: www.pcosupport.org

RESOLVE [Inyección intracitoplásmica de espermas redondas]: www.resolve.org

Serono Symposia [Simposios seronos]: www.seronosymposia.org

Stepping Stones: A Ministry of Bethany Christian Services [Pasaderas: Un ministerio de los servicios cristianos Betania]: www.bethany.org/step/

A Torah Infertility Medium of Exchange [Un medio Torá de intercambio acerca de la infertilidad]: www.atime.org

Infertilidad y libros de adopción

Perspectives Press [Editorial Perspectivas]: www.perspectivespress.com

Tapestry Books [Libros Tapices]: www.tapestrybooks.com

Pérdida del embarazo

Center for Loss in Multiple Birth (CLIMB), Inc. [Centro para la pérdida en el embarazo múltiple]: www.climb-support.org

The Compassionate Friends [Amigos compasivos]: www.compassionate-friends.org

MEND (Mommies Enduring Neonatal Death) [Mamás que sufren una pérdida neonatal]: www.mend.org

SHARE Pregnancy and Infant Loss Support [Apoyo para la pérdida de embarazo y bebé]: www.nationalshareoffice.com

Alquiler del útero

Organization of Parents through Surrogacy [Organización de padres mediante el aquiler de madres]: www.opts.com

ÍNDICE

Nos agradaría recibir noticias suyas.
Por favor, envíe sus comentarios sobre este libro
a la dirección que aparece a continuación.
Muchas gracias.

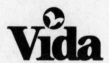

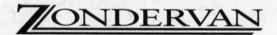

EDITORIAL VIDA
7500 NW 25th Street, Suite 239
Miami, Florida 33122

Vidapub.sales@zondervan.com
http://www.editorialvida.com